女子中高生が教える

男子にも知ってほしい

生理の話

いちばん身近な多様性理解のために

監修　高橋幸子（産婦人科医）
協力　CLAIR.（品川女子学院）

Gakken

はじめに

SRHR《エスアールエイチアール》という言葉《ことば》をご存知《ぞんじ》でしょうか。性《せい》と生殖《せいしょく》に関《かん》する健康《けんこう》と権利《けんり》という言葉《ことば》です。性《せい》に関《かん》することは、みなさん一人《ひとり》ひとりが自分自身《じぶんじしん》の思《おも》うように生《い》きていいんだよということ。例《たと》えば、性別《せいべつ》について・生殖《せいしょく》について・心地《ここち》よさについて。一人《ひとり》ひとりが、そしてカップルが自分《じぶん》が思《おも》うように生《い》きる権利《けんり》を持《も》つという考《かんが》え方《かた》です。

みなさんは小学《しょうがく》4年生《ねんせい》のときに、保健体育《ほけんたいいく》の授業《じゅぎょう》で生理《せいり》や射精《しゃせい》について学《まな》んできました。そして小学《しょうがく》5年生《ねんせい》の理科《りか》の授業《じゅぎょう》で赤《あか》ちゃんがどうやって生《う》まれてくるのかを学《まな》びましたね。今回《こんかい》みなさんと一緒《いっしょ》に学《まな》ぶ生理《せいり》は、将来赤《しょうらいあか》ちゃんがほしいと思《おも》ったときにとっても大切《たいせつ》な仕組《しく》みで、哺乳類《ほにゅうるい》である人類《じんるい》にとって、子孫《しそん》を残《のこ》すためにはなくてはならないものです。そして、妊娠《にんしん》を希望《きぼう》するときにはとても大切《たいせつ》な仕組《しく》みではありますが、まだ妊娠《にんしん》を希望《きぼう》していないときや、もうこれ以上妊娠《いじょうにんしん》をする予定《よてい》はないというときにも、毎月女性《まいつきじょせい》が向《む》き合《あ》っているのが生理《せいり》です（そもそも、すべての女性《じょせい》が妊《にん》娠《しん》・出産《しゅっさん》を経験《けいけん》するわけでも、したいわけでもありませんが）。

妊娠《にんしん》をしたいときには、毎月生理《まいつきせいり》がきているということがとても大切《たいせつ》なことです。毎月順調《まいつきじゅんちょう》に生理《せいり》がくることで、「今月《こんげつ》も健《すこ》やかに過《す》ごすことができたんだな」と前向《まえむ》きに捉《とら》えられる人《ひと》もいるでしょう。それはそれでとても素敵《すてき》な考《かんが》え方《かた》ですね。

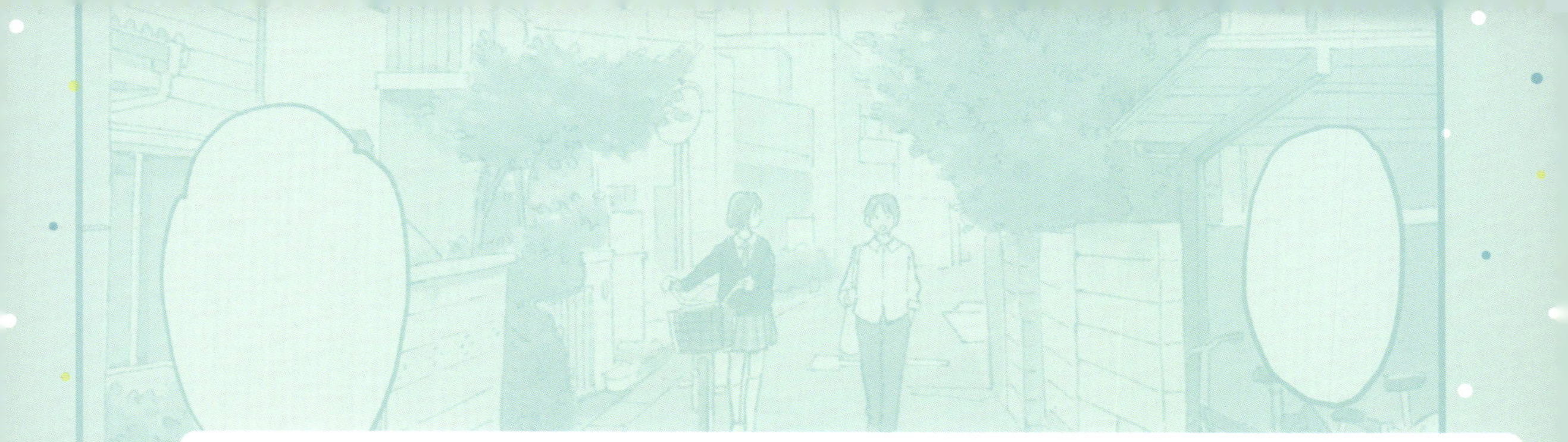

でも、生理《せいり》に伴《ともな》って起《お》こる不快《ふかい》な症状《しょうじょう》に毎月《まいつき》お付《つ》き合《あ》いするのは、女性《じょせい》にとってやっかいな、ときには、つらいことでもあります。生理《せいり》がある人《ひと》にとっては、生理《せいり》の時期《じき》を快適《かいてき》に過《す》ごすための方法《ほうほう》を知《し》ることや、生理《せいり》に振《ふ》り回《まわ》されるのではなく、生理《せいり》をコントロールすることができるという選択肢《せんたくし》を知《し》ることは、とても大切《たいせつ》なこと。また、生理《せいり》がない人《ひと》にとって、生理《せいり》のときに大変《たいへん》な思《おも》いをしている人《ひと》がいるかもしれないという想像力《そうぞうりょく》を持《も》つことは、共《とも》に生《い》きていく社会《しゃかい》において非常《ひじょう》に重要《じゅうよう》なことです。そしてそこに配慮《はいりょ》できる人《ひと》になるためには、まず知《し》るということが第一歩《だいいっぽ》となります。

世《よ》の中《なか》に浸透《しんとう》してないことについて、困《こま》りごとが発生《はっせい》したとき、相談《そうだん》をするのはとても難《むずか》しい。これまで日本では生理《せいり》について触《ふ》れることがタブーとされてきました。生理《せいり》についてみんなが知《し》っている時代《じだい》になれば、困《こま》ったときに相談《そうだん》しやすい社会《しゃかい》になる。性教育《せいきょういく》の世界《せかい》では、性《せい》の多様性《たようせい》や、性行為《せいこうい》についてなど、まだまだ正面《しょうめん》から触《ふ》れるのが難《むずか》しいこともありますが、まずは生理《せいり》について語《かた》り合《あ》うことができる社会《しゃかい》をみなさんの世代《せだい》から発信《はっしん》してくれること、とても頼《たの》もしく応援《おうえん》しています。

さあ、一緒《いっしょ》に学《まな》んでいきましょう。

産婦人科医《さんふじんかい》　高橋《たかはし》　幸子《さちこ》

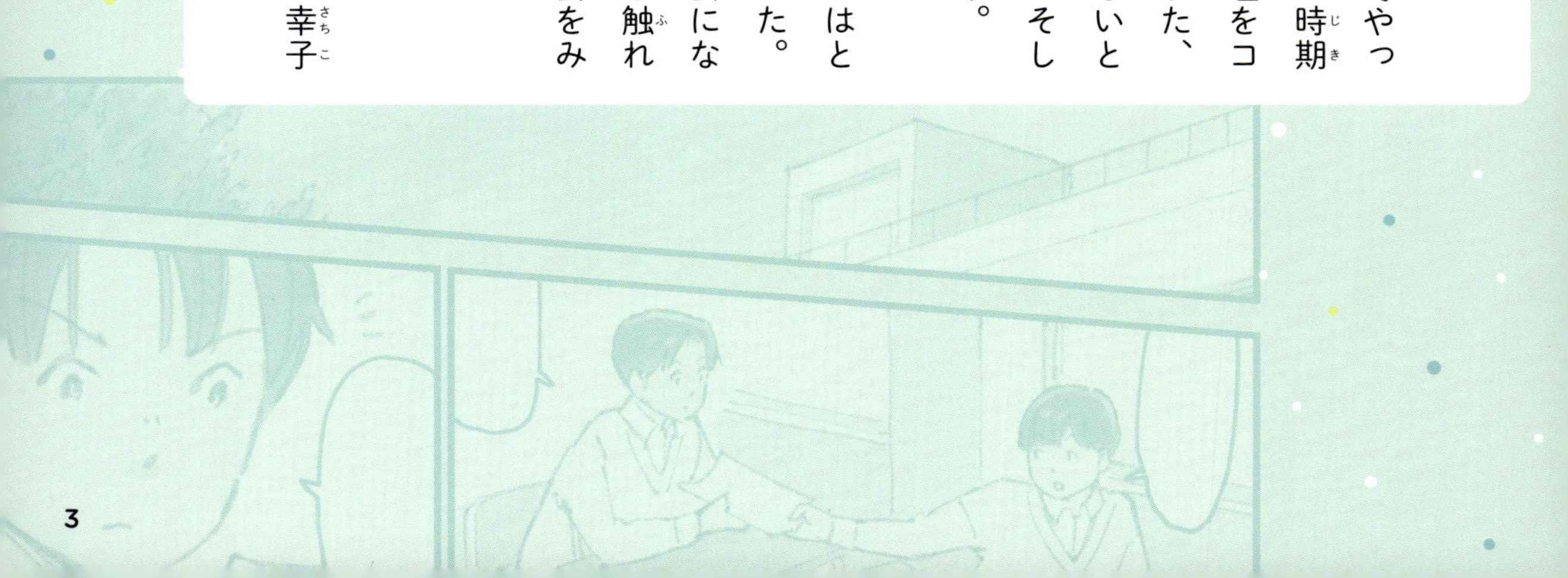

もくじ

CONTENTS

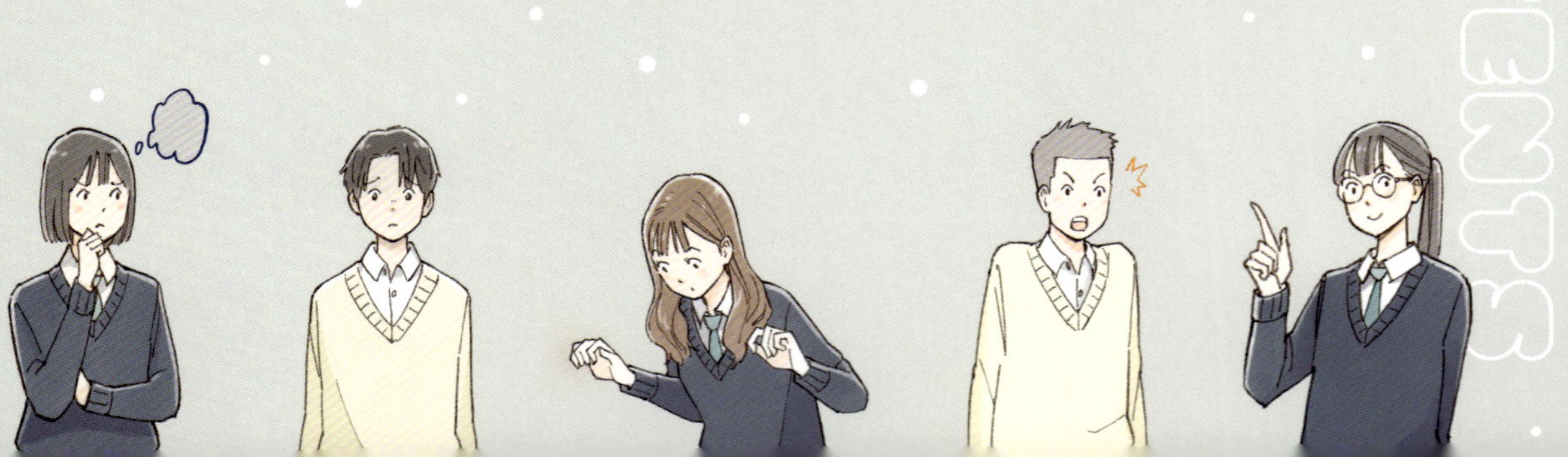

CHAPTER 3

第《だい》3章《しょう》 生理《せいり》のときのコミュニケーション

EPILOGUE

エピローグ これからについて

TALK ABOUT MENSTRUATION

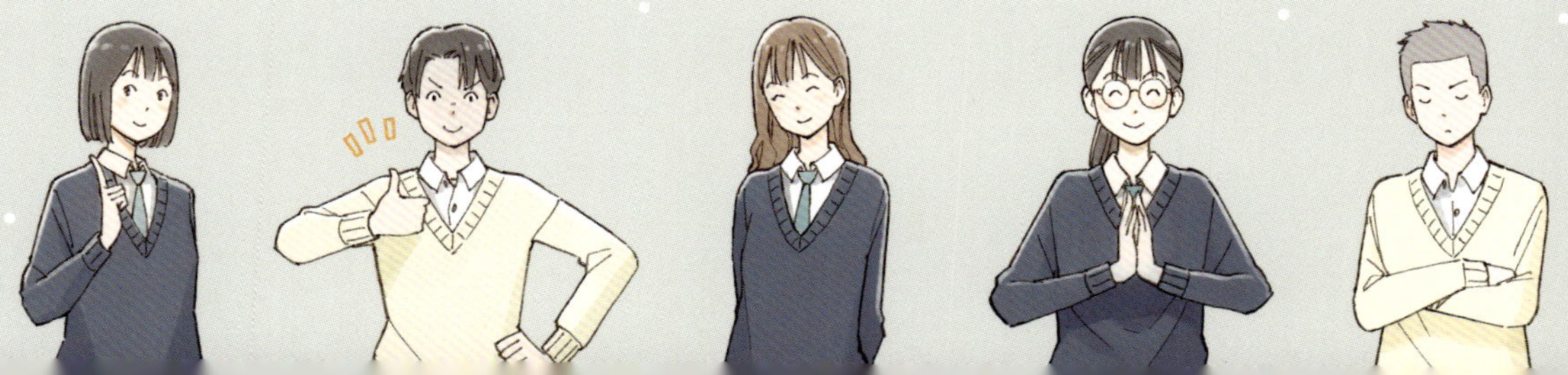

マンガ登場人物紹介《とうじょうじんぶつしょうかい》

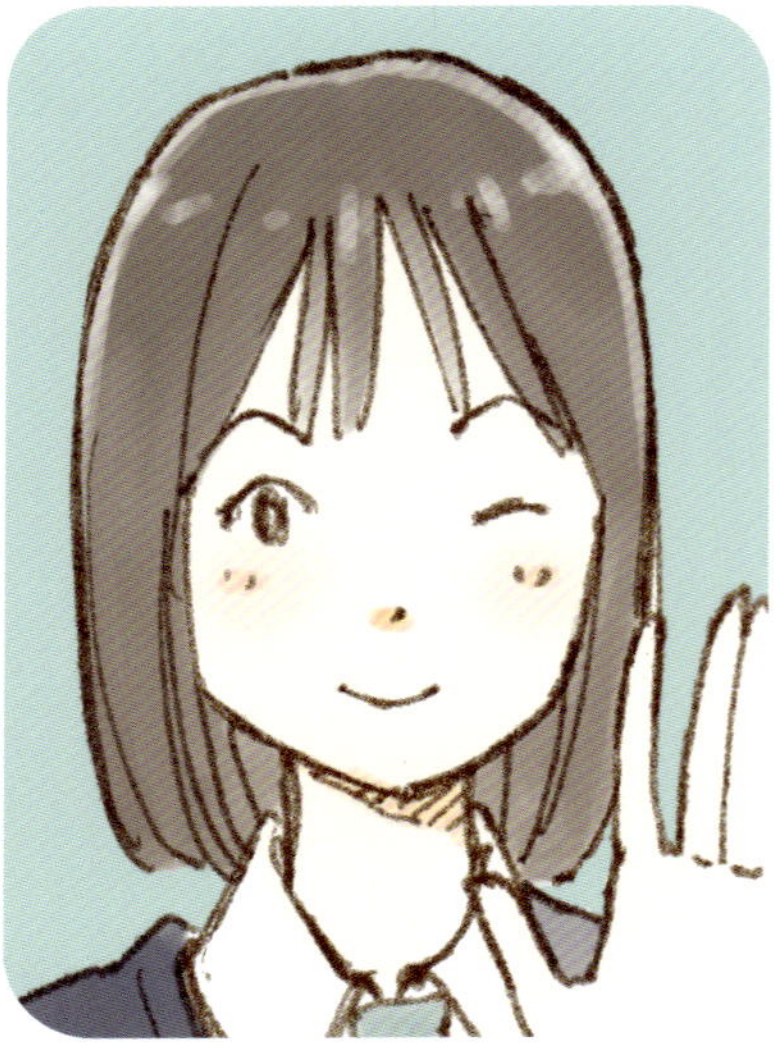

幼《おさな》なじみ

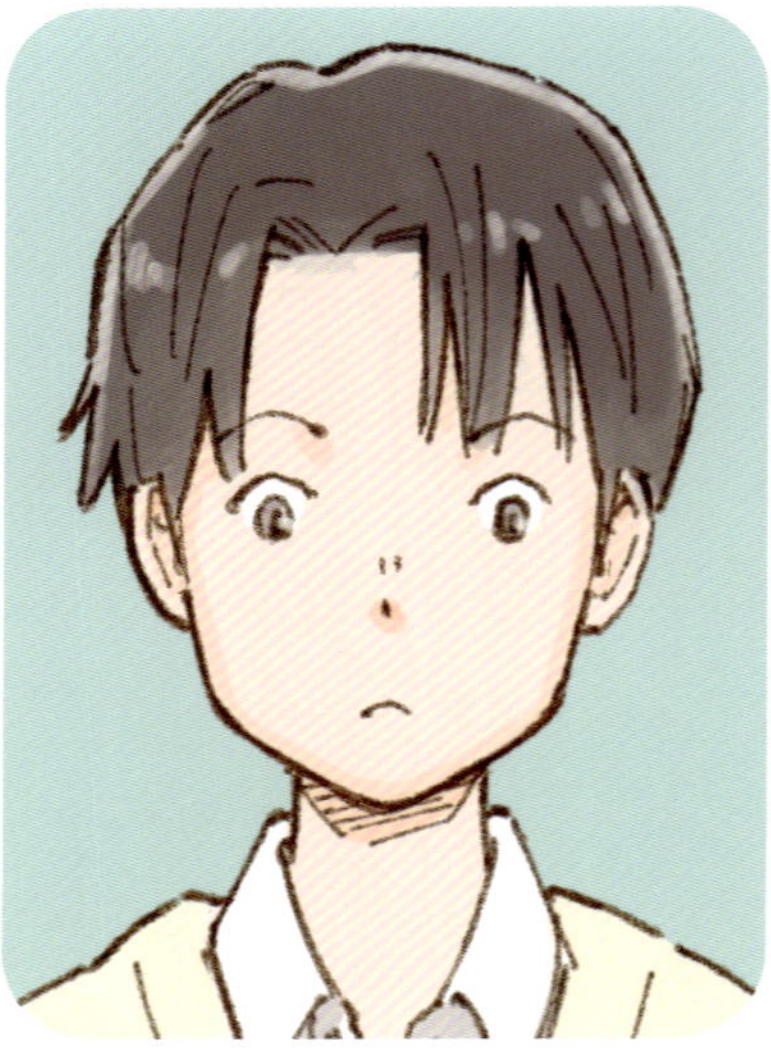

山中遥香《やまなかはるか》

中学《ちゅうがく》２年生《ねんせい》。CLAIR.《クレア》のメンバー。
蓮《れん》とは小学生《しょうがくせい》の頃《ころ》、
同《おな》じ塾《じゅく》に通《かよ》っていた。

中島蓮《なかじまれん》

中学《ちゅうがく》２年生《ねんせい》。学校《がっこう》での講義《こうぎ》を
きっかけに生理《せいり》について
意識《いしき》し始《はじ》める。

同級生《どうきゅうせい》

CLAIR.《クレア》

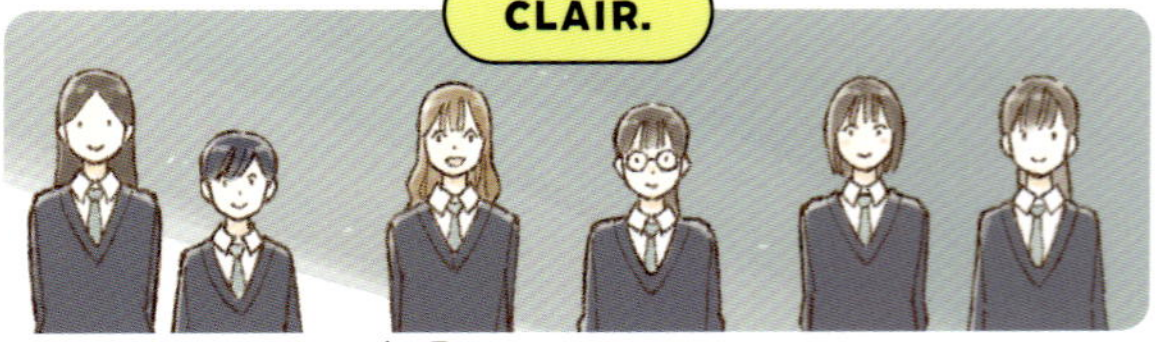

CLAIR.《クレア》のメンバー

蓮《れん》の学校《がっこう》に生理《せいり》の講義《こうぎ》の講師《こうし》としてやって来《き》た。
同世代《どうせだい》に生理《せいり》について伝《つた》える活動《かつどう》をしている。

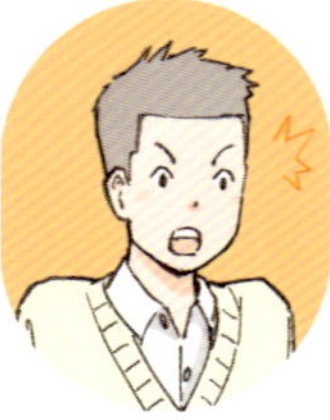

ユウ

蓮《れん》と同《おな》じ中学《ちゅうがく》の
同級生《どうきゅうせい》。蓮《れん》と仲《なか》
良《よ》し。

中島家《なかじまけ》

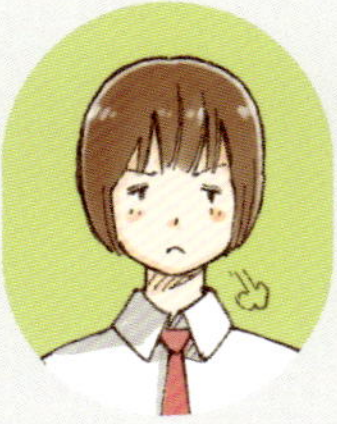

姉《あね》

生理痛《せいりつう》が重《おも》く、
生理《せいり》の度《たび》に悩《なや》
まされている。

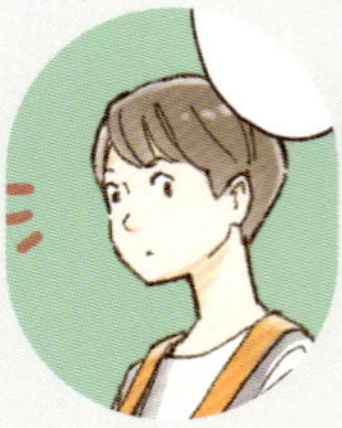

母《はは》

姉《あね》の生理痛《せいりつう》を
心配《しんぱい》している。

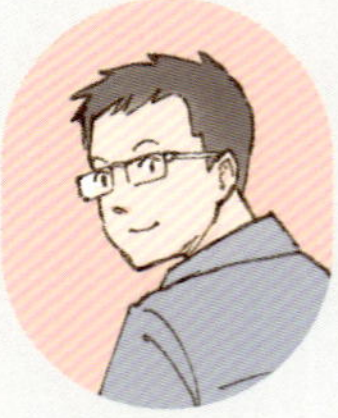

父《ちち》

会社勤務《かいしゃきんむ》で
課長《かちょう》として
働《はたら》く。

CHAPTER 0

第《だい》0章《しょう》

生《せい》理《り》への理《り》解《かい》

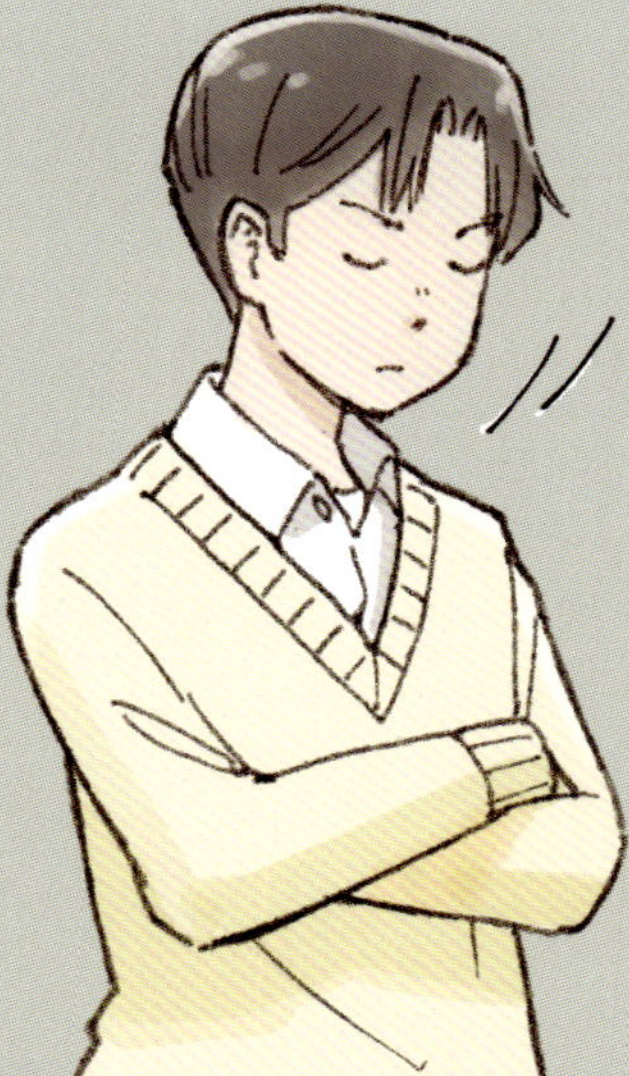

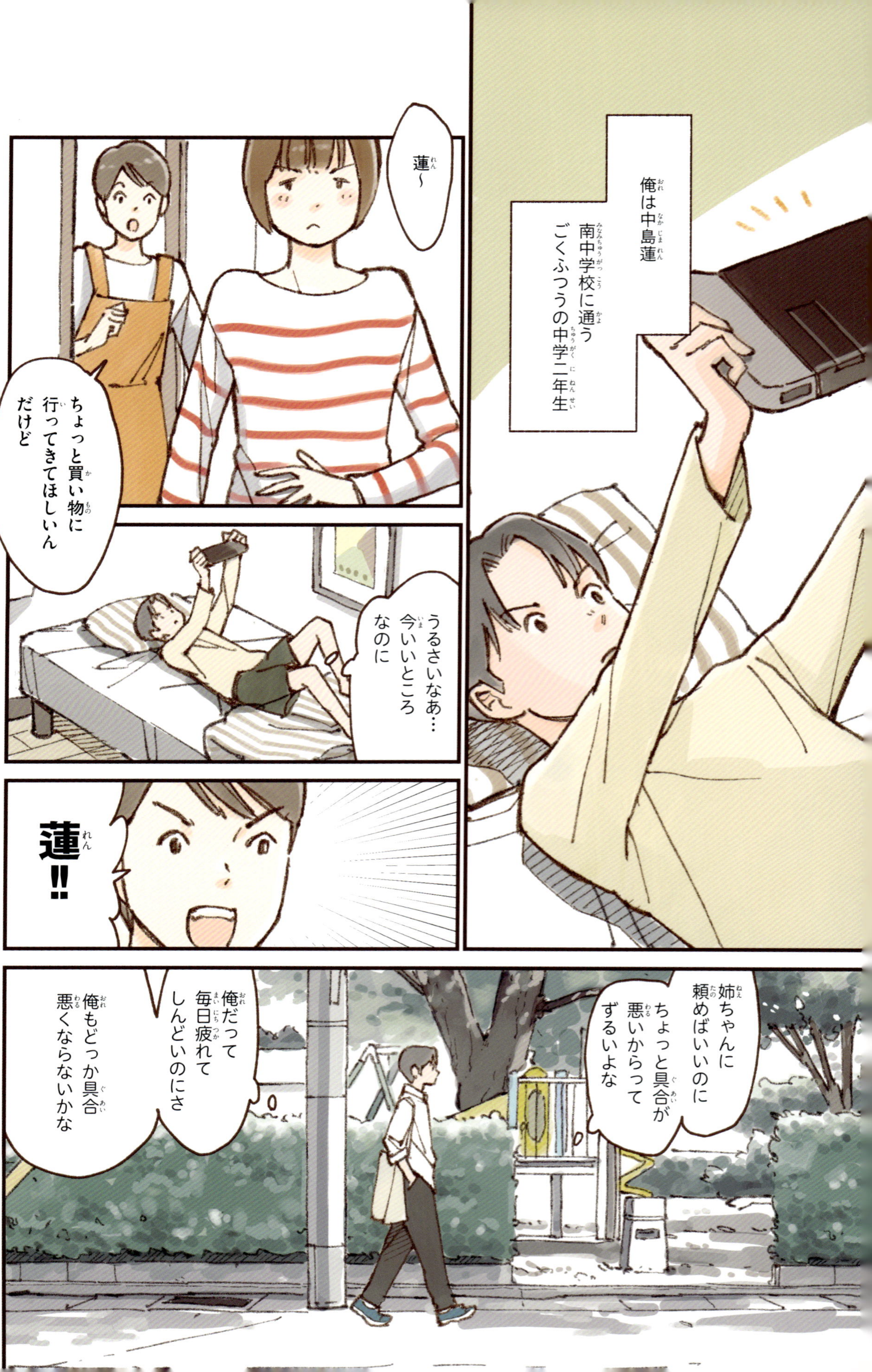
俺《おれ》は中島蓮《なかじまれん》
南中学校《みなみちゅうがっこう》に通《かよ》う
ごくふつうの中学二年生《ちゅうがくにねんせい》
蓮《れん》〜
ちょっと買《か》い物《もの》に行《い》ってきてほしいんだけど
うるさいなあ…今《いま》いいところなのに
蓮《れん》!!
姉《ねえ》ちゃんに頼《たの》めばいいのに
ちょっと具合《ぐあい》が悪《わる》いからってずるいよな
俺《おれ》だって毎日《まいにち》疲《つか》れてしんどいのにさ
俺《おれ》もどっか具合《ぐあい》悪《わる》くならないかな

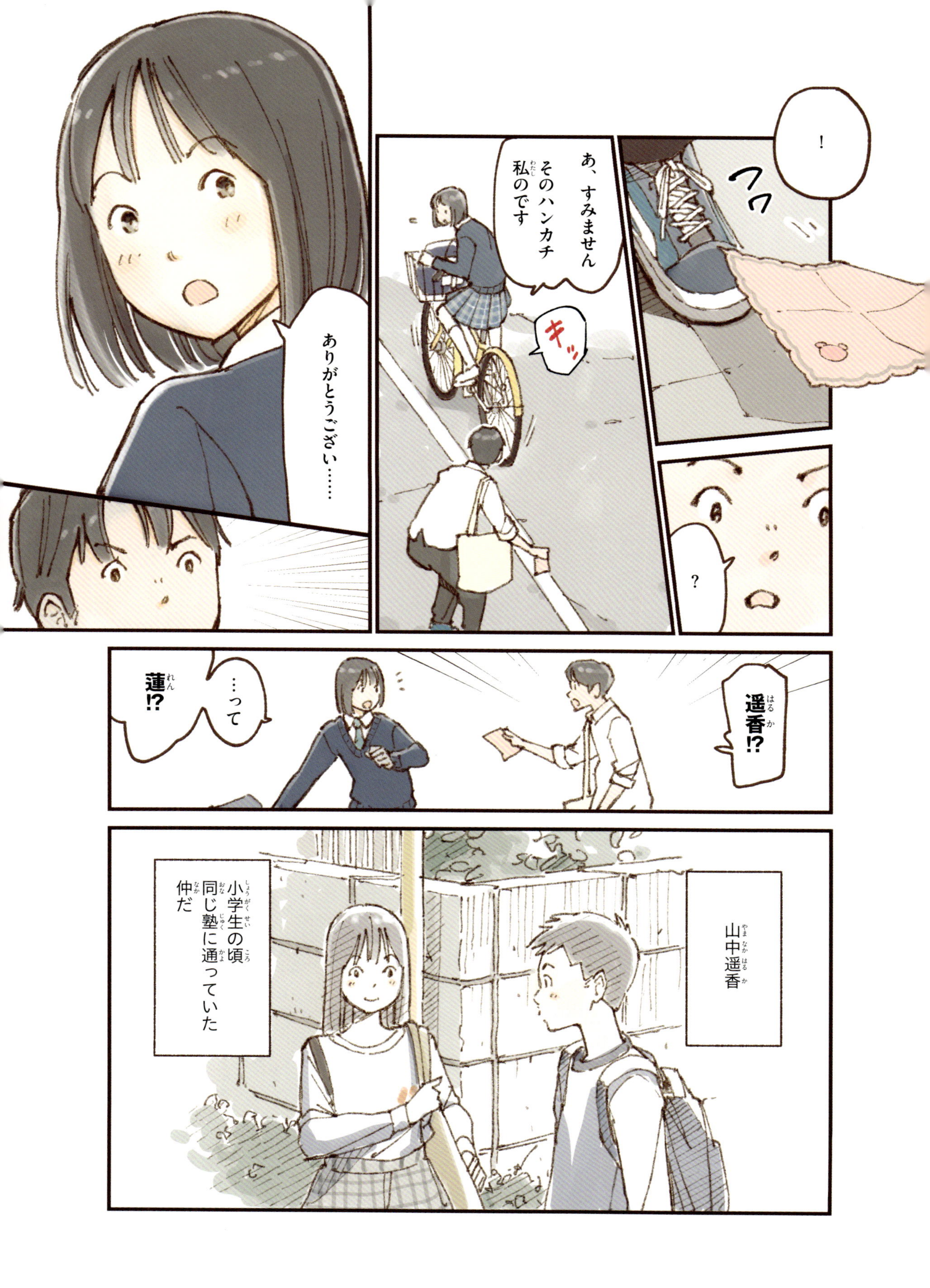
!
フワ
?
あ、すみません
そのハンカチ
私《わたし》のです
キッ
ありがとうござい……
遥香《はるか》!?
…って
蓮《れん》!?
山中《やまなか》遥香《はるか》
小学生《しょうがくせい》の頃《ころ》
同《おな》じ塾《じゅく》に通《かよ》っていた
仲《なか》だ

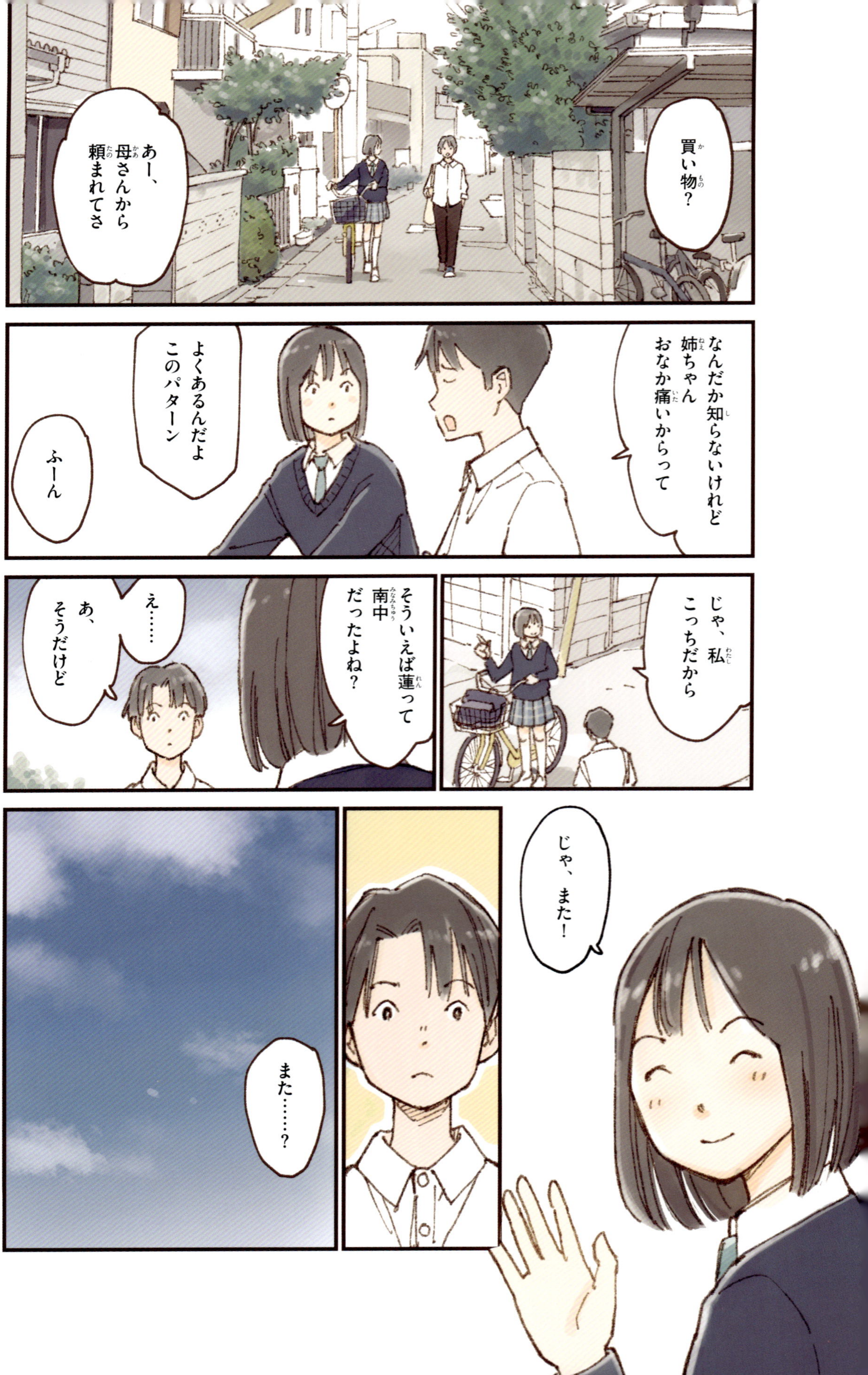

買《か》い物《もの》？
あー、母《かあ》さんから頼《たの》まれてさ
なんだか知《し》らないけれど姉《ねえ》ちゃんおなか痛《いた》いからって
よくあるんだよこのパターン
ふーん
じゃ、私《わたし》こっちだから
そういえば蓮《れん》って南中《みなみちゅう》だったよね？
え……
あ、そうだけど
じゃ、また！
また……？

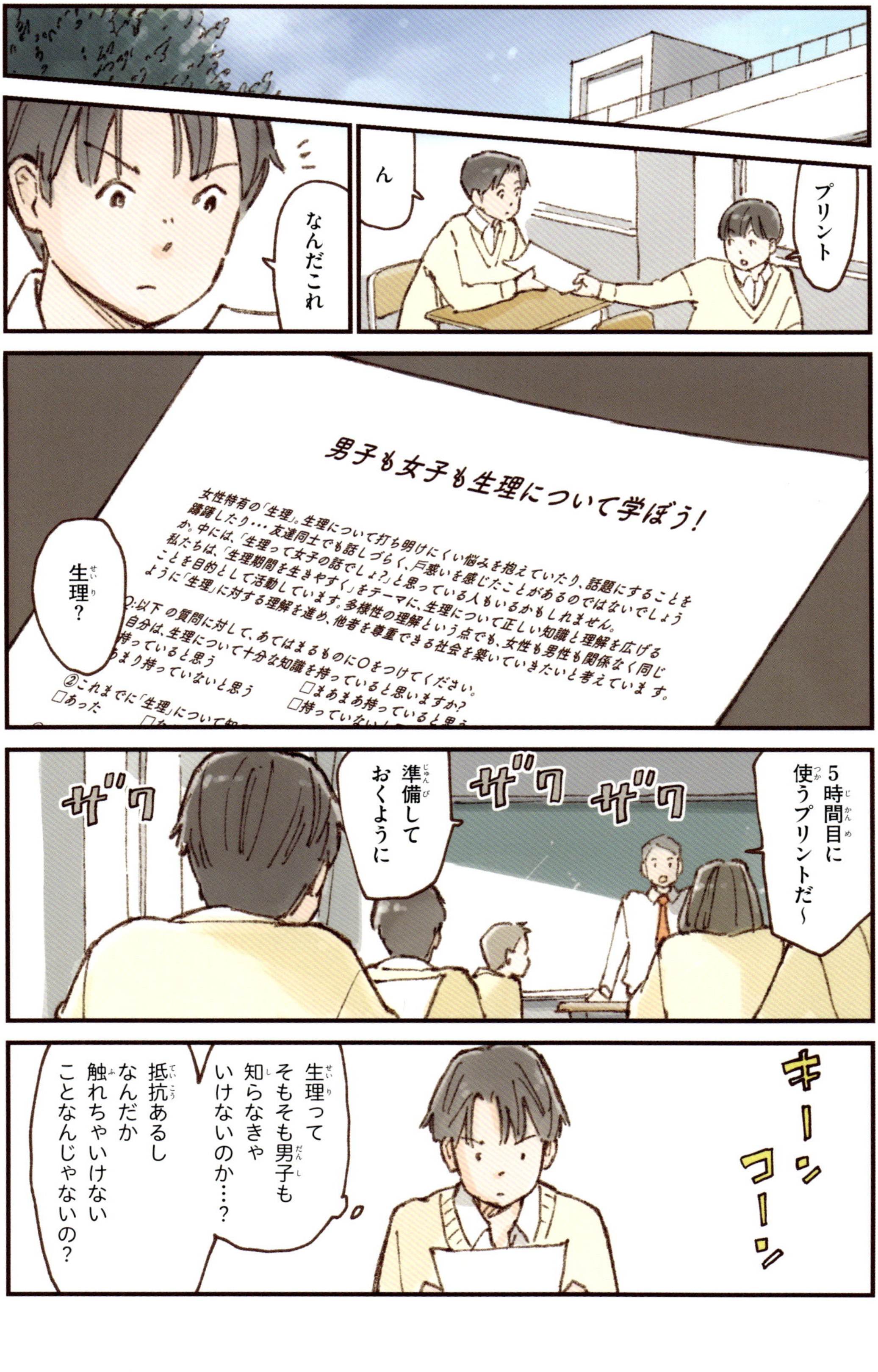
プリント
ん
なんだこれ
男子も女子も生理について学ぼう!
女性特有の「生理」。生理について打ち明けにくい悩みを抱えていたり、話題にすることを
躊躇したり…友達同士でも話しづらく、戸惑いを感じたことがあるのではないでしょう
か。中には、「生理って女子の話でしょ?」と思っている人もいるかもしれません。
私たちは、「生理期間を生きやすく」をテーマに、生理について正しい知識と理解を広げる
ことを目的として活動しています。多様性の理解という点でも、女性も男性も関係なく同じ
ように「生理」に対する理解を進め、他者を尊重できる社会を築いていきたいと考えています。
以下 の質問に対して、あてはまるものに○をつけてください。
自分は、生理について十分な知識を持っていると思いますか?
持っていると思う
□まあまあ持っていると思う
まり持っていないと思う
生理《せいり》?
5時間目《じかんめ》に使《つか》うプリントだ～
準備《じゅんび》しておくように
ザワ
ザワ
ザワ
キーンコーン
生理《せいり》ってそもそも男子《だんし》も知《し》らなきゃいけないのか…?抵抗《ていこう》あるしなんだか触《ふ》れちゃいけないことなんじゃないの?

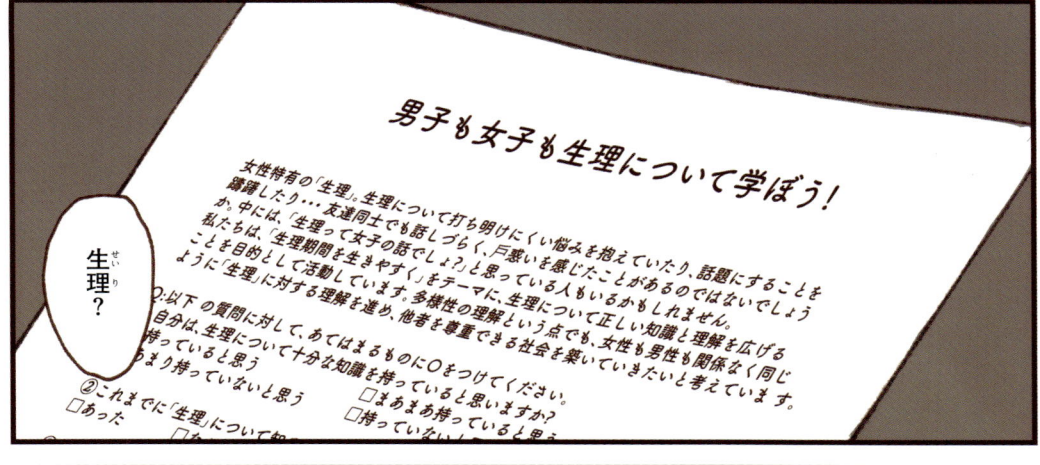

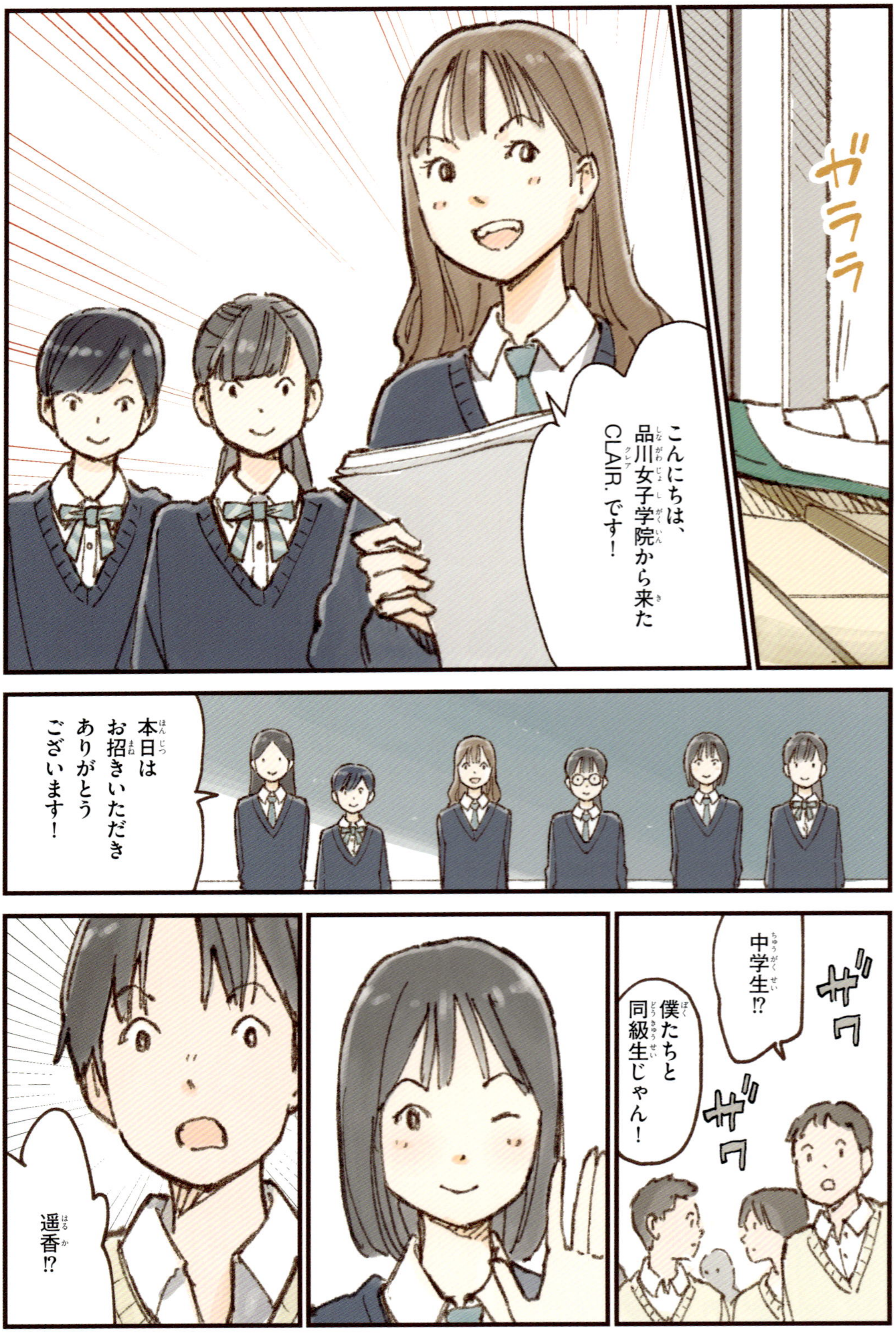

ガララ
こんにちは、品川《しながわ》女子学院《じょしがくいん》から来《き》たCLAIR.《クレア》です！
本日《ほんじつ》はお招《まね》きいただきありがとうございます！
ザワ
中学生《ちゅうがくせい》!?
僕《ぼく》たちと同級生《どうきゅうせい》じゃん！
ザワ
遥香《はるか》!?

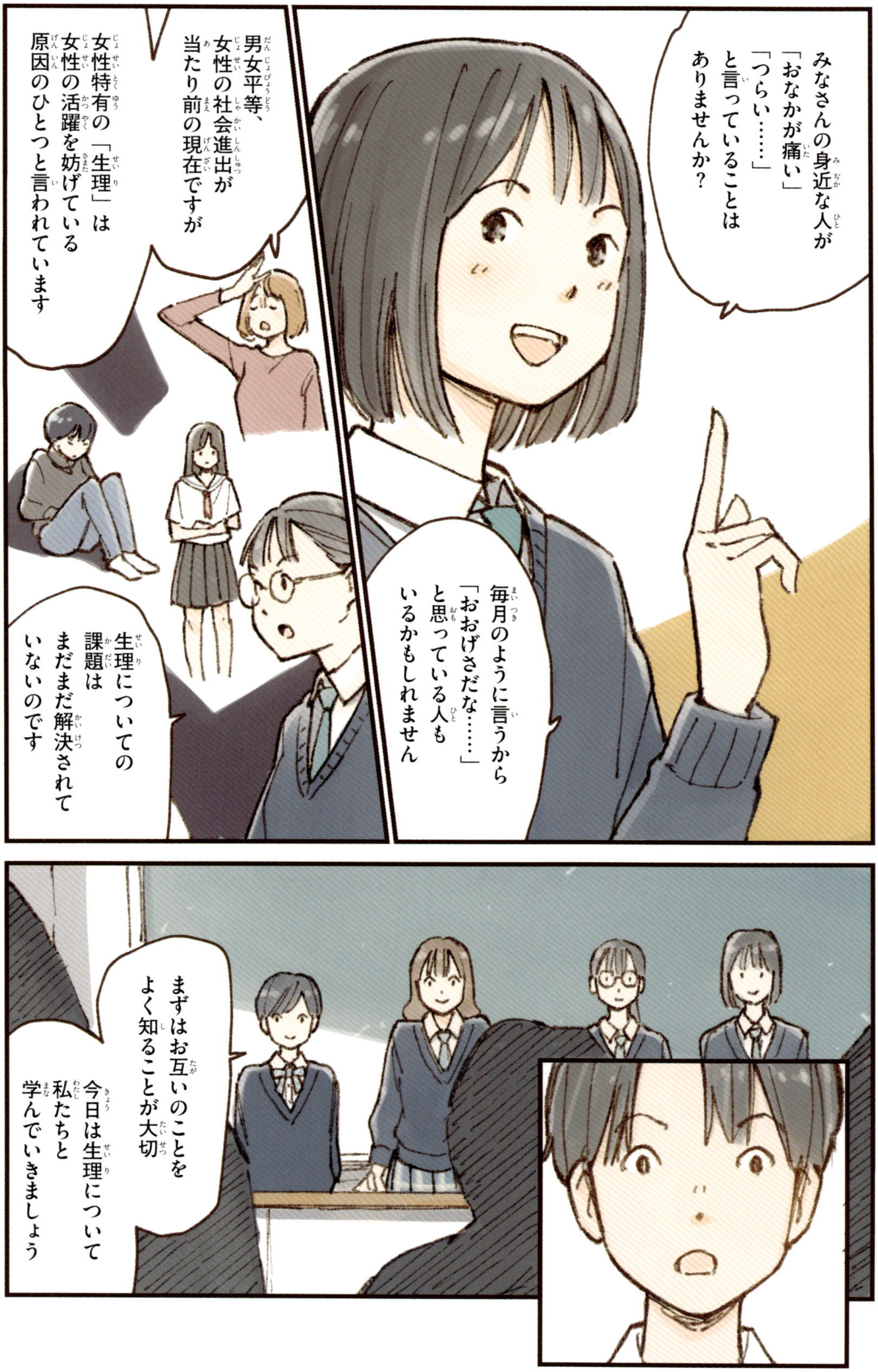
みなさんの身近《みぢか》な人《ひと》が「おなかが痛《いた》い」「つらい……」と言《い》っていることはありませんか？
毎月《まいつき》のように言《い》うから「おおげさだな……」と思《おも》っている人《ひと》もいるかもしれません
男女平等《だんじょびょうどう》、女性《じょせい》の社会進出《しゃかいしんしゅつ》が当《あ》たり前《まえ》の現在《げんざい》ですが
女性特有《じょせいとくゆう》の「生理《せいり》」は女性《じょせい》の活躍《かつやく》を妨《さまた》げている原因《げんいん》のひとつと言《い》われています
生理《せいり》についての課題《かだい》はまだまだ解決《かいけつ》されていないのです
まずはお互《たが》いのことをよく知《し》ることが大切《たいせつ》
今日《きょう》は生理《せいり》について私《わたし》たちと学《まな》んでいきましょう

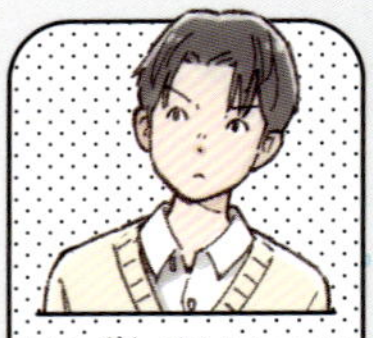

男性《だんせい》に

生理《せいり》について、聞《き》いてみました

男性《だんせい》はどのくらい生理《せいり》について知《し》っているのでしょうか。中学生《ちゅうがくせい》、高校生《こうこうせい》、そして大人《おとな》にも、アンケートを取《と》ってみました。

Q これまでに生理《せいり》について知《し》る機会《きかい》はありましたか？

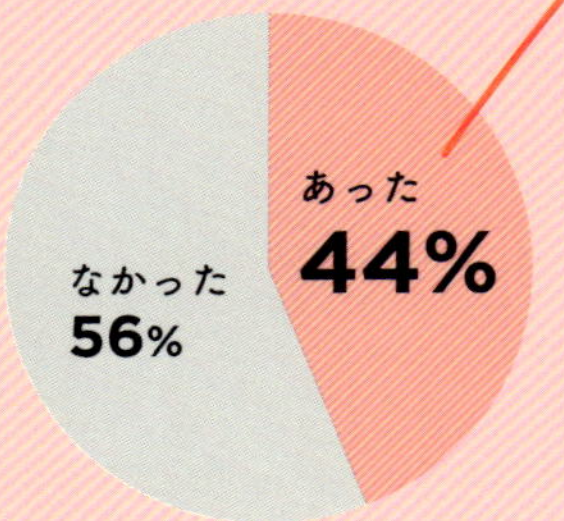
あった
44%
なかった
56%

あったと答《こた》えた人《ひと》

Q 生理《せいり》について、どこで知《し》りましたか？

（複数回答《ふくすうかいとう》可《か》）

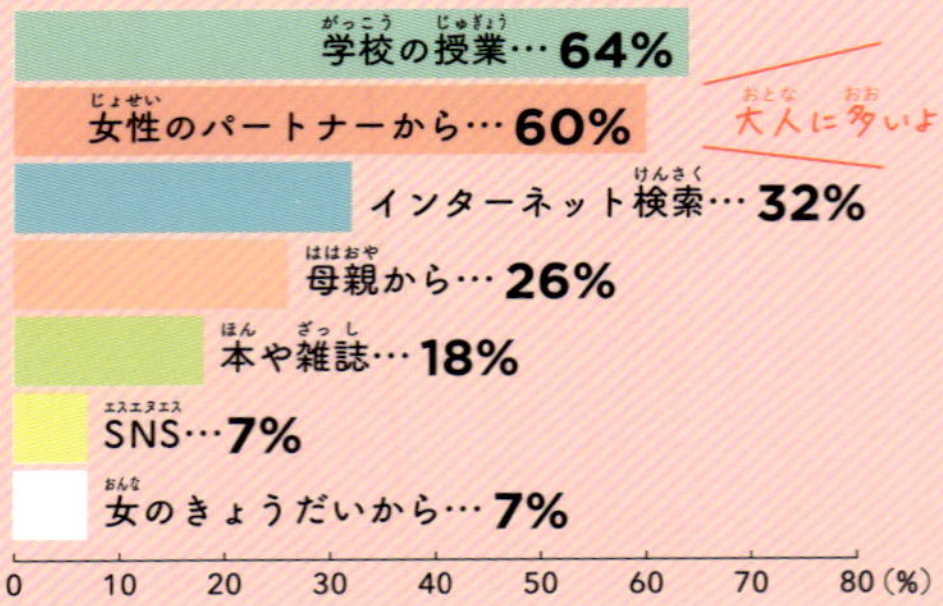
学校《がっこう》の授業《じゅぎょう》…64%
女性《じょせい》のパートナーから…60%
大人《おとな》に多《おお》いよ
インターネット検索《けんさく》…32%
母親《ははおや》から…26%
本《ほん》や雑誌《ざっし》…18%
SNS《エスエヌエス》…7%
女《おんな》のきょうだいから…7%
0
10
20
30
40
50
60
70
80（%）

Q 生理《せいり》について、十分《じゅうぶん》な知識《ちしき》を持《も》っていると思《おも》いますか？

生理《せいり》について知《し》る機会《きかい》があった人《ひと》は半数近《はんすうちか》くいるのに、十分《じゅうぶん》な知識《ちしき》を持《も》っていると答《こた》えた人《ひと》はたった5%。ほとんどの人《ひと》は自信《じしん》がないみたいだね。アンケートの結果《けっか》からは、大人《おとな》だから知識《ちしき》がある、学生《がくせい》だから知識《ちしき》がない、という傾向《けいこう》は見《み》られなかったよ

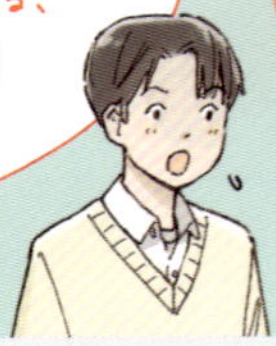

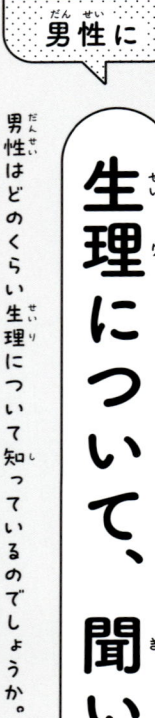

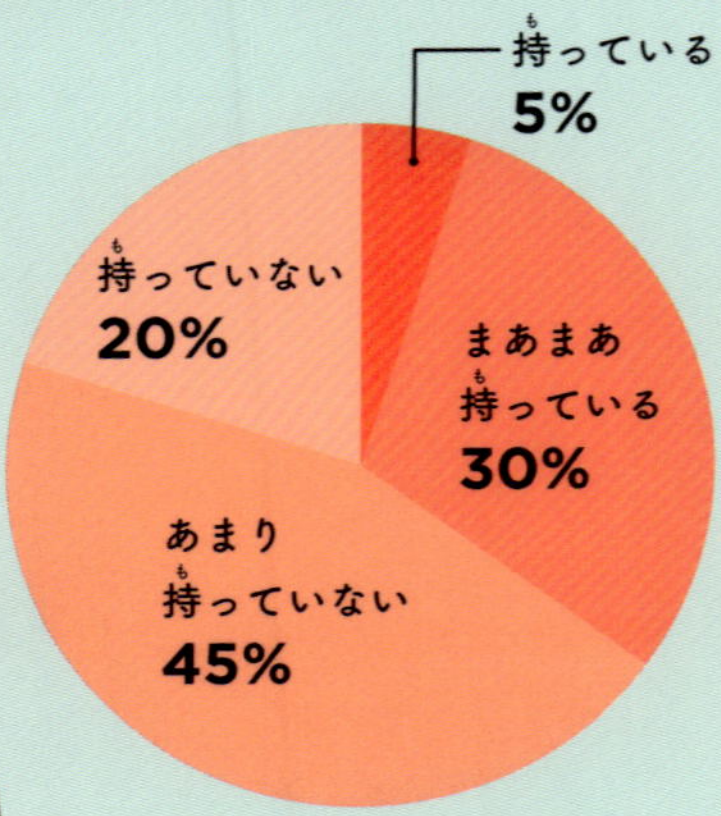
持《も》っている
5%
まあまあ
持《も》っている
30%
あまり
持《も》っていない
45%
持《も》っていない
20%

Q 生理《せいり》ってどんなイメージ？

- めっちゃ痛《いた》そう
- きつい
- 血《ち》が出《で》る
- 大変《たいへん》
- 不平等《ふびょうどう》
- 機嫌《きげん》が悪《わる》い
- 体調不良《たいちょうふりょう》
- 立《た》っているのが大変《たいへん》
- 個人差《こじんさ》が大《おお》きい
- あまり触《ふ》れてはいけない話題《わだい》
- 男性《だんせい》には理解《りかい》しづらい
- かわいそう
- イライラ
- 神秘《しんぴ》
- 重《おも》い人《ひと》は学校《がっこう》や職場《しょくば》に行《い》けないくらいつらくなる
- 男性《だんせい》に気《き》づかれないようにがまんしていそう
- 生命《せいめい》の存続《そんぞく》に必要《ひつよう》なプロセス

生理《せいり》について、話《はな》していいの？

男性《だんせい》の中《なか》には、生理《せいり》について話題《わだい》にしづらいと感《かん》じる人《ひと》もいます。
しかし、生理《せいり》について誰《だれ》かと話《はな》したことがある人《ひと》は意外《いがい》と多《おお》いようです。

生理《せいり》について、誰《だれ》かと話《はな》したことはありますか？

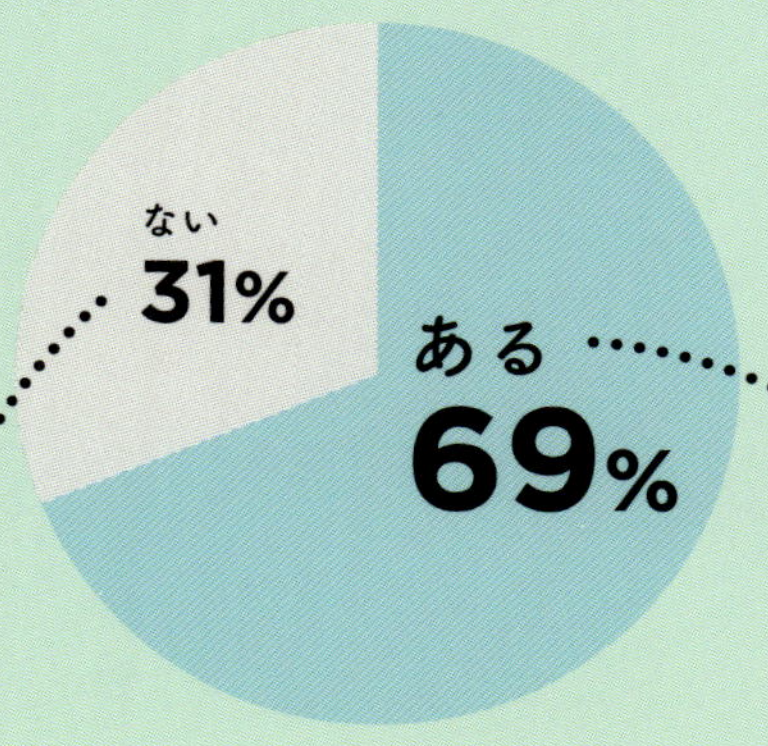
ない
31%
ある
69%

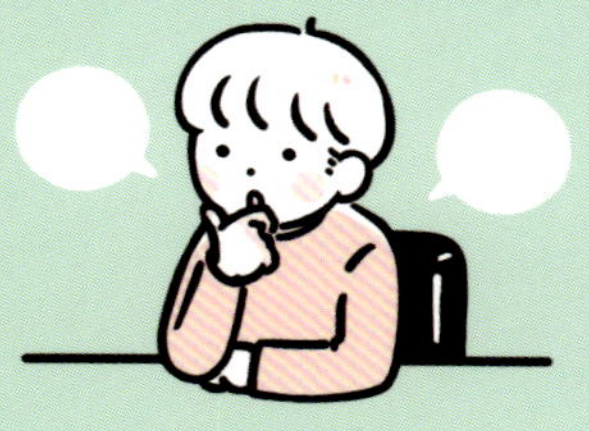

なぜ話《はな》さないのですか？

- 話《はな》す機会《きかい》がないから。（中《ちゅう》１）
- あまり興味《きょうみ》がない。（中《ちゅう》３）
- 気《き》まずいから。（高《こう》１）
- 生理《せいり》について知《し》らないから、何《なに》を話《はな》せばいいかわからない。（45歳《さい》）
- あまりふみ込《こ》んではいけないと思《おも》っているから。娘《むすめ》の生理《せいり》については妻《つま》に任《まか》せてしまっている。（47歳《さい》）
- セクシャルハラスメントに間違《まちが》えられそうで心配《しんぱい》だから。（50歳《さい》）

どんなことを話《はな》しましたか？

- お母《かあ》さんが「生理前《せいりまえ》はイライラする」と教《おし》えてくれた。（中《ちゅう》１）
- バスに一緒《いっしょ》に乗《の》っていた女友達《おんなともだち》が、おなかが痛《いた》そうにしていた。そのときに生理《せいり》の話《はなし》をした。（中《ちゅう》２）
- パートナーが生理《せいり》でつらそうで、生理《せいり》について知《し》っていたけどさらに詳《くわ》しくなろうと思《おも》って話《はなし》をした。（中《ちゅう》３）
- 妻《つま》が、旅行《りょこう》と生理《せいり》のタイミングがかぶると大変《たいへん》だと言《い》っていた。（36歳《さい》）
- 会社《かいしゃ》の社長《しゃちょう》たちと、生理《せいり》のときは働《はたら》きづらい女性《じょせい》がいることについて話《はな》した。（39歳《さい》）
- 子《こ》どもが生理《せいり》で制服《せいふく》を汚《よご》してしまって、学校《がっこう》まで車《くるま》で迎《むか》えに行《い》ったときに少《すこ》し話《はな》した。（52歳《さい》）

女性《じょせい》の生理《せいり》について、意識《いしき》したことはありますか？

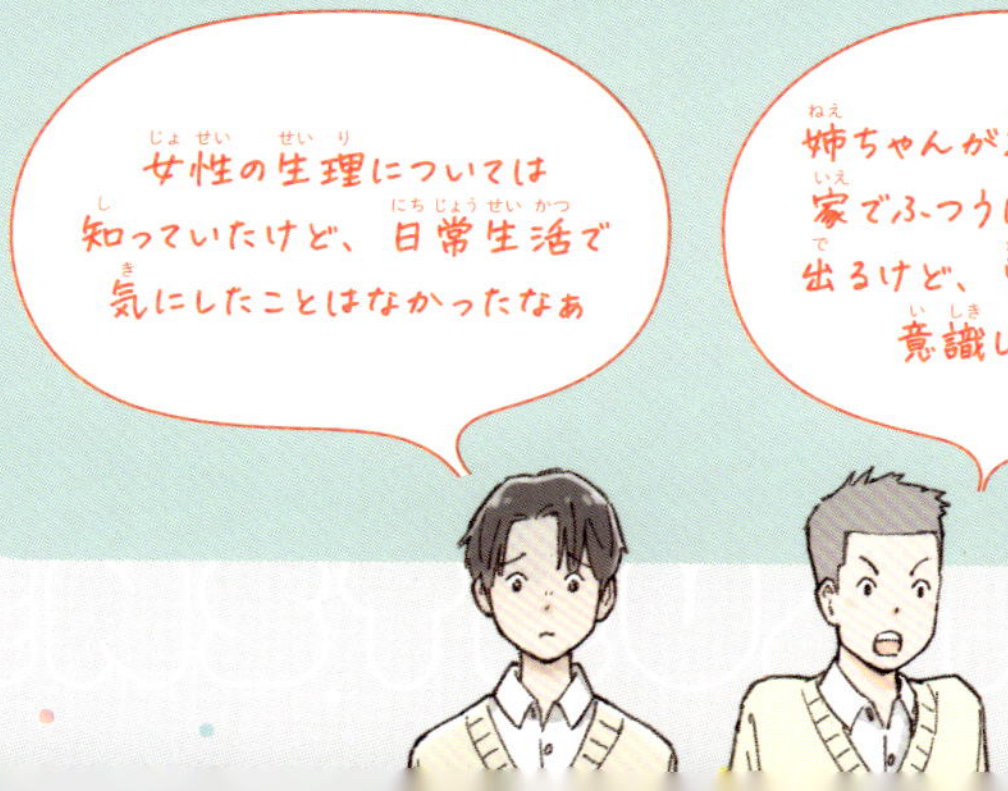
女性《じょせい》の生理《せいり》については
知《し》っていたけど、日常生活《にちじょうせいかつ》で
気《き》にしたことはなかったなぁ
姉《ねえ》ちゃんが２人《ふたり》いるから、
家《いえ》でふつうに生理《せいり》の話《はなし》が
出《で》るけど、学校《がっこう》ではあまり
意識《いしき》しないよね

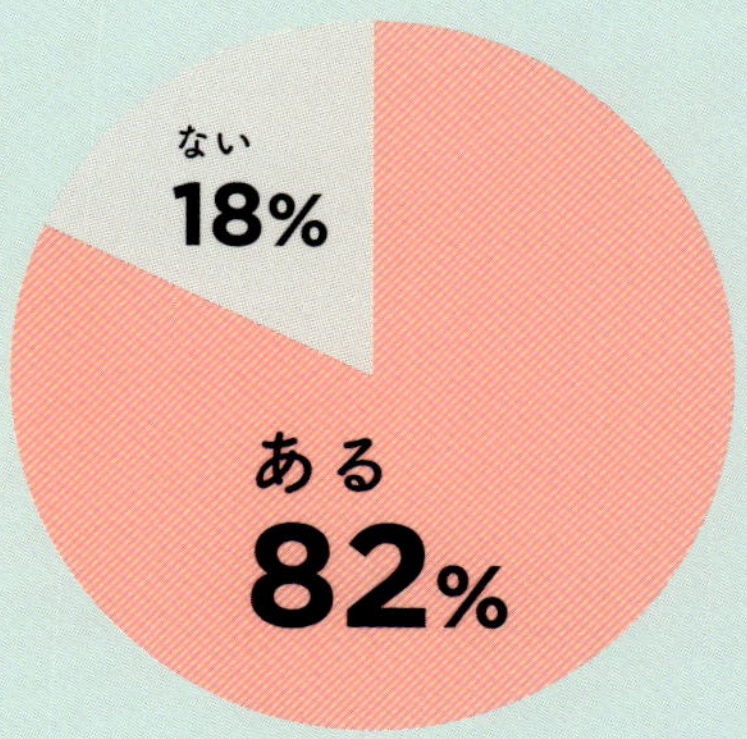
ない
18%
ある
82%

生《せい》理《り》について、聞《き》いてみました

女性《じょせい》の体《からだ》に起《お》こる生理《せいり》ですが、女性《じょせい》自身《じしん》はどのぐらい生理《せいり》について知《し》っているのでしょうか。男性《だんせい》と同《おな》じように、中学生《ちゅうがくせい》、高校生《こうこうせい》、そして大人《おとな》にも、アンケートを取《と》ってみました。

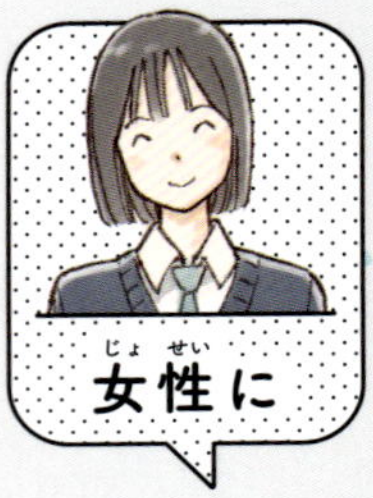
女性《じょせい》に

Q これまでに生理《せいり》について知《し》る機会《きかい》はありましたか？

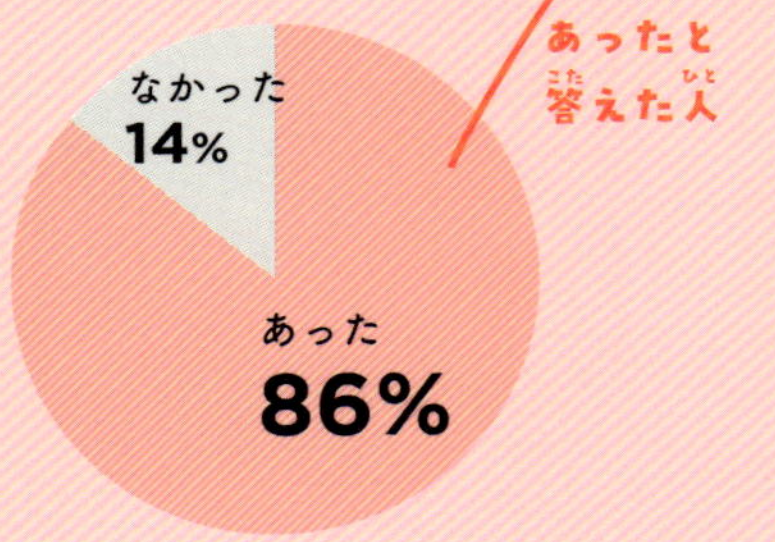
なかった
14%
あった
86%
あったと
答《こた》えた人《ひと》

Q 生理《せいり》について、どこで知《し》りましたか？

（複数回答可《ふくすうかいとうか》）

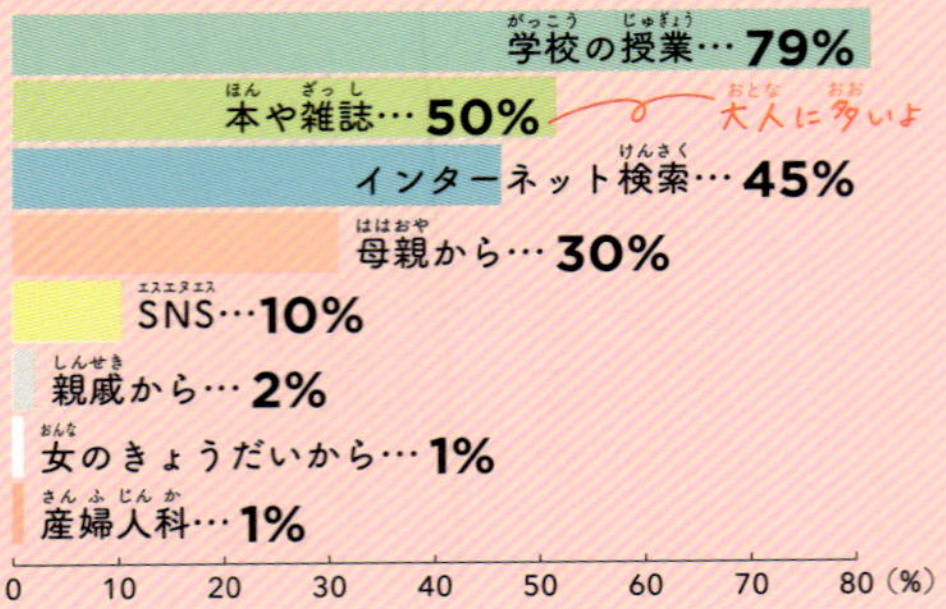
学校《がっこう》の授業《じゅぎょう》…79%
本《ほん》や雑誌《ざっし》…50%
大人《おとな》に多《おお》いよ
インターネット検索《けんさく》…45%
母親《ははおや》から…30%
SNS《エスエヌエス》…10%
親戚《しんせき》から…2%
女《おんな》のきょうだいから…1%
産婦人科《さんふじんか》…1%
0
10
20
30
40
50
60
70
80（%）

Q 生理《せいり》について、十分《じゅうぶん》な知識《ちしき》を持《も》っていると思《おも》いますか？

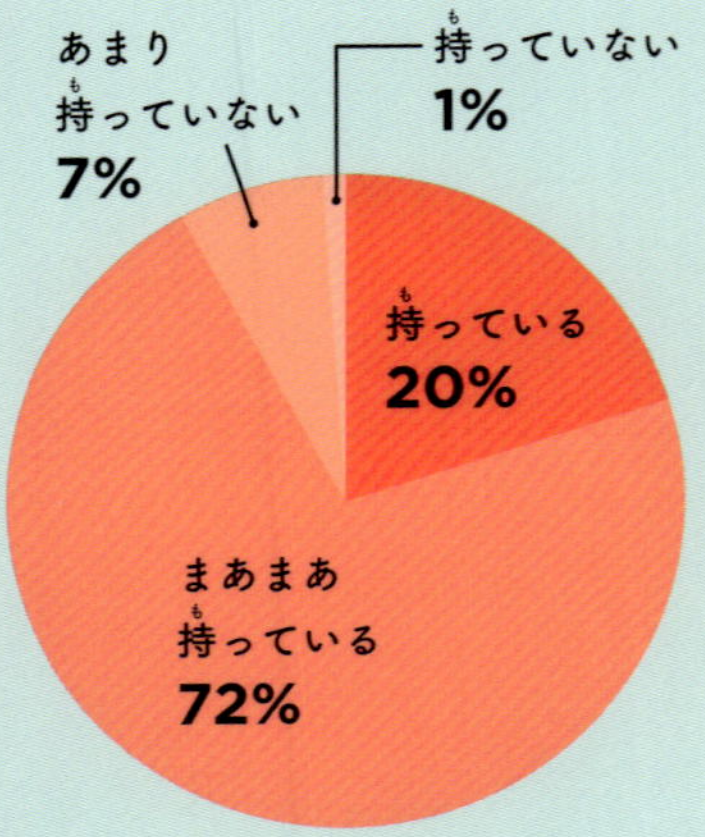
あまり
持《も》っていない
7%
持《も》っていない
1%
持《も》っている
20%
まあまあ
持《も》っている
72%

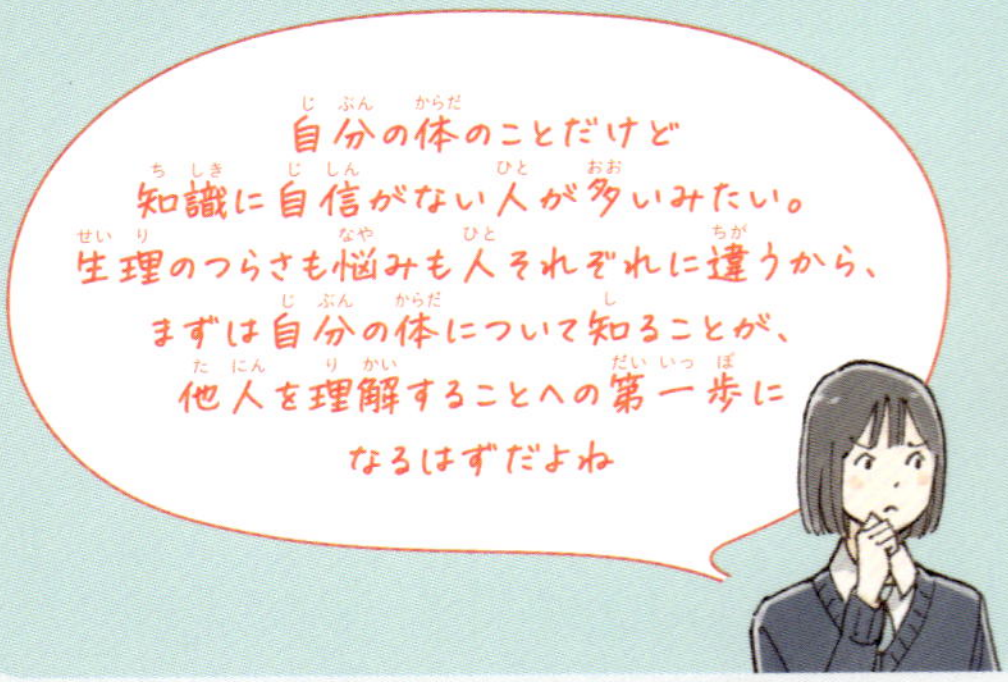
自分《じぶん》の体《からだ》のことだけど
知識《ちしき》に自信《じしん》がない人《ひと》が多《おお》いみたい。
生理《せいり》のつらさも悩《なや》みも人《ひと》それぞれに違《ちが》うから、
まずは自分《じぶん》の体《からだ》について知《し》ることが、
他人《たにん》を理解《りかい》することへの第一歩《だいいっぽ》に
なるはずだよね

Q 生理《せいり》について、誰《だれ》かと話《はな》しますか？

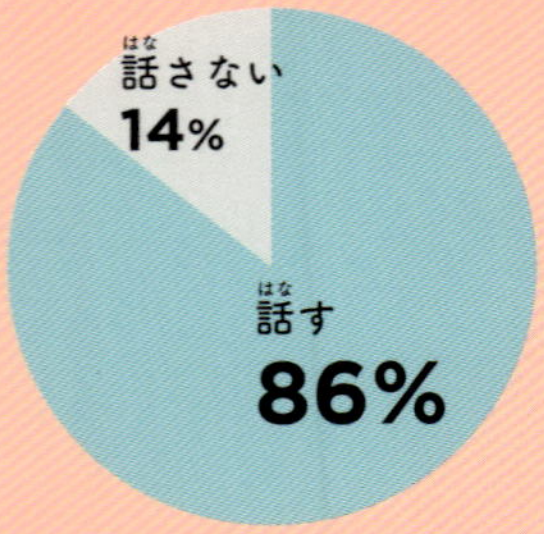
話《はな》さない
14%
話《はな》す
86%

話《はな》す

- 最初《さいしょ》の生理《せいり》ってどんな感《かん》じできたか、友達《ともだち》と話《はな》した。（中《ちゅう》2）
- 今日《きょう》は生理《せいり》が何日目《なんにちめ》、とか友達《ともだち》と話《はな》している。（中《ちゅう》3）
- 友達《ともだち》や姉《あね》と「生理《せいり》きちゃった」「めっちゃ無理《むり》」など、生理《せいり》がきたことへの不満《ふまん》を話《はな》す。（高《こう》3）
- 娘《むすめ》がつらそうにしていたときに「今日《きょう》は2日目《かめ》だからつらい」といった会話《かいわ》をした。（44歳《さい》）

話《はな》さない

- 話《はな》す機会《きかい》がないから話《はな》さない。（中《ちゅう》2）
- なんとなく話《はな》しづらいから。（31歳《さい》）
- 自分《じぶん》が生理中《せいりちゅう》と知《し》られるのが恥《は》ずかしいから。（55歳《さい》）

生理《せいり》について、男性《だんせい》とも話《はな》していいの？

Q 生理《せいり》について、男性《だんせい》にも知《し》ってほしいと思《おも》いますか？

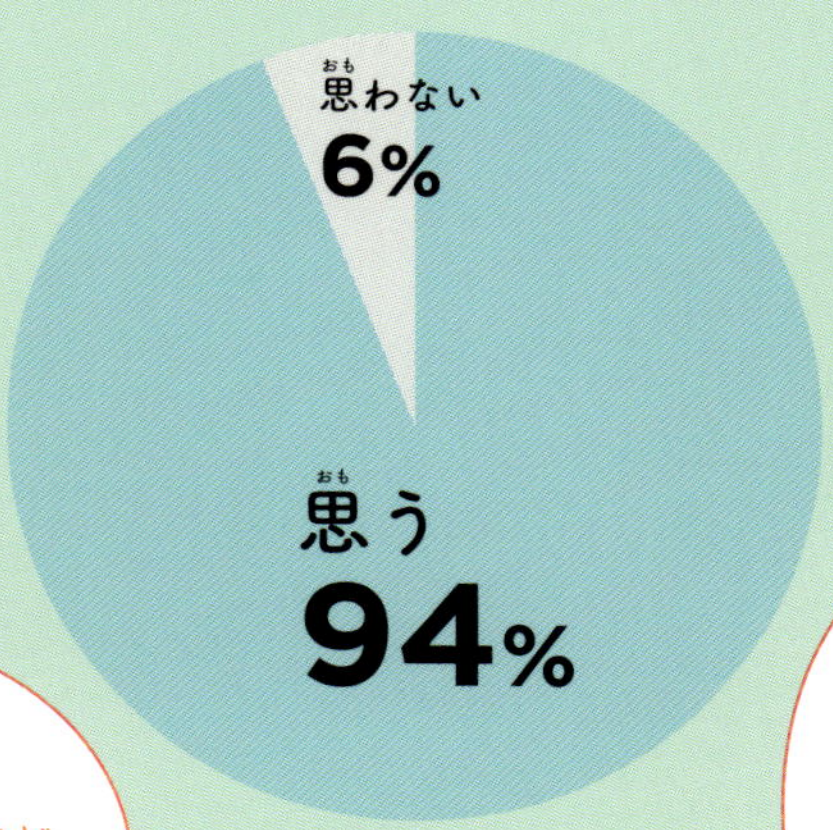

生理《せいり》ってなんとなく
タブーな話題《わだい》だと思《おも》っていたけれど、
男性《だんせい》にも知《し》ってほしいと思《おも》っている
女性《じょせい》がこんなにいるんだ

うん、男女関係《だんじょかんけい》なく
全員《ぜんいん》が知《し》っておいたほうが
いいことだと思《おも》う。一方《いっぽう》で、
少数《しょうすう》だけど知《し》ってほしいと
思《おも》わない人《ひと》もいるから、その
気持《きも》ちも大事《だいじ》にされる
べきだよね

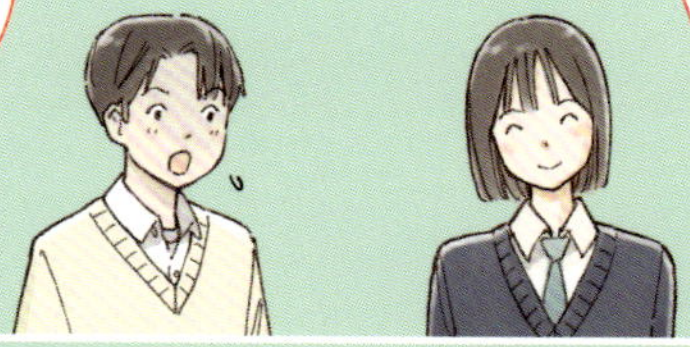

男性《だんせい》にも知《し》ってほしい理由《りゆう》

- 知《し》ることで相手《あいて》を思《おも》いやることができると思《おも》う。
- 生理《せいり》でもなんでも、体《からだ》のことは人《ひと》によって違《ちが》うとわかれば、お互《たが》いを理解《りかい》しやすくなるから。
- 男性《だんせい》にも知識《ちしき》があれば、生理《せいり》でイヤな思《おも》いをする人《ひと》や悩《なや》んでしまう人《ひと》が減《へ》ると思《おも》うから。
- 体《からだ》の仕組《しく》みのことなので、男女関係《だんじょかんけい》なく同《おな》じように知《し》っていれば、人間関係《にんげんかんけい》もよくなると思《おも》う。
- 生理《せいり》について隠《かく》さなくてもよくなれば、つらいときにがまんすることがなくなるから。
- 生理《せいり》について話《はな》すことはタブーではないと知《し》ってほしいから。
- 将来《しょうらい》の妊娠《にんしん》・出産《しゅっさん》に関《かか》わる大事《だいじ》なことだから。

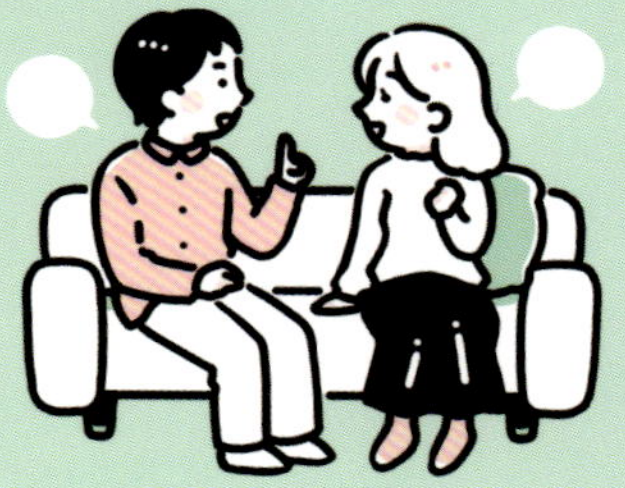

実際《じっさい》は女性同士《じょせいどうし》で話《はな》すことが
多《おお》いけれど、男性《だんせい》にも生理《せいり》に
ついて知《し》ってほしい人《ひと》が多《おお》いと
いうことがわかったよ

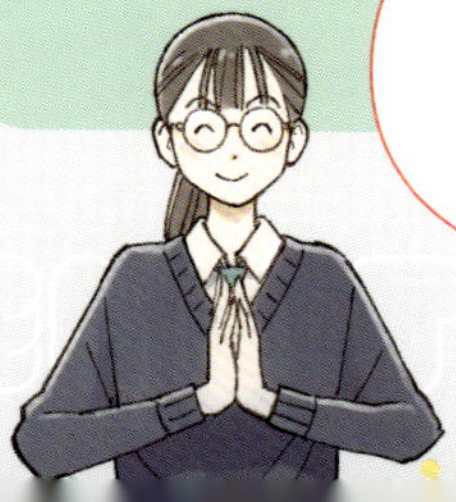

COLUMN

テクノロジーで女性《じょせい》の悩《なや》みを解決《かいけつ》する

女性《じょせい》の健康《けんこう》の問題《もんだい》を解決《かいけつ》する方法《ほうほう》として「フェムテック」と「フェムケア」に注目《ちゅうもく》が集《あつ》まっています。生理《せいり》だけでなく、妊娠《にんしん》、出産《しゅっさん》、更年期障害《こうねんきしょうがい》（⇓37ページ）など、年齢《ねんれい》によって起《お》こるさまざまな悩《なや》みを解《かい》決《けつ》することが期待《きたい》されています。

【フェムテック】

英語《えいご》のフィーメイル（女性《じょせい》）とテクノロジー（技術《ぎじゅつ》）をかけ合《あ》わせてできた言葉《ことば》。生理《せいり》などの女性《じょせい》の悩《なや》みを技術《ぎじゅつ》で解《かい》決《けつ》することを指《さ》す。

【フェムケア】

技術《ぎじゅつ》によらないさまざまな方法《ほうほう》で、女性《じょせい》の健康《けんこう》をケアすること。

フェムテックのサービス

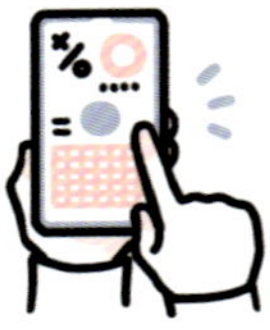

生理《せいり》の周期《しゅうき》を管理《かんり》するアプリ

生理《せいり》がきた日《ひ》を登録《とうろく》すると、次《つぎ》の生理《せいり》の予定日《よていび》を予測《よそく》してくれる。基礎体温《きそたいおん》（⇒47ページ）や体調《たいちょう》の変化《へんか》もメモできる。

オンラインでの健康《けんこう》相談《そうだん》や婦人科《ふじんか》の受診《じゅしん》

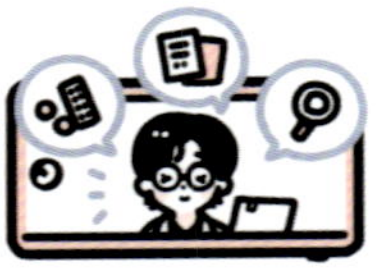

フェムケアの製品《せいひん》

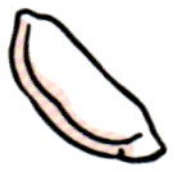

体《からだ》にはさんで使《つか》うピース（⇒31ページ）

吸水《きゅうすい》ショーツ（⇒31ページ）

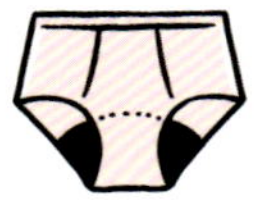

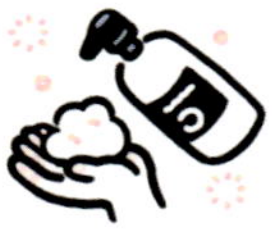

デリケートゾーン用《よう》のせっけん

なぜ、フェムテックとフェムケアに注目《ちゅうもく》が集《あつ》まるようになったのでしょうか？

女性《じょせい》は、健康《けんこう》の問題《もんだい》が理由《りゆう》で仕事《しごと》を休《やす》んだり、働《はたら》く時間《じかん》が短《みじか》くなったりすることがあります。

国《くに》は、それらによる経済《けいざい》の損失《そんしつ》は年間約《ねんかんやく》3・4兆円《ちょうえん》*1になると計算《けいさん》しました。

働《はたら》いている人《ひと》の45・2%*2は女性《じょせい》です。仕事《しごと》だけでなく、家事《かじ》、育児《いくじ》、介護《かいご》、地域《ちいき》での活動《かつどう》などにも影響《えいきょう》が出《で》てしまいます。

女性《じょせい》の健康《けんこう》の問題《もんだい》は、社会《しゃかい》の問題《もんだい》とも言《い》えるのです。

*1 経済産業省《けいざいさんぎょうしょう》「女性特有《じょせいとくゆう》の健康課題《けんこうかだい》による経済損失《けいざいそんしつ》の試算《しさん》と健康経営《けんこうけいえい》の必要性《ひつようせい》について」令和《れいわ》6年《ねん》2月《がつ》

*2 総務省《そうむしょう》「労働力調査《ろうどうりょくちょうさ》（基本集計《きほんしゅうけい》）」2023

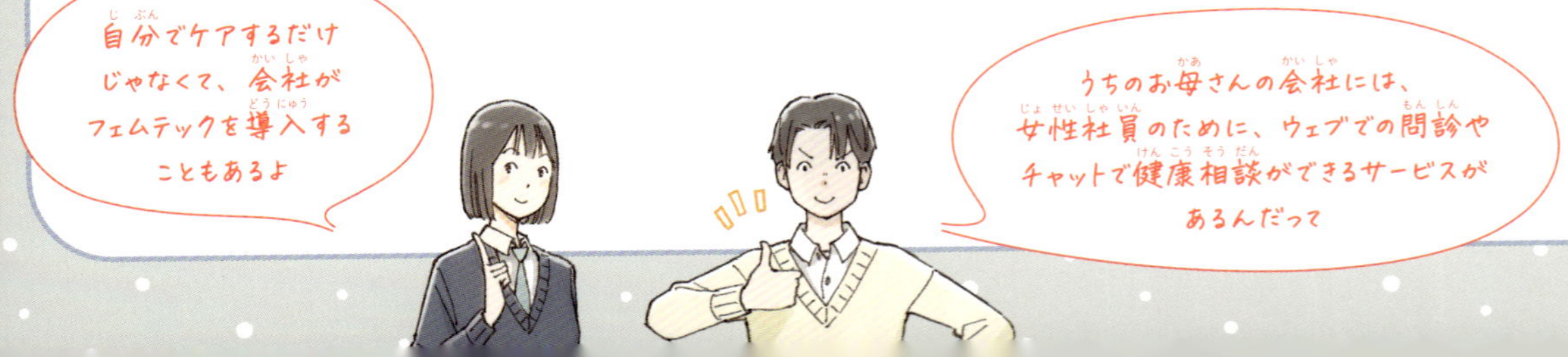
自分《じぶん》でケアするだけじゃなくて、会社《かいしゃ》がフェムテックを導入《どうにゅう》することもあるよ
うちのお母《かあ》さんの会社《かいしゃ》には、女性社員《じょせいしゃいん》のために、ウェブでの問診《もんしん》やチャットで健康相談《けんこうそうだん》ができるサービスがあるんだって

CHAPTER 1

第《だい》1章《しょう》

生《せい》理《り》について知《し》ろう

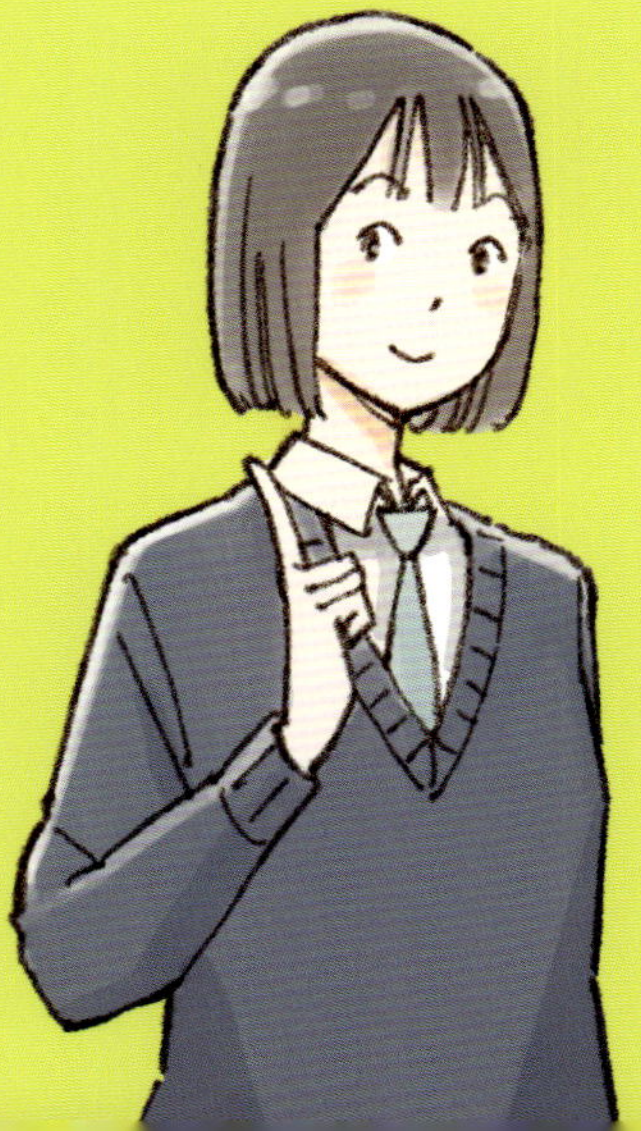

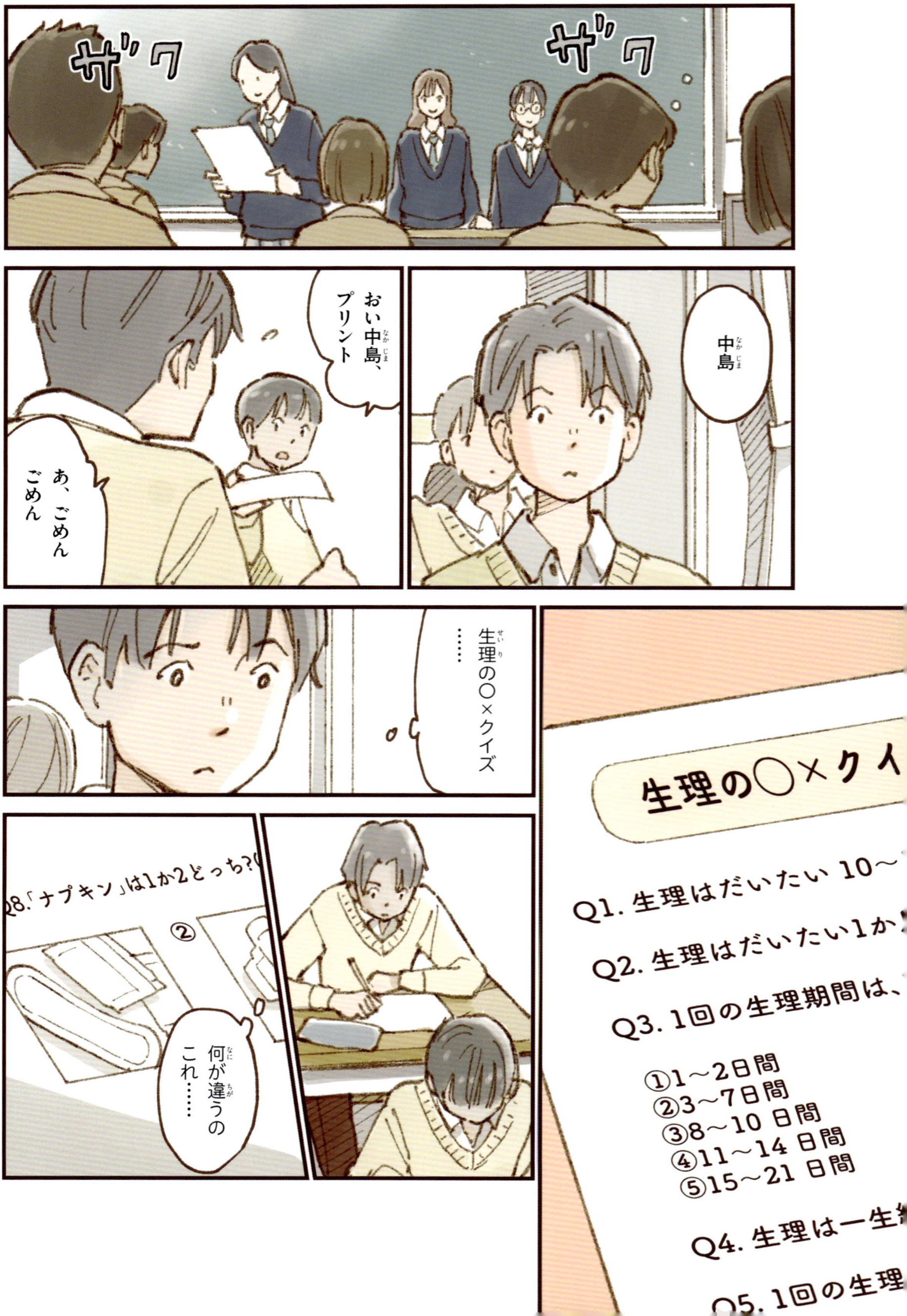
ザワ
ザワ
中島《なかじま》
おい中島《なかじま》、プリント
あ、ごめん ごめん
生理の○×クイ
Q1. 生理はだいたい 10〜
Q2. 生理はだいたい1か
Q3. 1回の生理期間は、
①1〜2日間
②3〜7日間
③8〜10 日間
④11〜14 日間
⑤15〜21 日間
Q4. 生理は一生
Q5. 1回の生理
生理《せいり》の○×クイズ……
Q8.「ナプキン」は1か2どっち?
②
何《なに》が違《ちが》うのこれ……

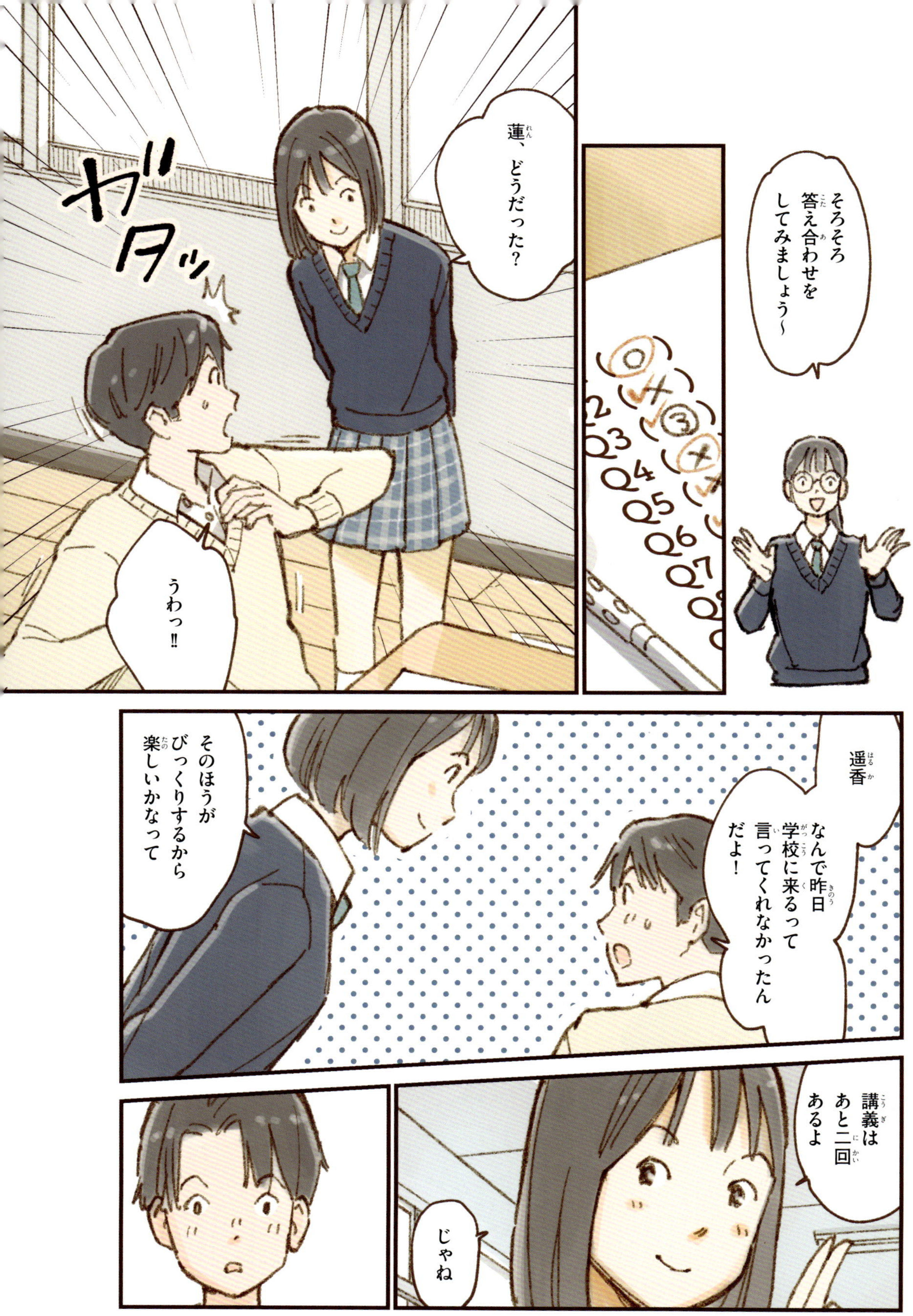
そろそろ答《こた》え合《あ》わせをしてみましょう～
蓮《れん》、どうだった？
ガタッ
うわっ‼
遥香《はるか》
なんで昨日《きのう》学校《がっこう》に来《く》るって言《い》ってくれなかったんだよ！
そのほうがびっくりするから楽《たの》しいかなって
講義《こうぎ》はあと二回《にかい》あるよ
じゃね

！
あ、ごめん
いろいろ
落《お》としちゃって
大丈夫《だいじょうぶ》？
ガタ
いいよ、
自分《じぶん》で拾《ひろ》う
ん？
ごめん、
ちょっと見《み》えちゃって
やっぱ女子《じょし》はすごいね
○ばっか……
そうね～
男子《だんし》には未知数《みちすう》だから
仕方《しかた》ないんじゃない？
うちらにとっては
日常《にちじょう》だけど
わたしも
いくつか間違えた
けどね……

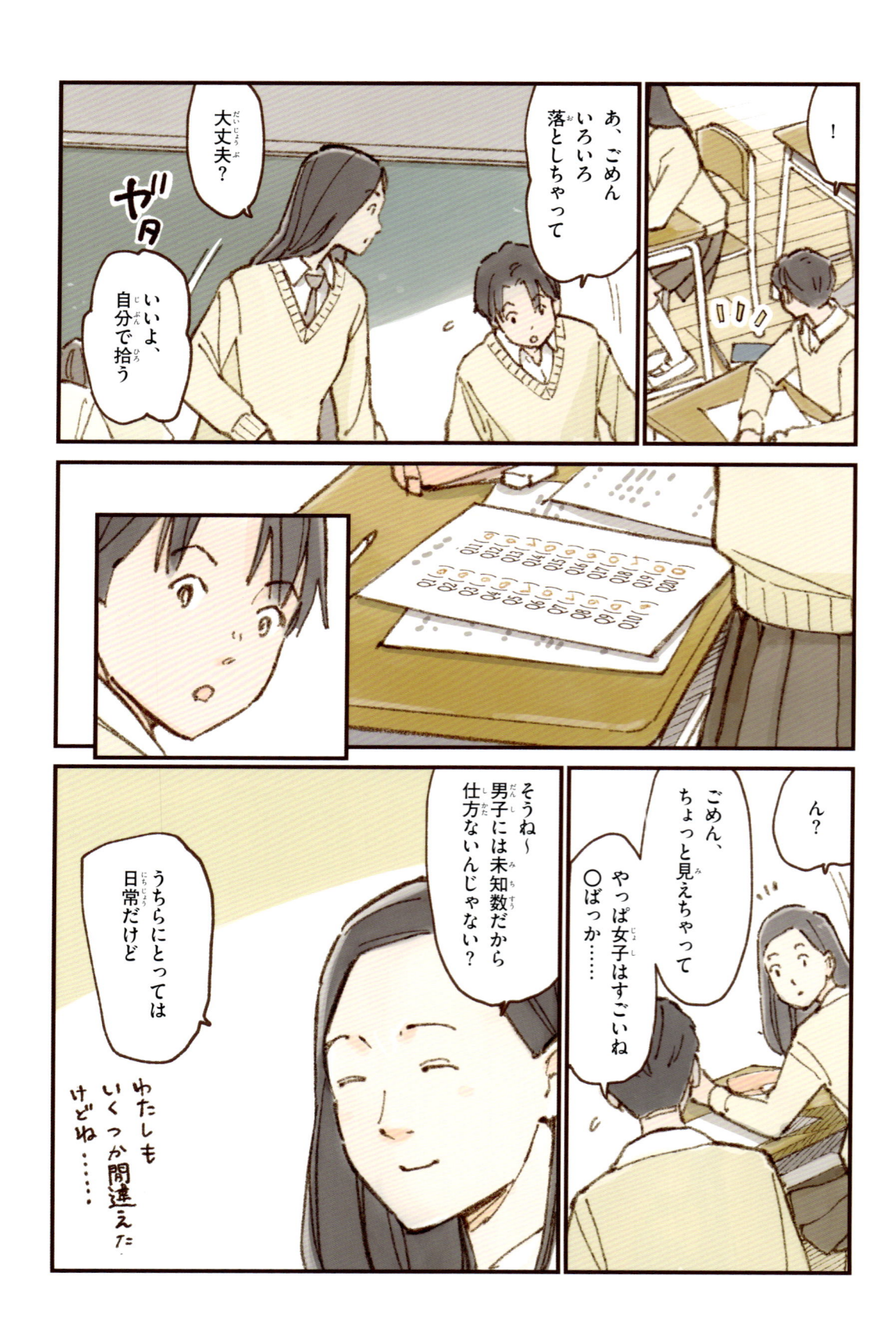

……
なんだかなあ
毎日《まいにち》母《かあ》さんとか姉《ねえ》ちゃんと一緒《いっしょ》に過《す》ごしているのにこんなことも知《し》らないんだな
生理《せいり》のことって触《ふ》れちゃいけないっていうかタブーなことだと思《おも》ってた
だから生理《せいり》についても知《し》らなくていいと思《おも》っていたけど
でもそんなんじゃダメな気《き》もしてきた……
それではみなさんの結果《けっか》はどうでしょうか？
見《み》てみましょう

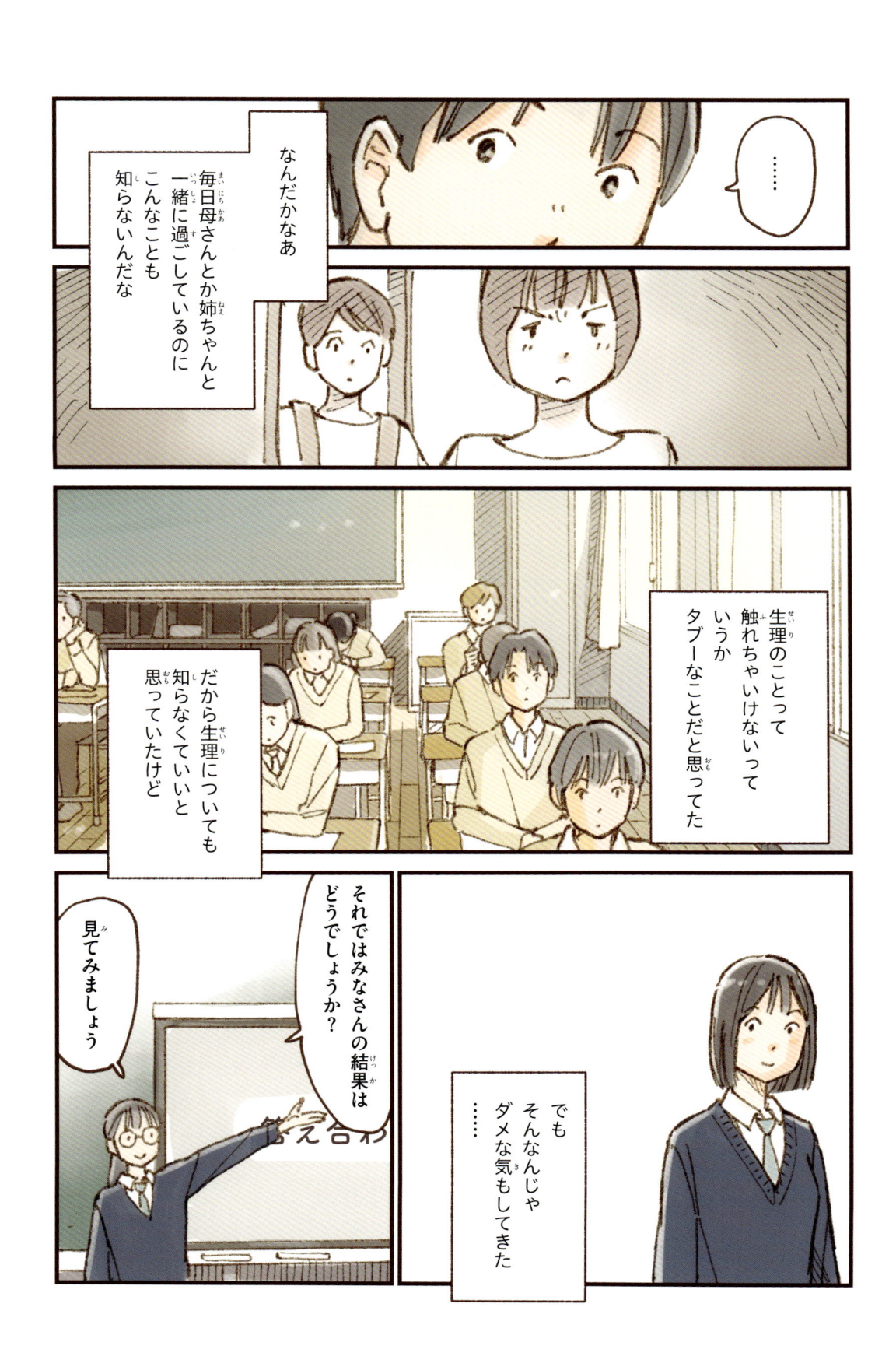

生《せい》理《り》について、正《ただ》しく知《し》っていますか？

みなさんは生《せい》理《り》について正《ただ》しい知《ち》識《しき》を持《も》っているでしょうか。学《がっ》校《こう》の授《じゅ》業《ぎょう》で習《なら》っているかもしれませんが、まだまだ知《し》らないことが多《おお》いはず。女《じょ》性《せい》も男《だん》性《せい》も、次《つぎ》のクイズに挑《ちょう》戦《せん》してみましょう。

Q

家族《かぞく》から「急《きゅう》に生理《せいり》がきたから、ナプキンを買《か》ってきてほしい」と頼《たの》まれました。あなたはどちらを買《か》いますか？

①

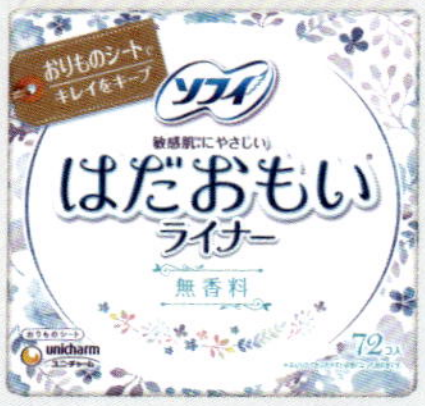
おりものシートでキレイをキープ
ソフィ
はだおもい
ライナー
無香料
unicharm

②

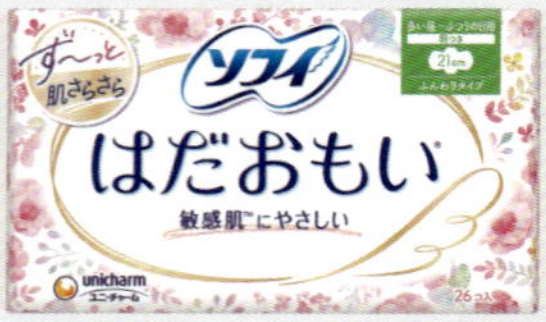
ソフィ
はだおもい
敏感肌にやさしい
unicharm

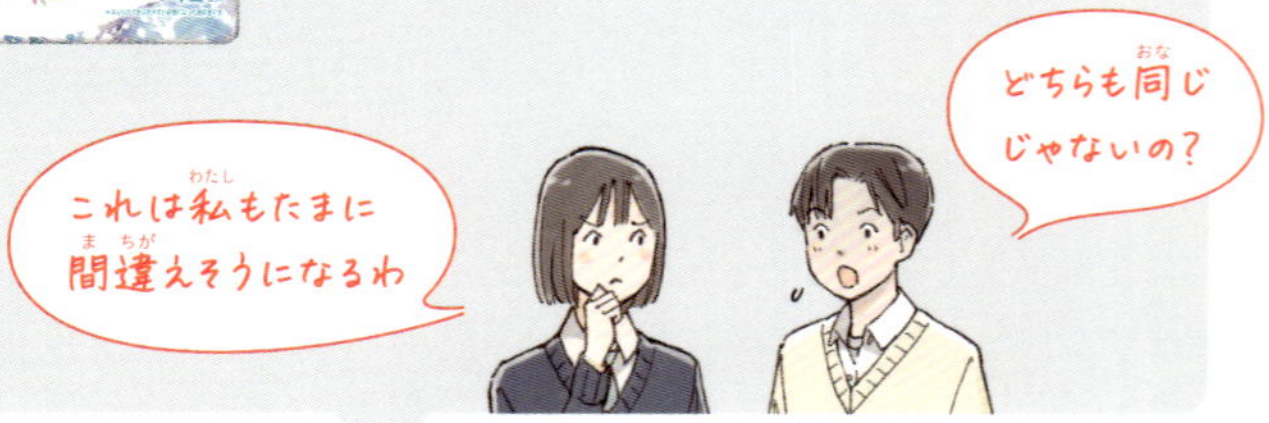
これは私《わたし》もたまに間違《まちが》えそうになるわ
どちらも同《おな》じじゃないの？

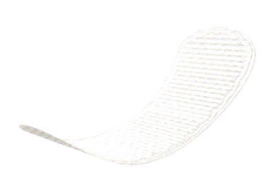

女性正解率《じょせいせいかいりつ》・・・98%

男性正解率《だんせいせいかいりつ》・・・81%

ドラッグストアやコンビニの生理用品《せいりようひん》コーナーには、カラフルなパッケージのナプキン、おりものシート、タンポンなどが置《お》いてあります。

特《とく》に間違《まちが》えやすいのが、ナプキンとおりものシートです。おりものとは、子《し》宮《きゅう》や膣《ちつ》から出《で》る分泌物《ぶんぴつぶつ》のこと。おりものシートは、おりものでショーツが汚《よご》れないように、ショーツにつけて使《つか》うものです。

ナプキンとおりものシートは大人《おとな》の男性《だんせい》でも間違《まちが》えがちです。「ナプキンを買《か》ってきて」と言《い》われてわからなかったら、店員《てんいん》さんに聞《き》いてみましょう。

A

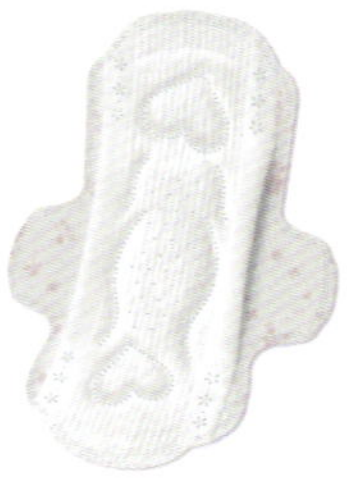

① は「おりものシート」

おりものシートのパッケージには、「おりものシート」「ライナー」などと書《か》いてあるよ。

② は「ナプキン」

ナプキンのパッケージには、「ナプキン」「ふつうの日用《ひよう》」「夜用《よるよう》」などと書《か》いてあるよ。

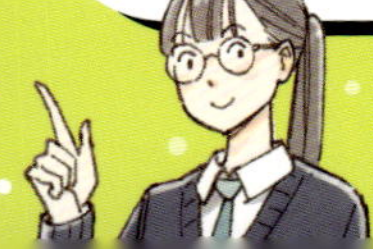

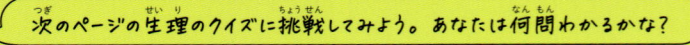

次《つぎ》のページの生理《せいり》のクイズに挑戦《ちょうせん》してみよう。あなたは何問《なんもん》わかるかな？

あなたは何問《なんもん》わかる？

生理《せいり》のクイズ

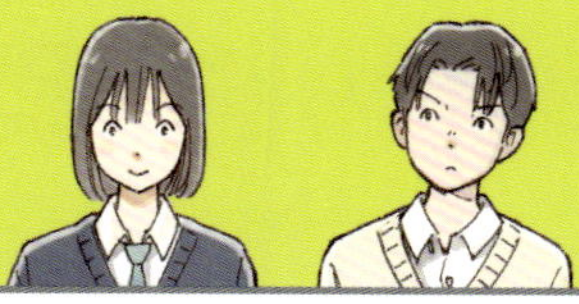

生理《せいり》はだいたい1か月《げつ》に1回《かい》くる。

○ ×

女性正解率《じょせいせいかいりつ》　96%

男性正解率《だんせいせいかいりつ》　92%

答《こた》えは27ページ➡

生理《せいり》はだいたい10～14歳《さい》で始《はじ》まる。

○ ×

女性正解率《じょせいせいかいりつ》　96%

男性正解率《だんせいせいかいりつ》　94%

答《こた》えは27ページ➡

生理《せいり》は一生続《いっしょうつづ》く。

○ ×

女性正解率《じょせいせいかいりつ》　99%

男性正解率《だんせいせいかいりつ》　95%

答《こた》えは36ページ➡

1回《かい》の生理《せいり》で出《で》る血《ち》の量《りょう》は、20～140mLぐらい。

○ ×

女性正解率《じょせいせいかいりつ》　70%

男性正解率《だんせいせいかいりつ》　80%

答《こた》えは28ページ➡

生理用品《せいりようひん》＝ナプキンである。

○ ×

女性正解率《じょせいせいかいりつ》　86%

男性正解率《だんせいせいかいりつ》　78%

答《こた》えは30ページ➡

1回《かい》の生理期間《せいりきかん》は、次《つぎ》のうちどれ？

① 1～2日間《かかん》

② 3～7日間《かかん》

③ 8～10日間《かかん》

④ 11～14日間《かかん》

⑤ 15～21日間《にちかん》

女性正解率《じょせいせいかいりつ》　90%

男性正解率《だんせいせいかいりつ》　83%

答《こた》えは27ページ➡

生理中《せいりちゅう》、血《ち》が出《で》る量《りょう》とタイミングは自分《じぶん》で調整《ちょうせい》できる。

○ ×

女性正解率《じょせいせいかいりつ》　90%

男性正解率《だんせいせいかいりつ》　94%

答《こた》えは28ページ➡

※生理《せいり》の症状《しょうじょう》には、個人差《こじんさ》があります。

MENSTRUATION QUIZ

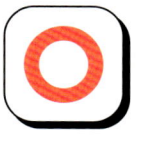

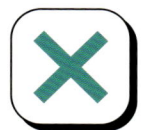

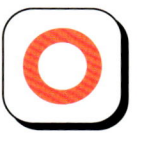

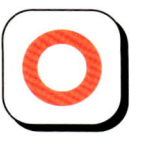

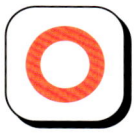

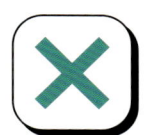

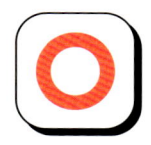

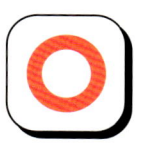

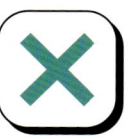

生《せい》理《り》が起《お》こるのはどうして？

生《せい》理《り》のとき、体《からだ》にはどんな変《へん》化《か》が起《お》きているのでしょうか。また、初《はじ》めての生《せい》理《り》のことを初《しょ》経《けい》といいます。正《ただ》しい知《ち》識《しき》をつけて、心《こころ》の準《じゅん》備《び》をしておきましょう。

生《せい》理《り》のときの体《からだ》の変《へん》化《か》

①

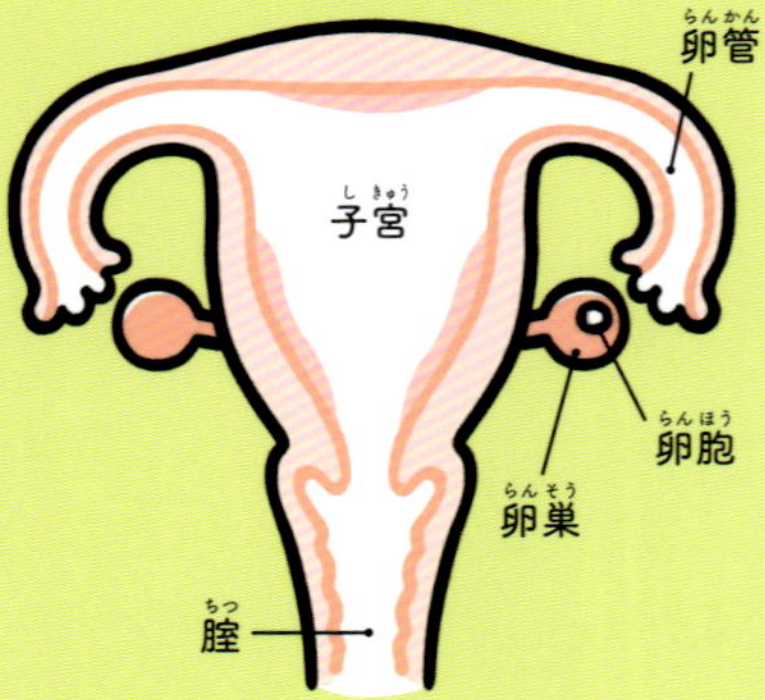
卵《らん》管《かん》
子《し》宮《きゅう》
卵《らん》胞《ほう》
卵《らん》巣《そう》
膣《ちつ》

卵《らん》巣《そう》の中《なか》で、卵《らん》胞《ほう》が育《そだ》ちます。

②

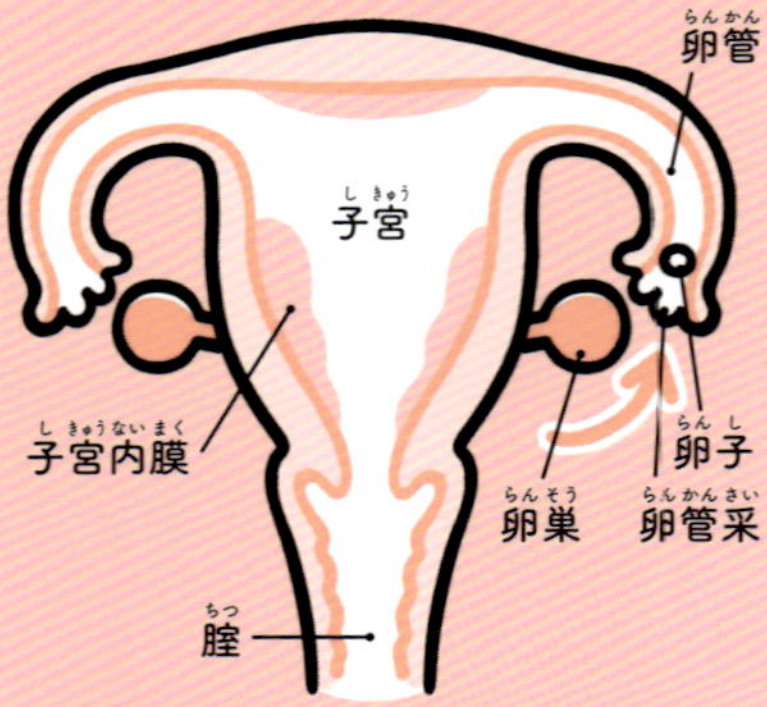
卵《らん》管《かん》
子《し》宮《きゅう》
子《し》宮《きゅう》内《ない》膜《まく》
卵《らん》子《し》
卵《らん》巣《そう》
卵《らん》管《かん》采《さい》
膣《ちつ》

子《し》宮《きゅう》の内《うち》側《がわ》の膜《まく》（子《し》宮《きゅう》内《ない》膜《まく》）が厚《あつ》くなり始《はじ》め、赤《あか》ちゃんが育《そだ》つベッドになります。卵《らん》胞《ほう》がはじけて飛《と》び出《で》た卵《らん》子《し》（排《はい》卵《らん》）を卵《らん》管《かん》采《さい》が迎《むか》えに行《い》き、キャッチします。

③

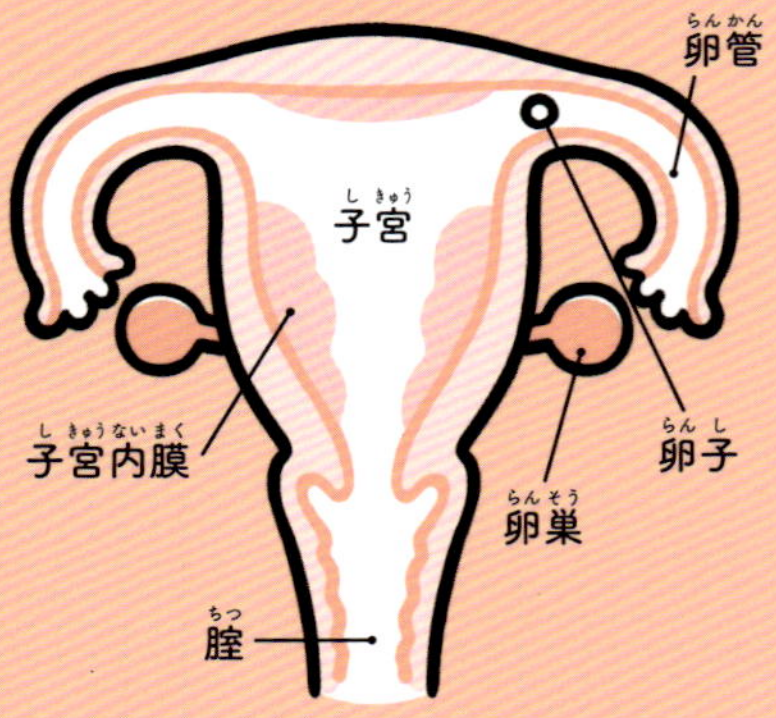
卵《らん》管《かん》
子《し》宮《きゅう》
子《し》宮《きゅう》内《ない》膜《まく》
卵《らん》子《し》
卵《らん》巣《そう》
膣《ちつ》

卵《らん》子《し》は卵《らん》管《かん》で精《せい》子《し》を待《ま》ちます。子《し》宮《きゅう》内《ない》膜《まく》がさらに厚《あつ》くなります。卵《らん》子《し》が精《せい》子《し》と出《で》合《あ》わなければ、卵《らん》子《し》は自《し》然《ぜん》に吸《きゅう》収《しゅう》されてなくなります。

④

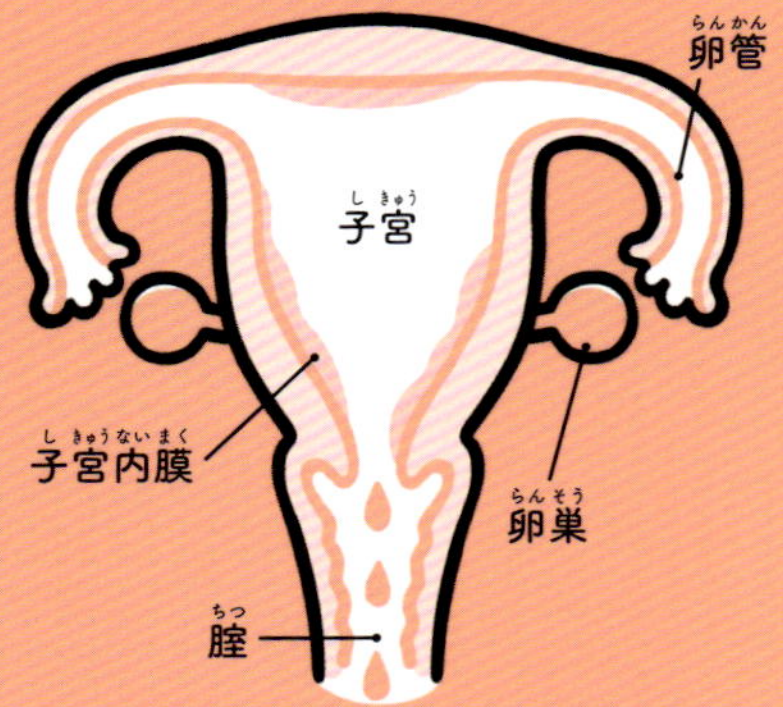
卵《らん》管《かん》
子《し》宮《きゅう》
子《し》宮《きゅう》内《ない》膜《まく》
卵《らん》巣《そう》
膣《ちつ》

子《し》宮《きゅう》内《ない》膜《まく》がはがれて、血《けつ》液《えき》と一《いっ》緒《しょ》に体《からだ》の外《そと》に出《で》ていきます。これが生《せい》理《り》です。生《せい》理《り》のことを月《げっ》経《けい》ともいいます。

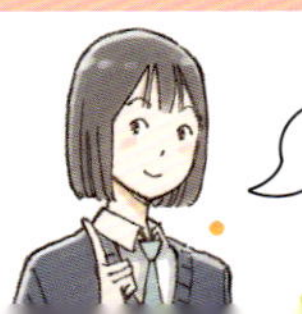

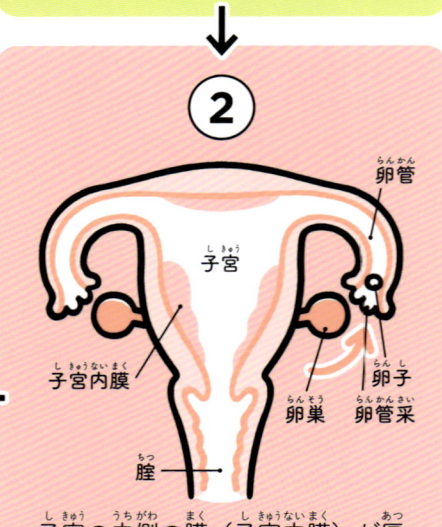

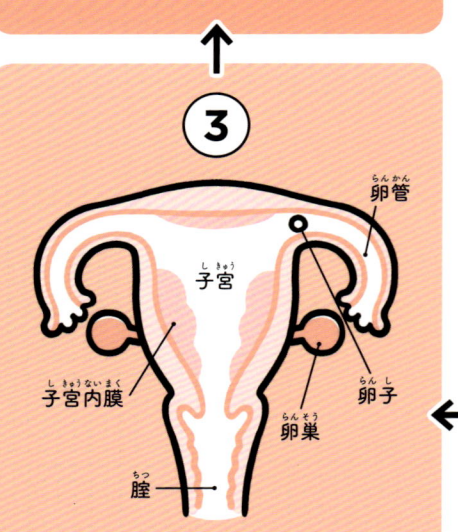

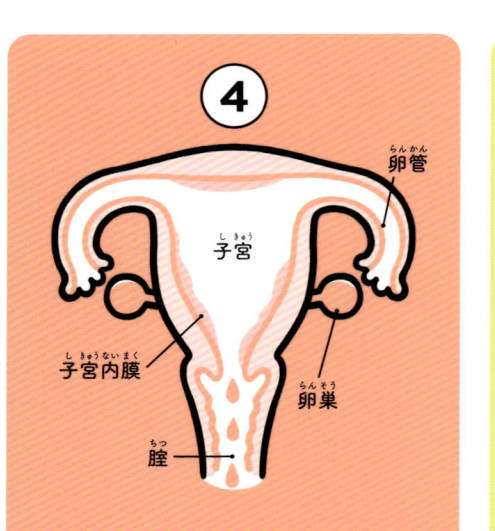

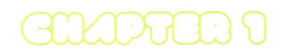

女《じょ》性《せい》の体《からだ》では、これが月《つき》に1回《かい》ぐらいの頻《ひん》度《ど》で起《お》こっているよ

初《はじ》めての生理《せいり》
「初経《しょけい》」について知《し》ろう

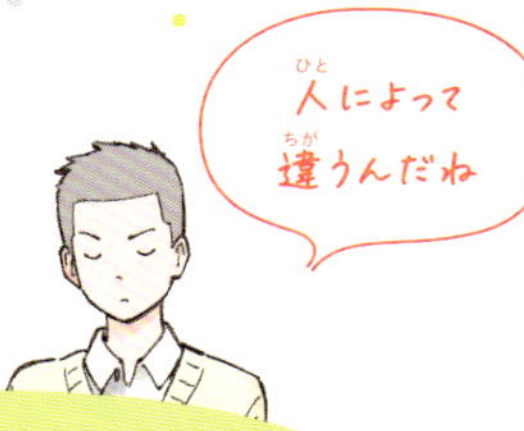

初経《しょけい》がくる時期《じき》は？

人《ひと》によって身長《しんちょう》や体重《たいじゅう》、体《からだ》つきが違《ちが》うように、生理《せいり》も人《ひと》それぞれです。一般的《いっぱんてき》に、初経《しょけい》には体《からだ》に蓄《たくわ》えられた脂肪《しぼう》の量《りょう》（体脂肪《たいしぼう》）が関係《かんけい》していると言《い》われています。周《まわ》りの友達《ともだち》に初経《しょけい》がきていても、焦《あせ》る必要《ひつよう》はありません。

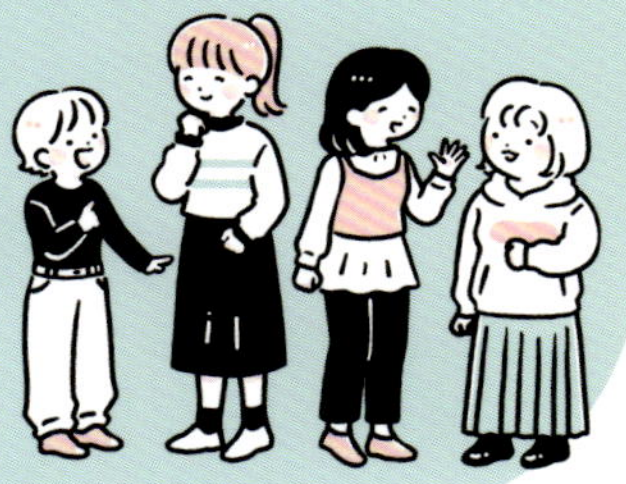

初経《しょけい》がくるサインは？

胸《むね》が膨《ふく》らんできた、陰毛《いんもう》が生《は》えてきたなどは、初経《しょけい》が近《ちか》づいているときの体《からだ》のサインです。ただ、こうしたサインがあっても、すぐに初経《しょけい》がくるとは限《かぎ》りません。

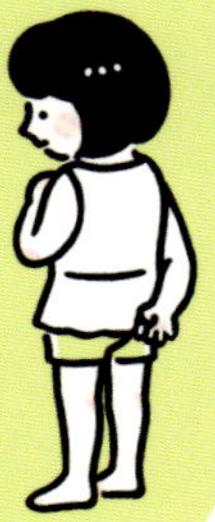

初《はじ》めは生理《せいり》が１か月《げつ》に１回《かい》こなくても大丈夫《だいじょうぶ》？

正常《せいじょう》な生理《せいり》の期間《きかん》は３～７日《か》、周期《しゅうき》は25～38日《にち》です。でも、初経《しょけい》がきたばかりの頃《ころ》は、生理《せいり》の期間《きかん》が２日《か》ぐらいで終《お》わったり、１～２か月《げつ》ぐらい生理《せいり》が止《と》まったりすることがあります。２年《ねん》ぐらいで周期《しゅうき》が安定《あんてい》してきます。

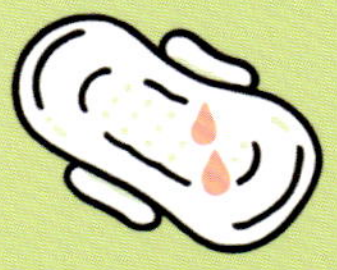

初経《しょけい》では茶色《ちゃいろ》っぽい血《ち》が出《で》る？

初経《しょけい》のときは、赤《あか》い血《ち》が出《で》なくても病気《びょうき》ではありません。出血量《しゅっけつりょう》が少《すく》ないと、腟《ちつ》内《ない》に長《なが》く停滞《ていたい》して茶色《ちゃいろ》や黒《くろ》っぽい色《いろ》になります。

最初《さいしょ》の生理《せいり》はいつ始《はじ》まる？

多《おお》くの女性《じょせい》は、10～14歳《さい》の間《あいだ》に生理《せいり》が始《はじ》まりますが、もっと早《はや》く始《はじ》まっても気《き》にしなくて大丈夫《だいじょうぶ》。中学《ちゅうがく》３年《ねん》が終《お》わる頃《ころ》までに初経《しょけい》がこない場合《ばあい》は病院《びょういん》で診《み》てもらうことをおすすめします。

Q　初経《しょけい》について、困《こま》ったことや悩《なや》んだことはあった？

- 学校《がっこう》で初経《しょけい》がきちゃって、どうしようか焦《あせ》った。こっそり保健室《ほけんしつ》に行《い》って相談《そうだん》してみたら、ナプキンをもらえて安心《あんしん》したよ。
- ナプキンを替《か》えるタイミングがよくわからなくて、ナプキンを替《か》えずに何時間《なんじかん》もがまんしてしまった。そのせいで、服《ふく》に経血《けいけつ》が漏《も》れてしまった！　男子《だんし》にも見《み》られたので恥《は》ずかしかったな。
- 周《まわ》りのみんなに生理《せいり》がきていて、自分《じぶん》だけまだきていないことに悩《なや》んでいた。そのあと中《ちゅう》３で初経《しょけい》がきて、みんなの生理《せいり》の話《はなし》に交《ま》ざれるようになってホッとしたよ。
- ３歳年上《さいとしうえ》の姉《あね》に初経《しょけい》がきたすぐ後《あと》に、自分《じぶん》に初経《しょけい》がきて驚《おどろ》いた。心《こころ》の準備《じゅんび》が全然《ぜんぜん》できてなくて焦《あせ》ったな。

経血《けいけつ》の量《りょう》ってどれぐらい？

生理《せいり》のときに出《で》る血《ち》のことを「経血《けいけつ》」といいます。1回《かい》の生理《せいり》で出《で》る経血《けいけつ》の量《りょう》は、どのぐらいなのか見《み》てみましょう。

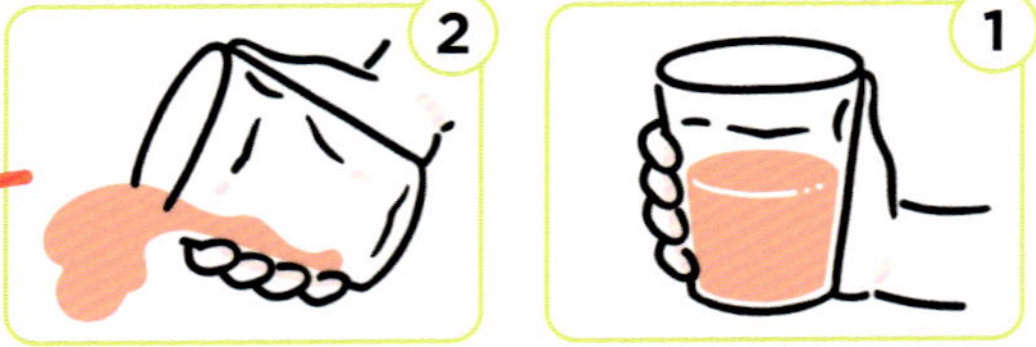
1
2

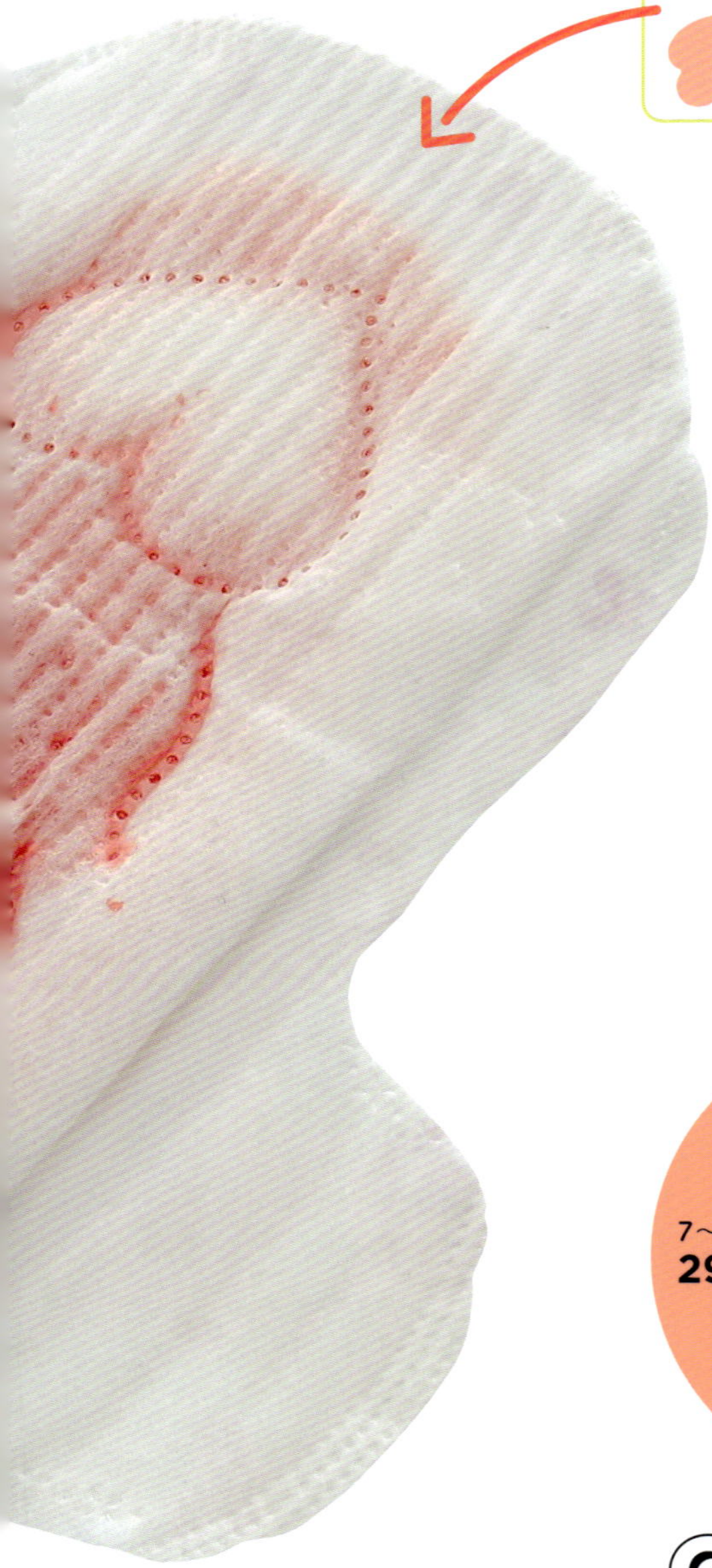

1回《かい》の生理《せいり》で20～140mLの経血《けいけつ》が出《で》る

1回《かい》の生理《せいり》で、だいたい20～140mLの経血《けいけつ》が出《で》るのが、正常《せいじょう》な生理《せいり》です。「数字《すうじ》に幅《はば》があるな」と気《き》づきましたか？　そう、経血《けいけつ》の量《りょう》には個人差《こじんさ》があり、年齢《ねんれい》やホルモンバランスなどで変《か》わります。生理中《せいりちゅう》、経血《けいけつ》の量《りょう》とタイミングは自分《じぶん》で調整《ちょうせい》できません。

あなたは1日《にち》に何回《なんかい》ナプキンを替《か》えますか？

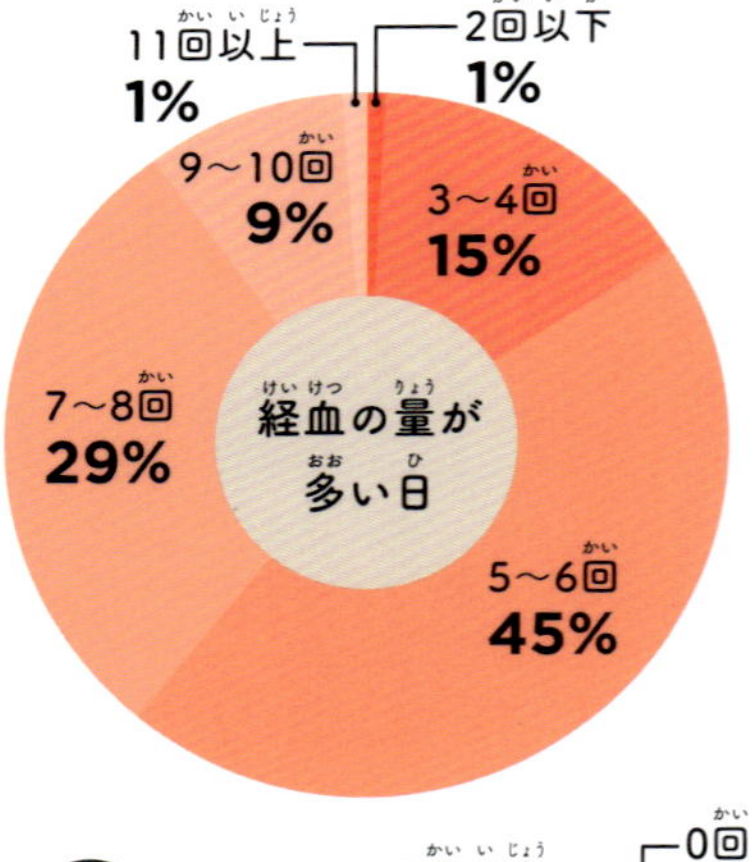
経血《けいけつ》の量《りょう》が多《おお》い日《ひ》
2回以下《かいいか》
1%
3～4回《かい》
15%
5～6回《かい》
45%
7～8回《かい》
29%
9～10回《かい》
9%
11回以上《かいいじょう》
1%

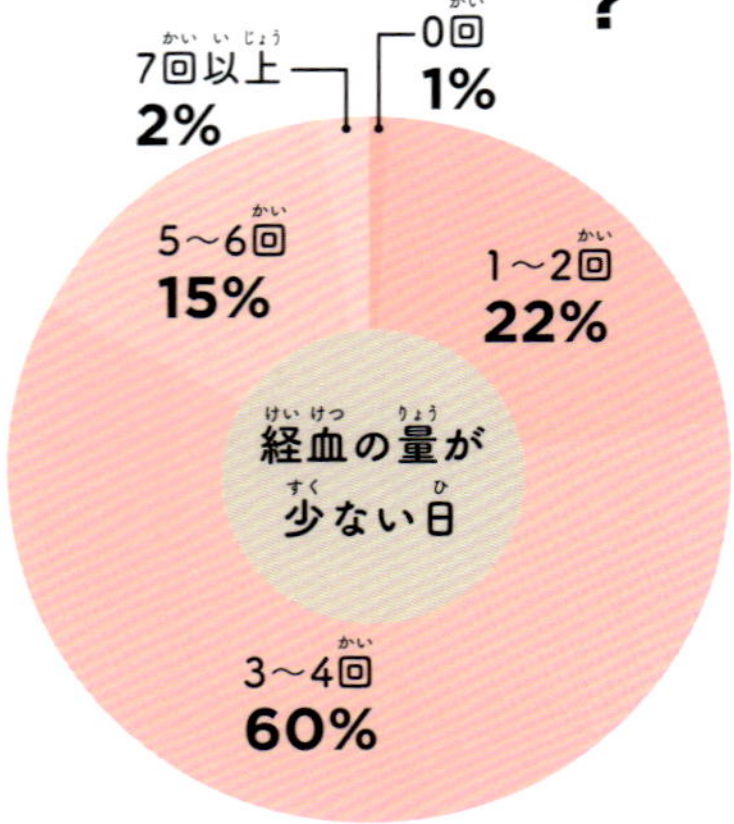
経血《けいけつ》の量《りょう》が少《すく》ない日《ひ》
0回《かい》
1%
1～2回《かい》
22%
3～4回《かい》
60%
5～6回《かい》
15%
7回以上《かいいじょう》
2%

Q みんなはナプキンをいつ替《か》えているの？

経血《けいけつ》の量《りょう》が多《おお》い日《ひ》

- 学校《がっこう》では授業《じゅぎょう》が2回《かい》終《お》わるごとに替《か》えているよ
- 朝《あさ》、昼休《ひるやす》み、学校《がっこう》から帰《かえ》ってきた夕方《ゆうがた》ぐらい、夜《よる》

経血《けいけつ》の量《りょう》が少《すく》ない日《ひ》

- 学校《がっこう》では授業《じゅぎょう》が3回《かい》終《お》わるぐらいで替《か》えているよ
- 朝《あさ》、昼《ひる》、夜《よる》の3回《かい》ぐらいかな

経血《けいけつ》の量《りょう》は多《おお》い日《ひ》と少《すく》ない日《ひ》がある

生理《せいり》の期間《きかん》は3〜7日《か》ほどですが、出血量《しゅっけつりょう》のピークは2日目《かめ》あたりで、そこからだんだん減《へ》っていきます。また、初経《しょけい》がきたばかりの頃《ころ》は、経血《けいけつ》の量《りょう》が少《すく》なかったり、量《りょう》が変《か》わりやすかったりします。

経血《けいけつ》はトロッとしている

ケガをしたときに出《で》る血《ち》は、水《みず》のようにサラッとしていますよね。経血《けいけつ》は、それとは違《ちが》ってトロッとしています。理由《りゆう》は、子《し》宮《きゅう》で作《つく》られた子宮内膜組織《しきゅうないまくそしき》と血《ち》が混《ま》ざっているからです。レバーのような血《ち》のかたまりが出《で》ることもあります。

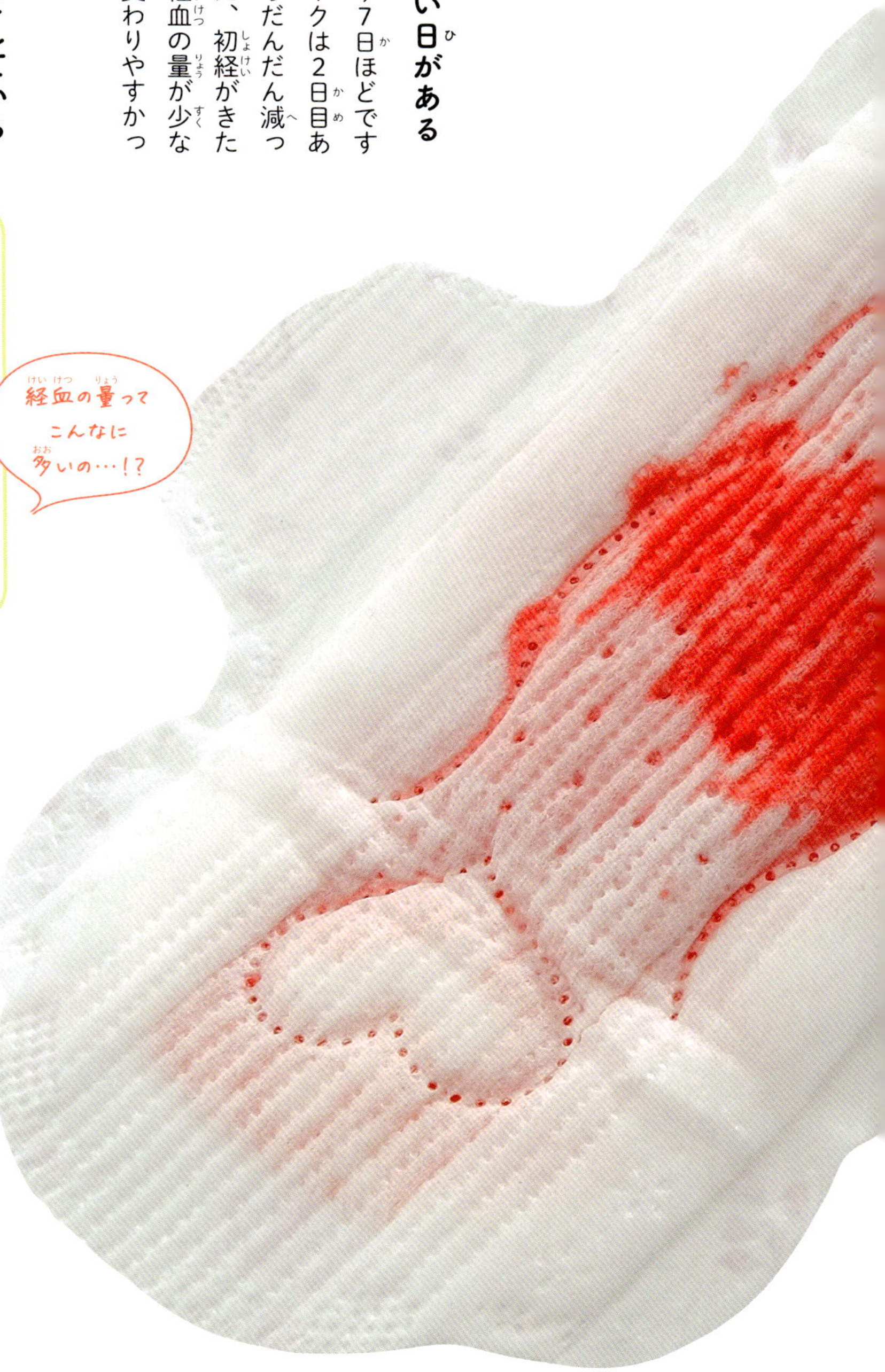

経《けい》血《けつ》の量《りょう》ってどれぐらい？

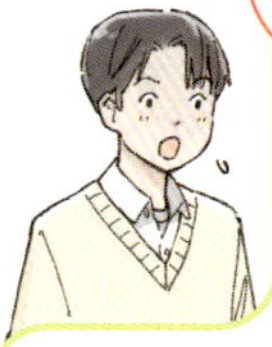

経血《けいけつ》の量《りょう》ってこんなに多《おお》いの…!?

栄養《えいよう》ドリンク 1本《ぽん》

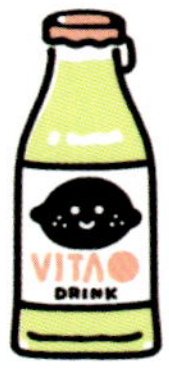

VITA
DRINK

だいたい100mL

乳酸菌飲料《にゅうさんきんいんりょう》 1本《ぽん》

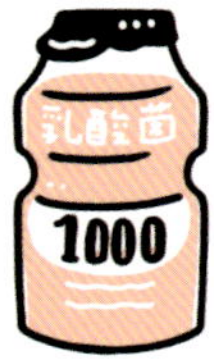

乳酸菌
1000

だいたい100mL

コップ半分《はんぶん》

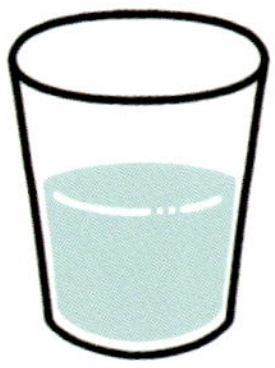

だいたい100mL

湯《ゆ》のみ茶碗《ぢゃわん》 1杯《ぱい》

だいたい140mL

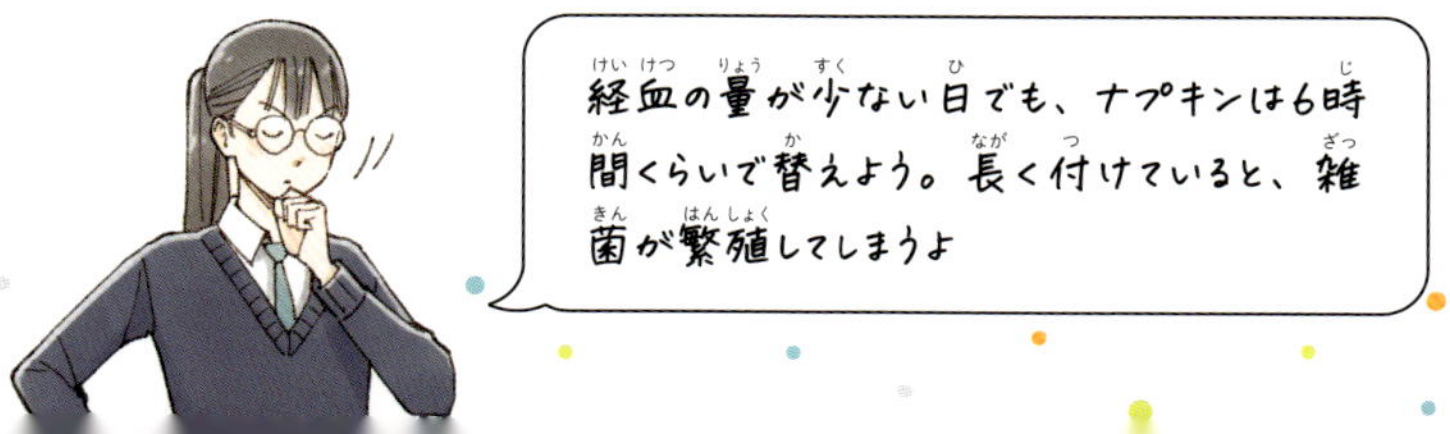

経血《けいけつ》の量《りょう》が少《すく》ない日《ひ》でも、ナプキンは6時《じ》間《かん》くらいで替《か》えよう。長《なが》く付《つ》けていると、雑《ざっ》菌《きん》が繁殖《はんしょく》してしまうよ

生理用品《せいりようひん》って何《なに》があるの？

生理用品《せいりようひん》にはさまざまな種類《しゅるい》があります。紙《かみ》ナプキンを使《つか》うのが基本《きほん》ですが、自分《じぶん》の生活《せいかつ》スタイルに合《あ》わせて生理用品《せいりようひん》を選《えら》べるようになると、生理《せいり》の期間《きかん》が過《す》ごしやすくなります。CLAIR.《クレア》のリコさんの1日《にち》を参考《さんこう》に、あなたに合《あ》った生理用品《せいりようひん》はどれか、考《かんが》えてみましょう。

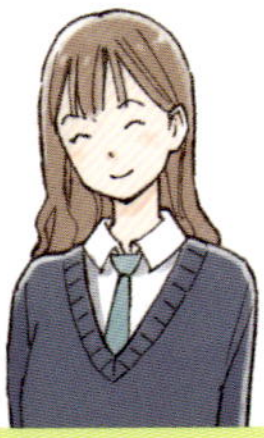

PROFILE《プロフィール》

中学《ちゅうがく》3年《ねん》生《せい》

水泳部《すいえいぶ》

経血《けいけつ》の量《りょう》は平均的《へいきんてき》

CLAIR.《クレア》のリコさんの1日《にち》

学校《がっこう》では

紙《かみ》ナプキンを使《つか》っているよ

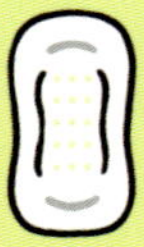
羽《はね》なし

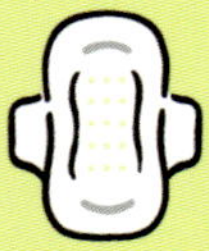
羽《はね》つき

紙《かみ》ナプキンは多《おお》くの人《ひと》が使《つか》っている、一般的《いっぱんてき》な生理用品《せいりようひん》で、ショーツに貼《は》り付《つ》けて経血《けいけつ》を吸収《きゅうしゅう》します。基本《きほん》の形《かたち》の「羽《はね》なし」、テープでショーツに固定《こてい》する「羽根《はね》つき」と、多《おお》い日《ひ》の昼用《ひるよう》、軽《かる》い日用《ひよう》、夜用《よるよう》など、種類《しゅるい》がたくさんあります。

使《つか》い方《かた》

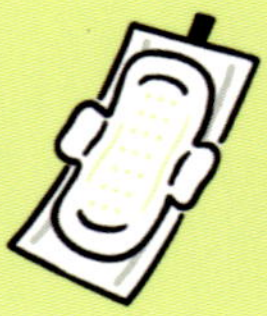

① テープを引《ひ》いて包装紙《ほうそうし》を開《あ》け、ナプキンをはがす。

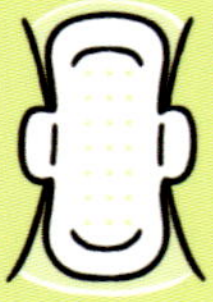

② ショーツに貼《は》り付《つ》ける。

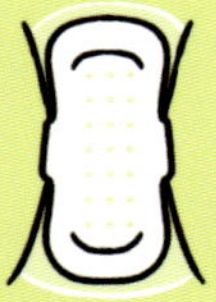

③ 羽《はね》つきなら、羽《はね》の部分《ぶぶん》を折《お》り曲《ま》げてショーツに付《つ》ける。

部活中《ぶかつちゅう》は

水泳部《すいえいぶ》なので、タンポンを使《つか》うよ

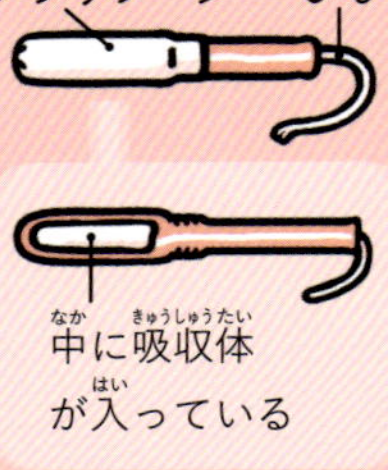
アプリケーター
ひも
中《なか》に吸収体《きゅうしゅうたい》が入《はい》っている

タンポンは腟《ちつ》の中《なか》に入《い》れて使《つか》います。腟《ちつ》の中《なか》で吸収体《きゅうしゅうたい》が経《けい》血《けつ》を吸《す》ってくれるので、経血《けいけつ》が漏《も》れたり、肌《はだ》がかぶれたりする心配《しんぱい》がありません。タンポンを使《つか》えば、プールや温泉《おんせん》に入《はい》れます。

使《つか》い方《かた》

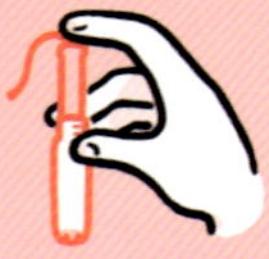

① 図《ず》のようにアプリケーターを持《も》つ。

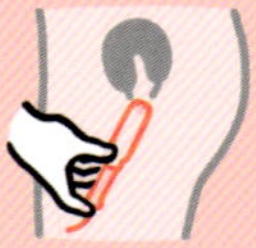

② 息《いき》を吐《は》きながら、ゆっくりとアプリケーターを腟《ちつ》に入《い》れる。

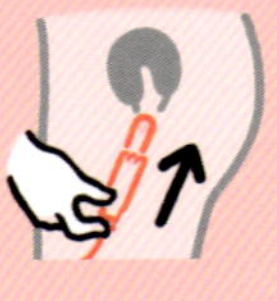

③ 内側《うちがわ》の筒《つつ》を押《お》して、吸収体《きゅうしゅうたい》を挿入《そうにゅう》する。このとき、腟《ちつ》の奥《おく》までしっかり入《い》れる。

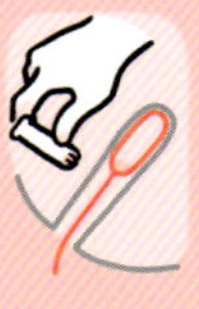

④ アプリケーターだけ引《ひ》き出《だ》す。

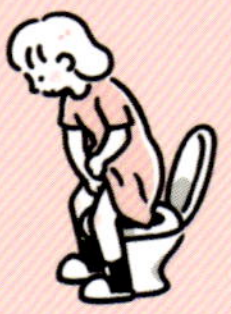

このとき、こんな体《たい》勢《せい》だと入《い》れやすいよ。

取《と》り出《だ》すときは…
吸収体《きゅうしゅうたい》についているひもを、ゆっくりと引《ひ》っ張《ぱ》る。

※タンポンを使《つか》うときは、必《かなら》ず手《て》を清潔《せいけつ》にしましょう。

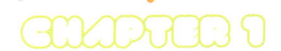

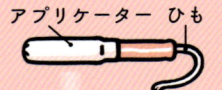

生理《せいり》のときに使《つか》える 便利《べんり》アイテム

ピース（体《からだ》にはさむ）

デリケートゾーンにはさんで、経血《けいけつ》を吸《す》ってくれるアイテムです。必《かなら》ずナプキンと一緒《いっしょ》に使《つか》いましょう。漏《も》れが心配《しんぱい》なときや、多《おお》い日《ひ》に使《つか》うと便利《べんり》です。使《つか》ったあとはトイレに流《なが》せる製品《せいひん》があります。

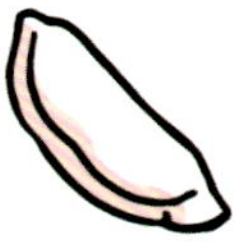

サニタリーショーツ

生理用《せいりよう》に作《つく》られたショーツです。ショーツに経血《けいけつ》がついてしまっても、汚《よご》れが落《お》ちやすい布《ぬの》でできています。ナプキンの羽《はね》がしまえるようになっていたり、ナプキンを入《い》れるポケットがついていたりします。

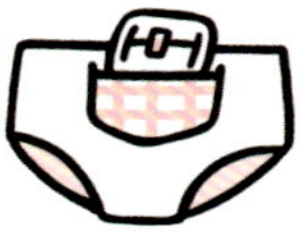

デリケートゾーン用《よう》
拭《ふ》き取《と》りシート

においや汚《よご》れを拭《ふ》き取《と》れるシートです。温水洗浄便座《おんすいせんじょうべんざ》がないときでもデリケートゾーンを清潔《せいけつ》に保《たも》てます。肌《はだ》に優《やさ》しい成分《せいぶん》でできています。

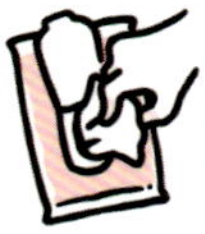

生理《せいり》ではないときに便利《べんり》
おりものシート

生理《せいり》ではないときに、膣《ちつ》から「おりもの」という分泌液《ぶんぴつえき》が出《で》ることがあります。ショーツがおりもので汚《よご》れるのを防《ふせ》ぐために、ショーツに貼《は》り付《つ》けて使《つか》います。「パンティライナー」という名前《なまえ》で売《う》っていることもあります。

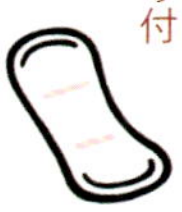

寝《ね》るときは

ショーツ型《がた》ナプキンを履《は》いて寝《ね》るよ

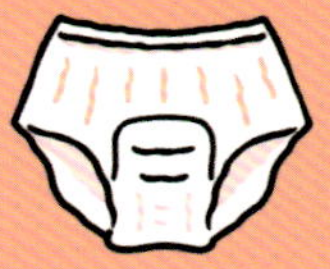

ショーツの形《かたち》をした、履《は》いて使《つか》う紙《かみ》ナプキン。経血量《けいけつりょう》が多《おお》い日《ひ》の夜《よる》など、漏《も》れが心配《しんぱい》なときにおすすめです。

少《すく》ない日《ひ》の休日《きゅうじつ》は

吸水《きゅうすい》ショーツを履《は》くことがあるよ

吸水《きゅうすい》ショーツは、ショーツの股《また》の部分《ぶぶん》が経血《けいけつ》を吸《す》って、ナプキンの役割《やくわり》をしてくれます。朝《あさ》に履《は》いたら、夜《よる》お風呂《ふろ》に入《はい》るまで１日《にち》履《は》いたままでOK《オーケー》。慣《な》れるまでは少《すく》ない日《ひ》に試《ため》したり、ナプキンと一緒《いっしょ》に使《つか》ったりするのもいいでしょう。

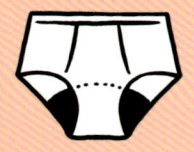

他《ほか》にもこんな生理用品《せいりようひん》があるんだね

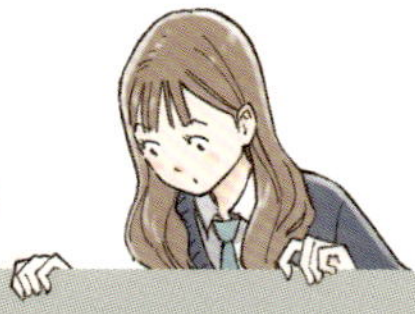

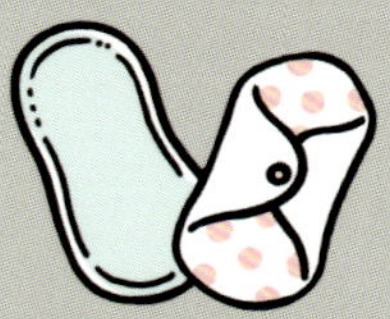

布《ぬの》ナプキン

布《ぬの》でできたナプキンで、使《つか》い方《かた》は紙《かみ》ナプキンと同《おな》じです。肌《はだ》に優《やさ》しく、繰《く》り返《かえ》し使《つか》えるのがメリットです。外出時《がいしゅつじ》は、使用済《しようず》みのものを袋《ふくろ》に入《い》れて持《も》ち帰《かえ》ったり、使用《しよう》後《ご》には、汚《よご》れを取《と》ってから洗濯機《せんたくき》で洗《あら》ったりと、手入《てい》れが必要《ひつよう》です。

シリコンや天然《てんねん》ゴムでできた柔《やわ》らかいカップで、膣《ちつ》の中《なか》に入《い》れて使《つか》います。カップの中《なか》に経血《けいけつ》がたまる仕組《しく》みです。膣《ちつ》から出《だ》すときに手《て》が汚《よご》れるので、外出先《がいしゅつさき》で使《つか》うときはウェットティッシュなどがあるといいでしょう。また、定期的《ていきてき》に煮沸消毒《しゃふつしょうどく》が必要《ひつよう》です。

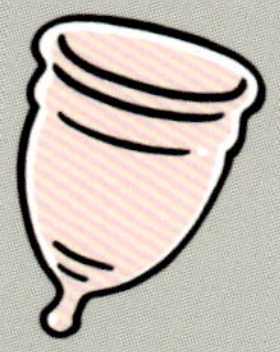

月経《げっけい》カップ

ONE DAY OF A MENSTRU

自《じ》分《ぶん》に合《あ》ったナプキンを見《み》つけよう

生理用品《せいりようひん》の代表《だいひょう》である紙《かみ》ナプキンには、さまざまな種類《しゅるい》があります。自《じ》分《ぶん》に合《あ》ったナプキンを使《つか》うことは、快適《かいてき》な生理期間《せいりきかん》を過《す》ごすことにもつながります。チャートを進《すす》んで、自分《じぶん》に合《あ》うナプキンを見《み》つけましょう。

あなたにぴったりの紙《かみ》ナプキンはどれ？

- ☐ 2時間《じかん》に1回《かい》以《い》上《じょう》ナプキンを替《か》えている。
- ☐ 昼《ひる》でも夜用《よるよう》ナプキンを使《つか》うことがある。

↓

どちらかに当《あ》てはまる → あなたは経血《けいけつ》の量《りょう》が**多《おお》い**タイプです。

どちらにも当《あ》てはまらない → あなたは経血《けいけつ》の量《りょう》が**ふつう**のタイプです。

↓

あなたが生理《せいり》のときに一番《いちばん》気《き》にするポイントは？

前《まえ》の質問《しつもん》で経血《けいけつ》の量《りょう》が多《おお》いタイプの人《ひと》

- 経血《けいけつ》を気《き》にせずにぐっすり眠《ねむ》りたい → **A** に進《すす》む
- 生理中《せいりちゅう》もアクティブに動《うご》きたい → **B** に進《すす》む

前《まえ》の質問《しつもん》で経血《けいけつ》の量《りょう》がふつうのタイプの人《ひと》

- 持《も》ち歩《ある》きやすいデザインがいい → **C** に進《すす》む
- 長時間《ちょうじかん》ナプキンが替《か》えられなくても安心《あんしん》して過《す》ごしたい → **D** に進《すす》む

Ⓐ あなたには

多《おお》い日《ひ》は ショーツ型《がた》ナプキン、 軽《かる》い日《ひ》は 夜用《よるよう》ナプキン

がおすすめ

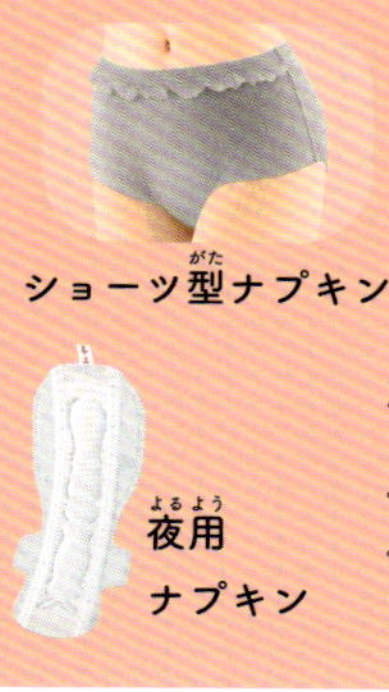

ショーツ型《がた》ナプキン

夜用《よるよう》ナプキン

経血《けいけつ》を気《き》にせず眠《ねむ》りたいときには、ショーツ型《がた》ナプキンがおすすめです。寝返《ねがえ》りを打《う》ってもズレる心配《しんぱい》がなく、体《からだ》に合《あ》ったサイズを選《えら》べばぴったりフィットして漏《も》れません。経血量《けいけつりょう》が多《おお》い日《ひ》を過《す》ぎたら、夜用《よるよう》ナプキン＋サニタリーショーツの組《く》み合《あ》わせもおすすめです。

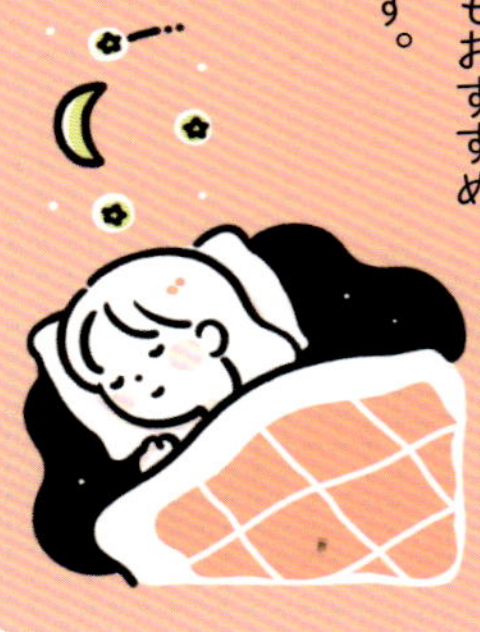

Ⓑ あなたには

スポーツ用《よう》ナプキン

がおすすめ

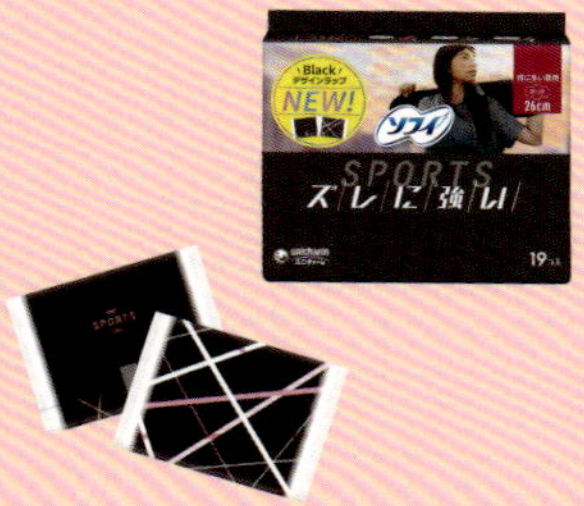
NEW!
ソフィ
SPORTS
ズレに強い!

スポーツ用《よう》ナプキン

生理中《せいりちゅう》もアクティブに動《うご》きたいなら、スポーツ用《よう》ナプキンがおすすめです。羽《はね》が大《おお》きかったり、ナプキンに貼《は》り付《つ》けるノリの面《めん》積《せき》が広《ひろ》かったりと、ズレ・漏《も》れ防止《ぼうし》に特化《とっか》しています。動《うご》きやすいように薄型《うすがた》になっているので、経血量《けいけつりょう》が多《おお》くて心配《しんぱい》なら、こまめな交換《こうかん》を忘《わす》れずに。

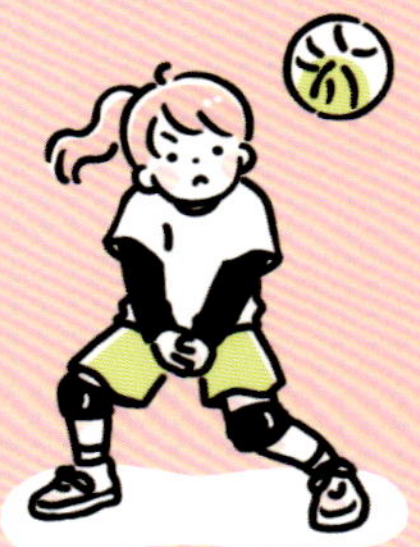

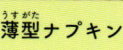

Ⓒ あなたには

薄型《うすがた》ナプキン

がおすすめ

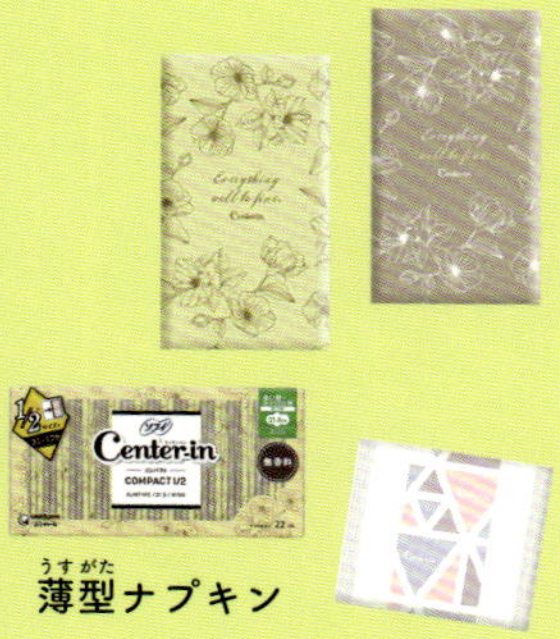
Center-in
COMPACT 1/2

薄型《うすがた》ナプキン

持《も》ち歩《ある》きやすさを重視《じゅうし》するあなたには、薄《うす》くて小《ちい》さい薄型《うすがた》ナプキンがおすすめです。生理《せいり》が始《はじ》まりそうなときに、ポーチに忍《しの》ばせておくのにもぴったりです。つけていてもごわごわせず、服《ふく》のラインに響《ひび》かず、目立《めだ》ちません。デザインがかわいいものもあります。

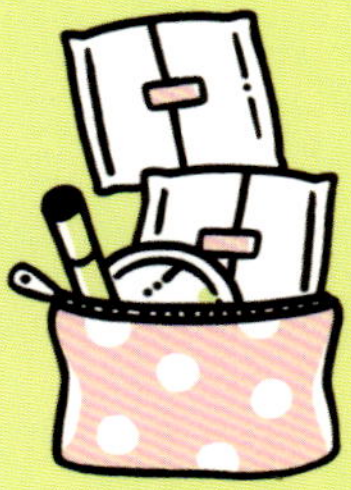

Ⓓ あなたには

吸収力《きゅうしゅうりょく》が高《たか》い ナプキン または ナプキンとピース

がおすすめ

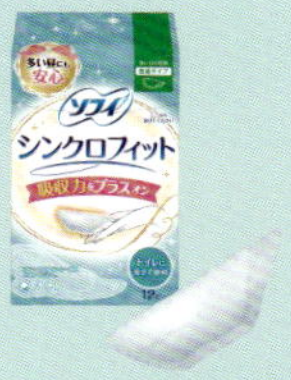
ソフィ
シンクロフィット

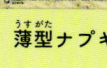

ナプキンと一緒《いっしょ》に使《つか》うピース

自分《じぶん》のタイミングでトイレに行《い》けない日《ひ》は、吸収力《きゅうしゅうりょく》が高《たか》いナプキンがおすすめです。パッケージに「長時間《ちょうじかん》でも安心《あんしん》」などと書《か》いてあります。ピースとナプキンの組《く》み合《あ》わせもおすすめです。捨《す》てるところがない場合《ばあい》、ピースだけトイレに流《なが》すという手《て》もあります。

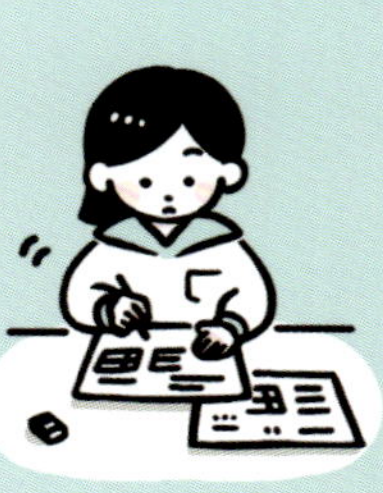

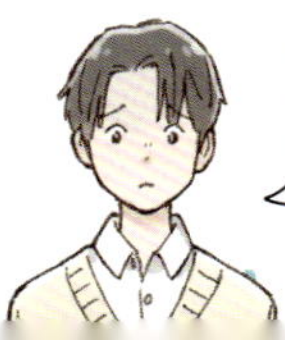
ムレてお肌《はだ》が荒《あ》れたりはしないの・・・？

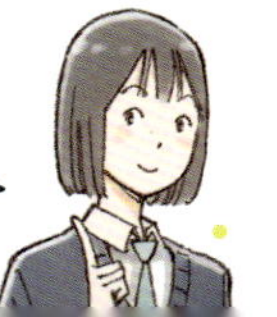
お肌《はだ》が荒《あ》れることもあるよ。そういう人《ひと》には「オーガニックコットンのナプキン」がおすすめ！　汗《あせ》も吸収《きゅうしゅう》してくれるよ

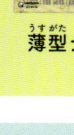

生《せい》理《り》と妊《にん》娠《しん》には深《ふか》いつながりがある

妊娠《にんしん》すると、生理《せいり》は止《と》まります。いつも生理《せいり》の血《ち》として出《で》てきていた子宮内膜《しきゅうないまく》で、赤《あか》ちゃんが育《そだ》つからです。妊娠《にんしん》するときの体《からだ》の変化《へんか》は、生理《せいり》のときとどう違《ちが》うのでしょうか。

妊《にん》娠《しん》のときの体《からだ》の変《へん》化《か》

①

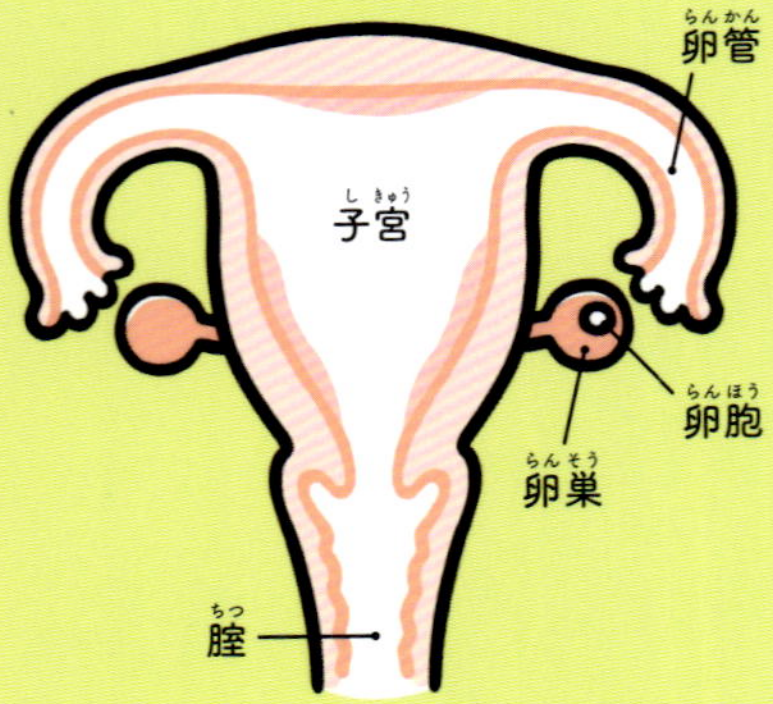
卵管《らんかん》
子宮《しきゅう》
卵胞《らんほう》
卵巣《らんそう》
膣《ちつ》

卵巣《らんそう》の中《なか》で、卵胞《らんほう》が育《そだ》ちます。

②

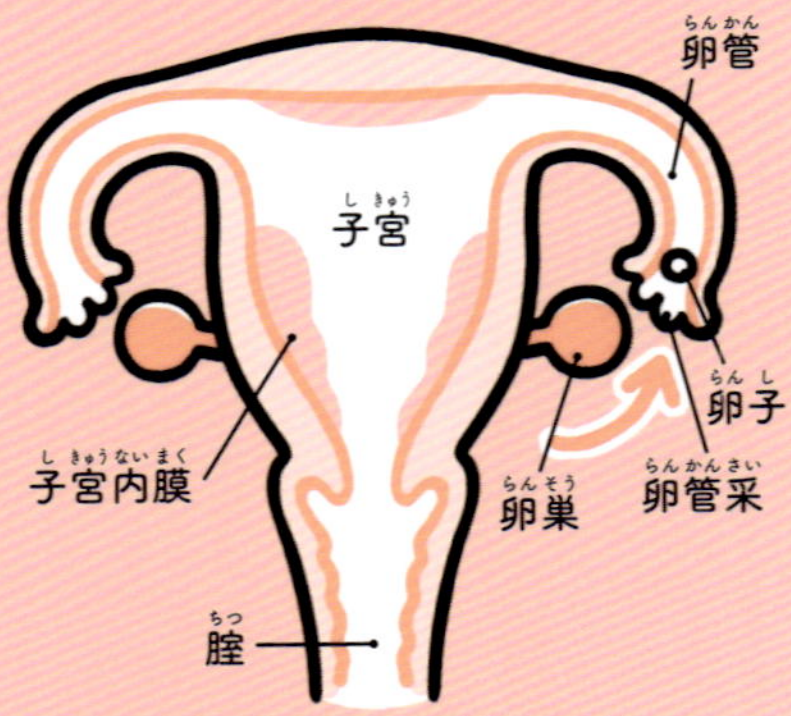
卵管《らんかん》
子宮《しきゅう》
子宮内膜《しきゅうないまく》
卵子《らんし》
卵巣《らんそう》
卵管采《らんかんさい》
膣《ちつ》

子宮内膜《しきゅうないまく》が厚《あつ》くなり始《はじ》め、赤《あか》ちゃんが育《そだ》つベッドになります。卵胞《らんほう》が育《そだ》ち、卵胞《らんほう》がはじけて飛《と》び出《で》た卵子《らんし》（排卵《はいらん》）を卵管采《らんかんさい》が迎《むか》えに行《い》き、キャッチします。

③

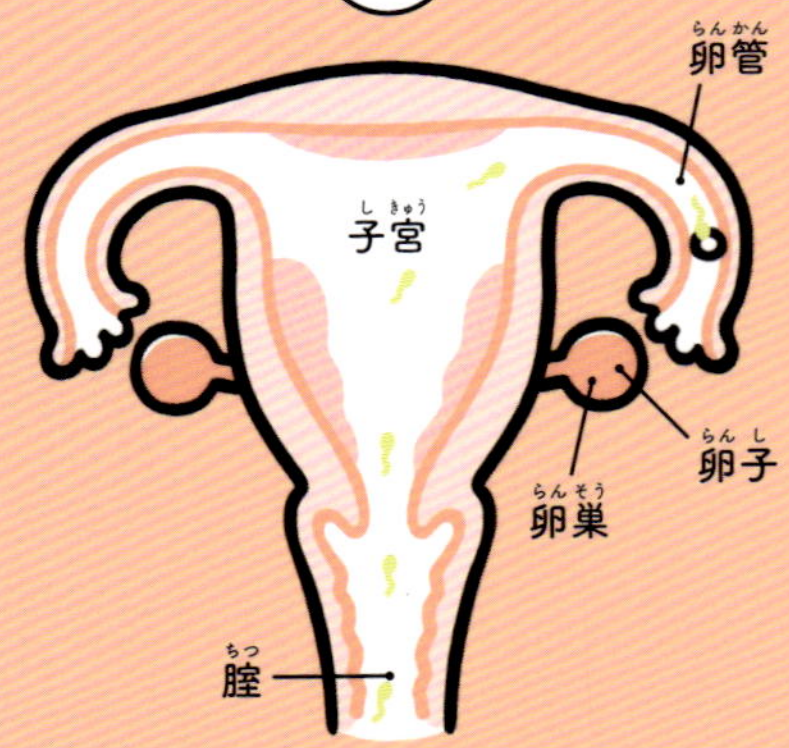
卵管《らんかん》
子宮《しきゅう》
卵子《らんし》
卵巣《らんそう》
膣《ちつ》

卵管《らんかん》でひとつの精子《せいし》とひとつの卵《らん》子《し》が出《で》合《あ》い、受精《じゅせい》します。これを「受精卵《じゅせいらん》」といいます。待《ま》っていた精子《せいし》と出《で》合《あ》わなければ、卵子《らんし》は吸《きゅう》収《しゅう》されてなくなります。

④

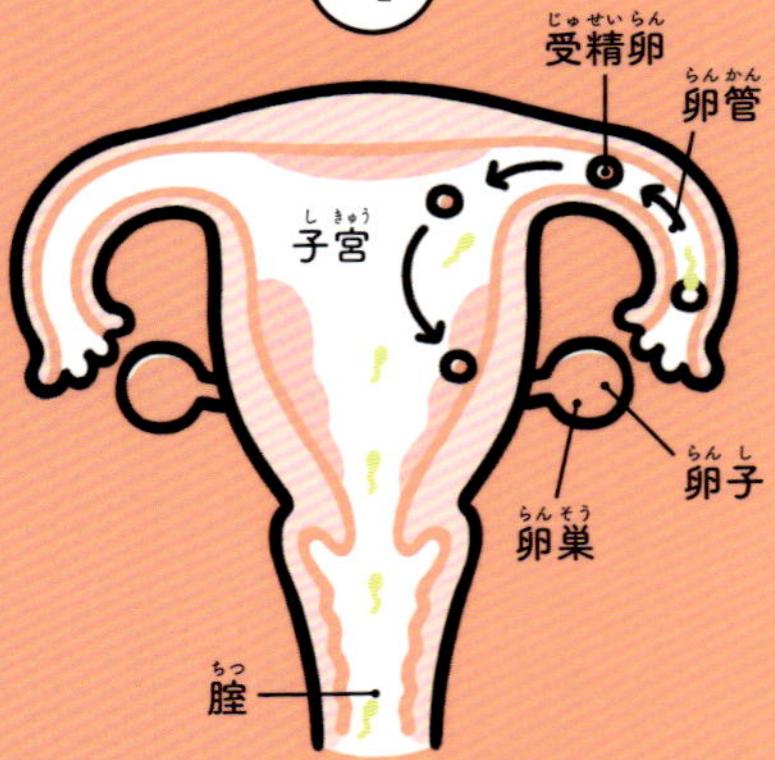
受精卵《じゅせいらん》
卵管《らんかん》
子宮《しきゅう》
卵子《らんし》
卵巣《らんそう》
膣《ちつ》

受精卵《じゅせいらん》は育《そだ》ちながら子宮《しきゅう》へ入《はい》っていき、子宮内膜《しきゅうないまく》にくっついて、そこで赤《あか》ちゃんが育《そだ》ちます。子宮内《しきゅうない》膜《まく》が体《からだ》の外《そと》に出《で》ていかないので、生理《せいり》は起《お》こりません。

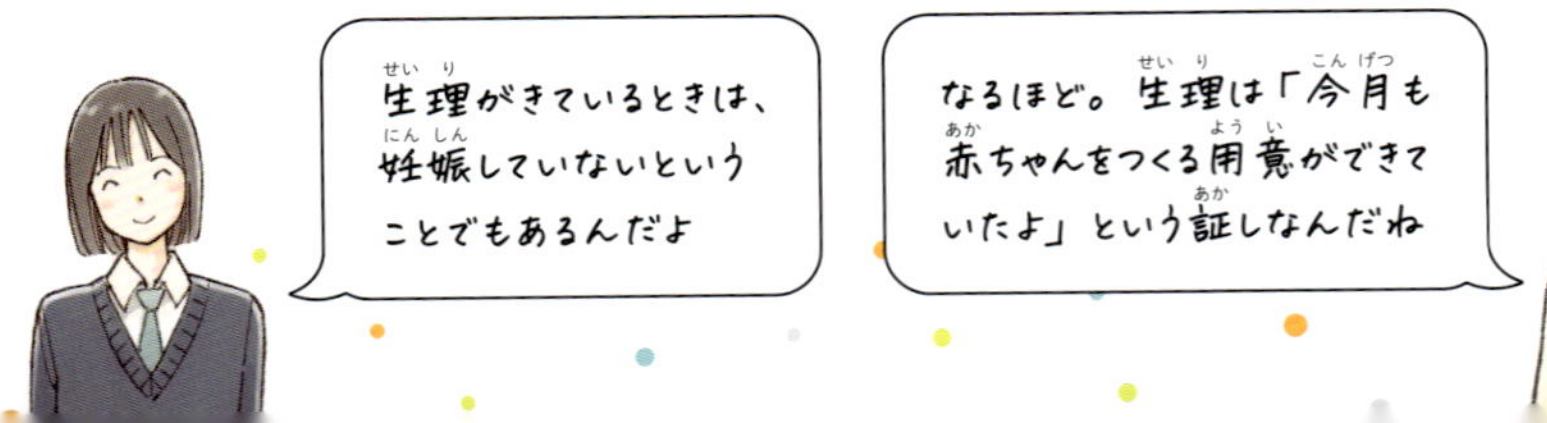
生理《せいり》がきているときは、妊娠《にんしん》していないということでもあるんだよ
なるほど。生理《せいり》は「今月《こんげつ》も赤《あか》ちゃんをつくる用意《ようい》ができていたよ」という証《あか》しなんだね

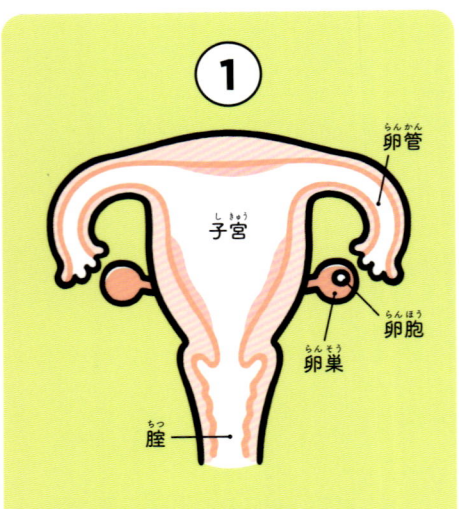

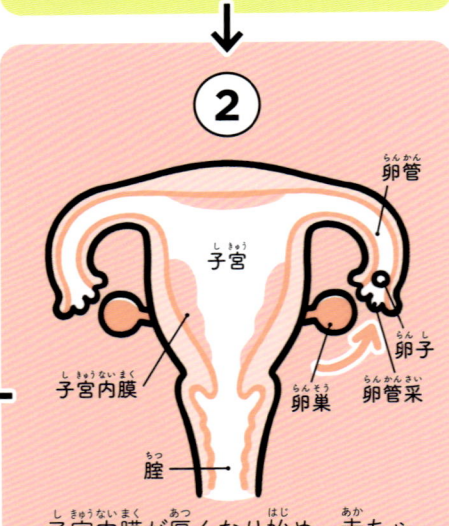

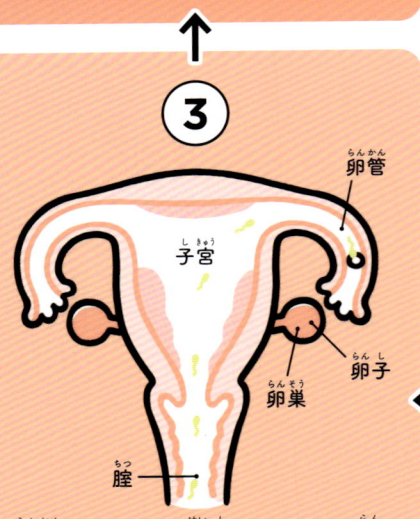

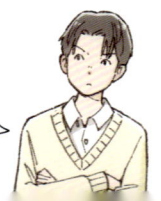

卵子《らんし》の数《かず》は生《う》まれたときから決《き》まっている

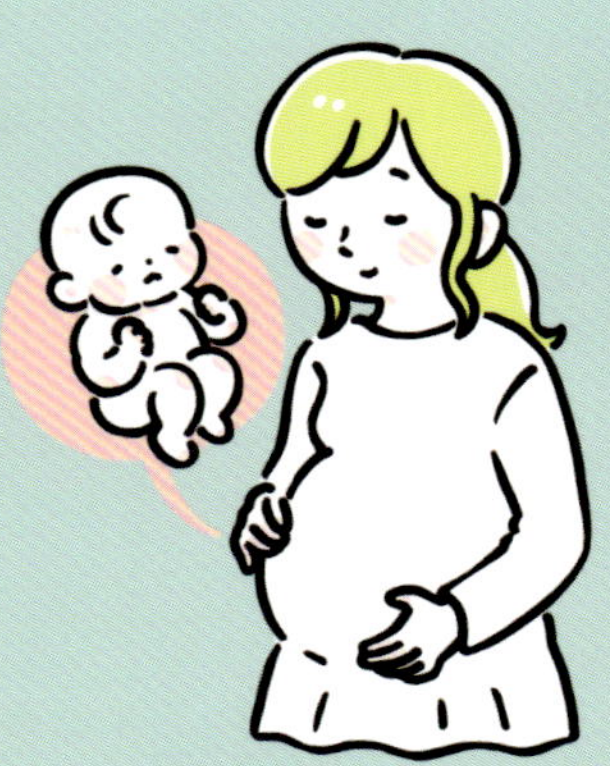

卵子《らんし》は、お母《かあ》さんのおなかの中《なか》にいるときに作《つく》られます。そこから増《ふ》えることはなく、年《とし》をとるにつれて卵子《らんし》の数《かず》は減《へ》っていきます。お母《かあ》さんのおなかの中《なか》にいるときは約《やく》700万個《まんこ》、赤《あか》ちゃんとして生《う》まれたときには約《やく》200万個《まんこ》、15歳《さい》くらいのときには約《やく》30万個《まんこ》と減《へ》っていき、生理《せいり》が終《お》わる頃《ころ》にはほとんどなくなります。

もっと知《し》りたい 生理《せいり》と妊娠《にんしん》のつながり

生理《せいり》があるからいつでも妊娠《にんしん》できるとは限《かぎ》らない

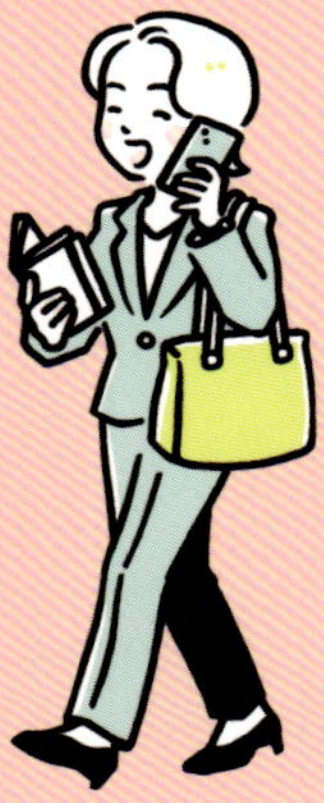

卵子《らんし》も年《とし》をとっていき、妊娠《にんしん》できる力《ちから》が弱《よわ》くなっていきます。赤《あか》ちゃんを産《う》むのに適《てき》した「妊娠出産《にんしんしゅっさん》の適齢期《てきれいき》」は、だいたい20代《だい》～35歳《さい》ぐらいです。それよりも上《うえ》の年齢《ねんれい》で出産《しゅっさん》する人《ひと》もいますが、誰《だれ》もが何歳《なんさい》になっても妊娠《にんしん》できるわけではありません。20代《だい》～35歳《さい》ぐらいは、ちょうど仕事《しごと》を頑張《がんば》っている年齢《ねんれい》かもしれません。みなさんにはまだ先《さき》の話《はなし》かもしれませんが、仕事《しごと》と妊娠《にんしん》・出産《しゅっさん》のタイミングはとても難《むずか》しいのです。

生理《せいり》がきているのは健康《けんこう》の証《あか》し

生理《せいり》は妊娠《にんしん》と出産《しゅっさん》のための体《からだ》の仕組《しく》みです。遠《とお》い未来《みらい》の話《はなし》だと思《おも》う人《ひと》は、「生理《せいり》が毎月《まいつき》きちんときているのは健康《けんこう》な証《あか》し」と捉《とら》えてみてください。「子《こ》どもはいらない」と思《おも》っている人《ひと》も、いつか考《かんが》えが変《か》わるかもしれません。ですから、生理《せいり》に対《たい》して無関心《むかんしん》にならないでほしいのです。

また、今《いま》はピル（⇓53ページ）などを使《つか》って生理《せいり》の回数《かいすう》を減《へ》らしたり、不快《ふかい》な症状《しょうじょう》を和《やわ》らげたりもできます。毎月生理《まいつきせいり》と付《つ》き合《あ》わずにすむ方法《ほうほう》もあるということを、知《し》っておいてください。

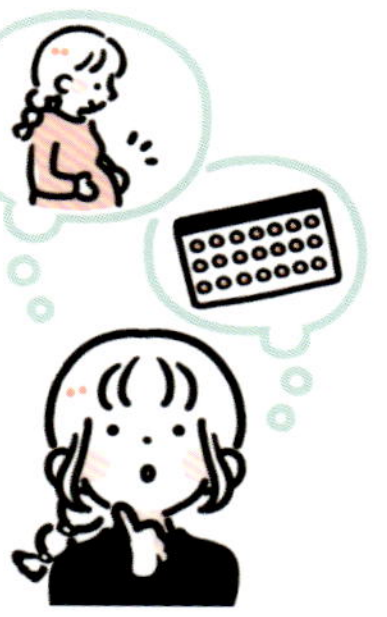

女性《じょせい》の一生《いっしょう》と女性《じょせい》ホルモンの変化《へんか》

生理《せいり》は、40代頃《だいごろ》から少《すこ》しずつ回数《かいすう》が減《へ》っていって、50歳頃《さいごろ》に終《お》わります。生理《せいり》が終《お》わることを「閉経《へいけい》」といいます。生理《せいり》が終《お》わる時期《じき》には女性《じょせい》ホルモンが減《へ》り、体《からだ》にさまざまな変化《へんか》が起《お》こります。

女性《じょせい》ホルモンによる女性《じょせい》の体《からだ》の変化《へんか》

女性《じょせい》らしい体《からだ》づくりに深《ふか》い関係《かんけい》がある、エストロゲンという女性《じょせい》ホルモンがあります。女性《じょせい》の一生《いっしょう》とエストロゲンの関係《かんけい》を見《み》てみましょう。

女性《じょせい》ホルモン（エストロゲン）の分泌量《ぶんぴつりょう》の変化《へんか》

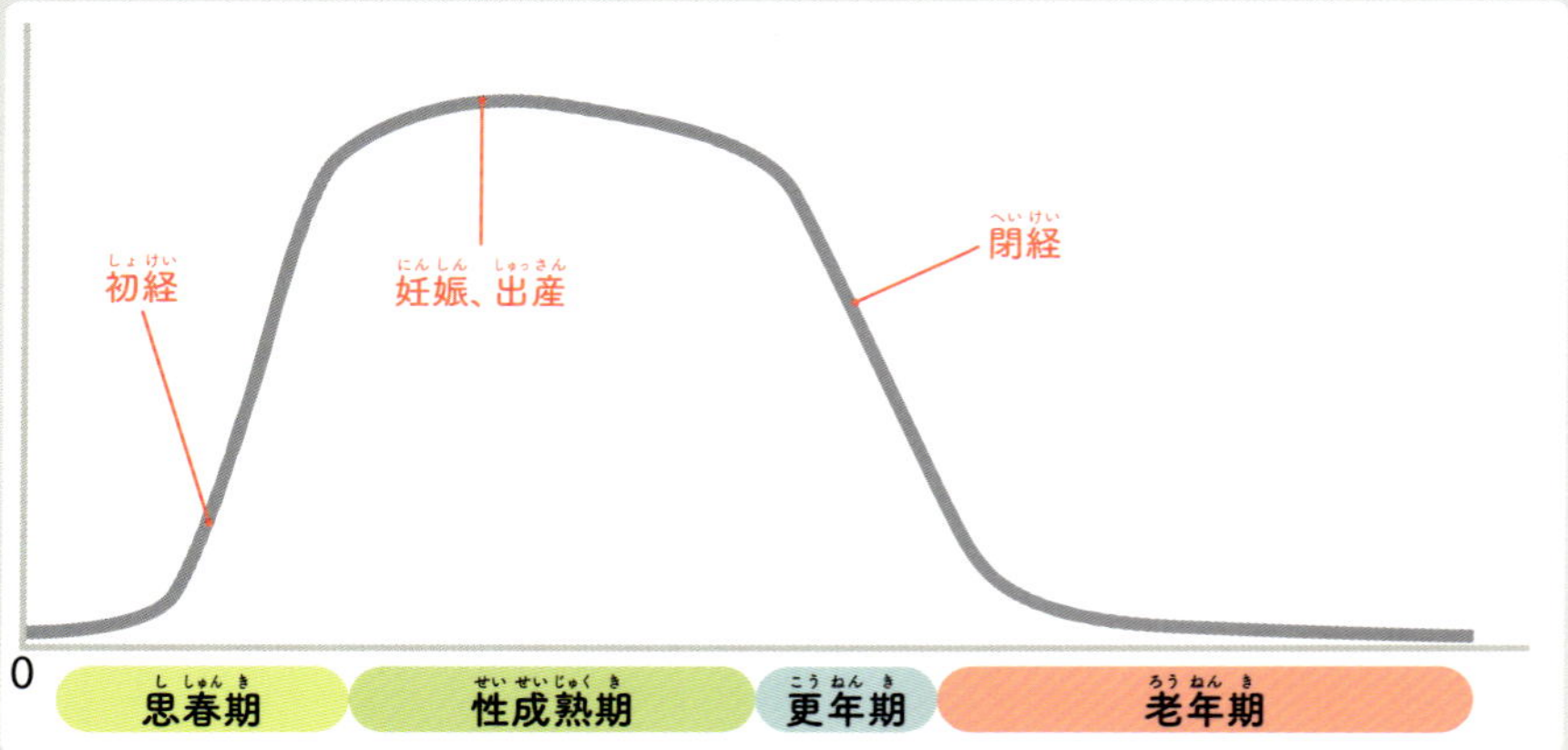
初経《しょけい》
妊娠《にんしん》、出産《しゅっさん》
閉経《へいけい》
0
思春期《ししゅんき》
性成熟期《せいせいじゅくき》
更年期《こうねんき》
老年期《ろうねんき》

① 思春期《ししゅんき》

8〜9歳《さい》から17〜18歳頃《さいごろ》の約《やく》10年間《ねんかん》が思春期《ししゅんき》です。初経《しょけい》を迎《むか》えて、月経《げっけい》周期《しゅうき》が安定《あんてい》するまでの期《き》間《かん》です。少《すこ》しずつ、女性《じょせい》らしい体《からだ》つきになっていきます。

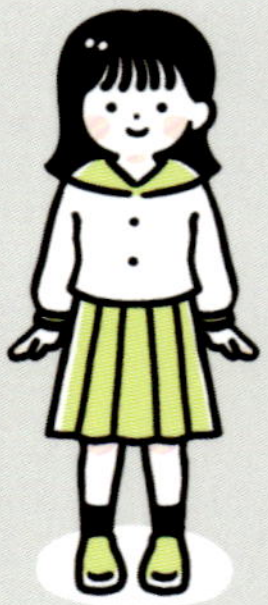

② 性成熟期《せいせいじゅくき》

思春期《ししゅんき》のあとから45歳《さい》ぐらいまでが性成熟期《せいせいじゅくき》です。エストロゲンの分泌量《ぶんぴつりょう》がもっとも多《おお》く、安定《あんてい》する時期《じき》です。この時期《じき》に、人《ひと》によっては妊娠《にんしん》と出産《しゅっさん》を経験《けいけん》します。

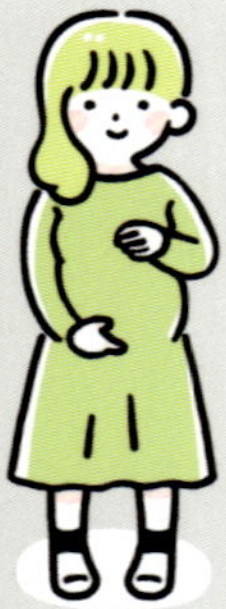

③ 更年期《こうねんき》

閉経《へいけい》の前後《ぜんご》の各《かく》5年間《ねんかん》が更年期《こうねんき》です。エストロゲンの分泌量《ぶんぴつりょう》が減《へ》ることで、体調《たいちょう》の変化《へんか》が起《お》こりやすくなります。

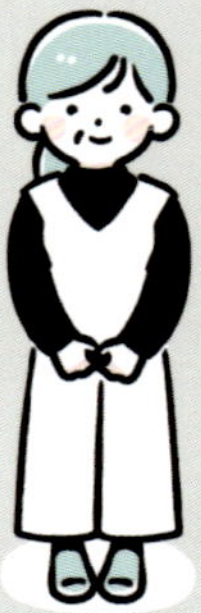

④ 老年期《ろうねんき》

更年期《こうねんき》のあとは、老年期《ろうねんき》です。エストロゲンの分《ぶん》泌量《ぴつりょう》が少《すく》なくなり、生活《せいかつ》習慣病《しゅうかんびょう》や骨粗鬆症《こつそしょうしょう》のリスクが上《あ》がります。

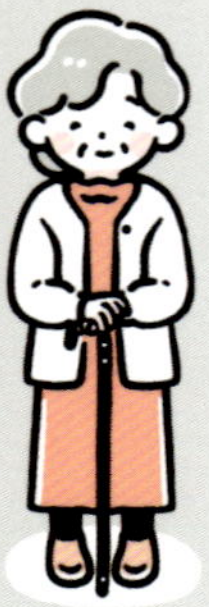

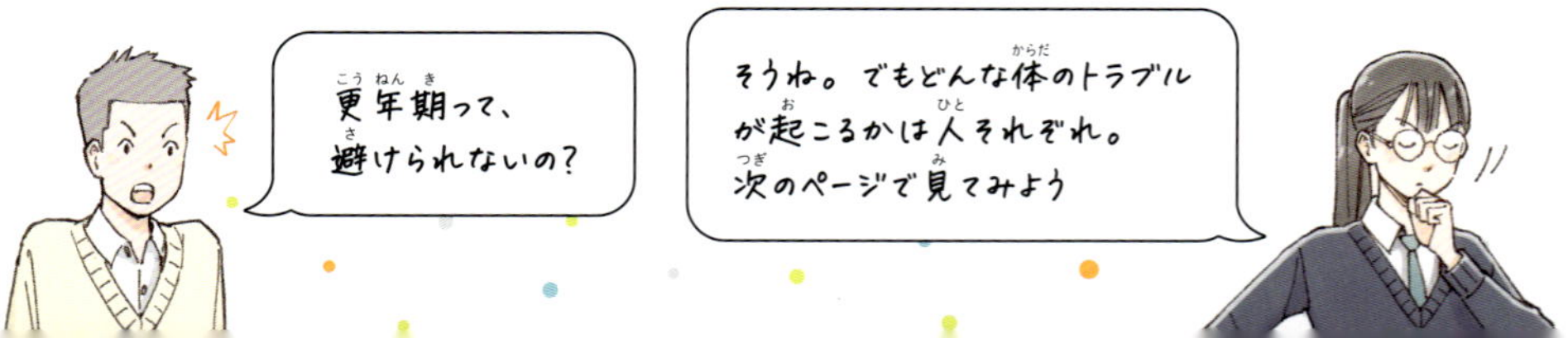
更年期《こうねんき》って、避《さ》けられないの？
そうね。でもどんな体《からだ》のトラブルが起《お》こるかは人《ひと》それぞれ。次《つぎ》のページで見《み》てみよう

こんな症状《しょうじょう》があったら更年期障害《こうねんきしょうがい》かも

更年期《こうねんき》には、エストロゲンの分泌量《ぶんぴつりょう》が減《へ》り、女性《じょせい》ホルモンのバランスが大《おお》きく変化《へんか》することで、さまざまな症状《しょうじょう》が出《で》ます。これらの症状《しょうじょう》がひどくなり、日常《にちじょう》生活《せいかつ》に影響《えいきょう》が出《で》る状態《じょうたい》を「**更年期障害**《こうねんきしょうがい》」といいます。閉経《へいけい》の２年前《ねんまえ》と、閉経《へいけい》の１年後《ねんご》は、特《とく》に症状《しょうじょう》が出《で》やすい時期《じき》です。

症状《しょうじょう》は、人《ひと》それぞれ。不調《ふちょう》が現《あらわ》れるかどうかも個人差《こじんさ》があります。身近《みぢか》な人《ひと》にこういった症状《しょうじょう》が出《で》ていたら、更年期障害《こうねんきしょうがい》かもしれません。

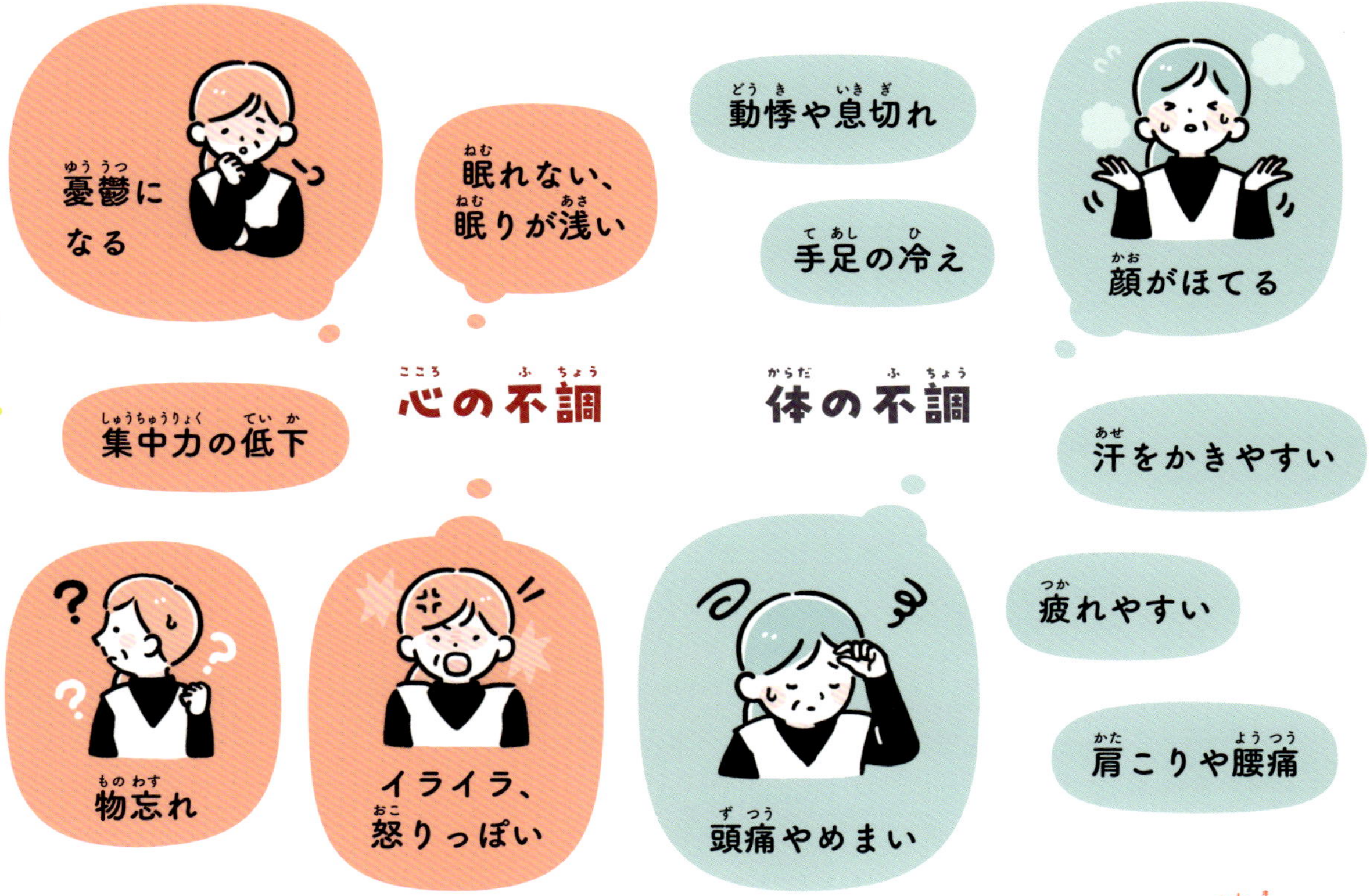
心《こころ》の不調《ふちょう》
憂鬱《ゆううつ》になる
眠《ねむ》れない、眠《ねむ》りが浅《あさ》い
集中力《しゅうちゅうりょく》の低下《ていか》
物忘《ものわす》れ
イライラ、怒《おこ》りっぽい
体《からだ》の不調《ふちょう》
動悸《どうき》や息切《いきぎ》れ
手足《てあし》の冷《ひ》え
顔《かお》がほてる
汗《あせ》をかきやすい
疲《つか》れやすい
肩《かた》こりや腰痛《ようつう》
頭痛《ずつう》やめまい

更年期《こうねんき》の疑問《ぎもん》

Q　いつ閉経《へいけい》するか予測《よそく》はできる？

A　はっきりと予測《よそく》はできませんが、40代《だい》の半《なか》ば頃《ごろ》から、生理《せいり》の周期《しゅうき》が不規則《ふきそく》になる、生理《せいり》の期間《きかん》が短《みじか》い、経血《けいけつ》の量《りょう》が減《へ》るなどの変化《へんか》が起《お》こってきます。そして、生理《せいり》がこない月《つき》があったり、生《せい》理周期《りしゅうき》が長《なが》くなったりしながら、閉経《へいけい》に近《ちか》づいていきます。

Q　親《おや》が更年期《こうねんき》かなと感《かん》じたら、どうしたらいい？

A　日常生活《にちじょうせいかつ》に影響《えいきょう》が出《で》ていたら、病院《びょういん》に行《い》くことをすすめましょう。

Q　何科《なにか》をすすめたらいいの？

A　産婦人科《さんふじんか》と、気《き》になる症状《しょうじょう》を診《み》てもらえる科《か》を受診《じゅしん》してください。産婦人科《さんふじんか》では、血液検査《けつえきけんさ》でホルモンの値《あたい》を調《しら》べます。異常《いじょう》がなければ更年期障害《こうねんきしょうがい》ではありません。次《つぎ》に、気《き》になる症状《しょうじょう》を診《み》てもらえる科《か》を受診《じゅしん》します。例《たと》えば、息切《いきぎ》れの症状《しょうじょう》なら心臓《しんぞう》を調《しら》べるので内《ない》科《か》です。

COLUMN

男性《だんせい》にも更年期障害《こうねんきしょうがい》はある

男性《だんせい》の更年期障害《こうねんきしょうがい》って？

女性《じょせい》に女性《じょせい》ホルモンがあるように、男性《だんせい》には男性《だんせい》ホルモンがあります。男性《だんせい》ホルモンの名前《なまえ》は、テストステロン。テストステロンは、筋肉質《きんにくしつ》な体《からだ》つきやがっしりとした骨格《こっかく》など、男性《だんせい》らしい体《からだ》づくりに深《ふか》い関係《かんけい》があるホルモンです。

テストステロンは、女性《じょせい》ホルモンのエストロゲンと同《おな》じように、年《とし》をとると分泌量《ぶんぴつりょう》が減《へ》っていきます。更年期障害《こうねんきしょうがい》の症状《しょうじょう》は、女性《じょせい》とほぼ同《おな》じです。

男性《だんせい》ホルモンと女性《じょせい》ホルモンの分泌量《ぶんぴつりょう》の変化《へんか》

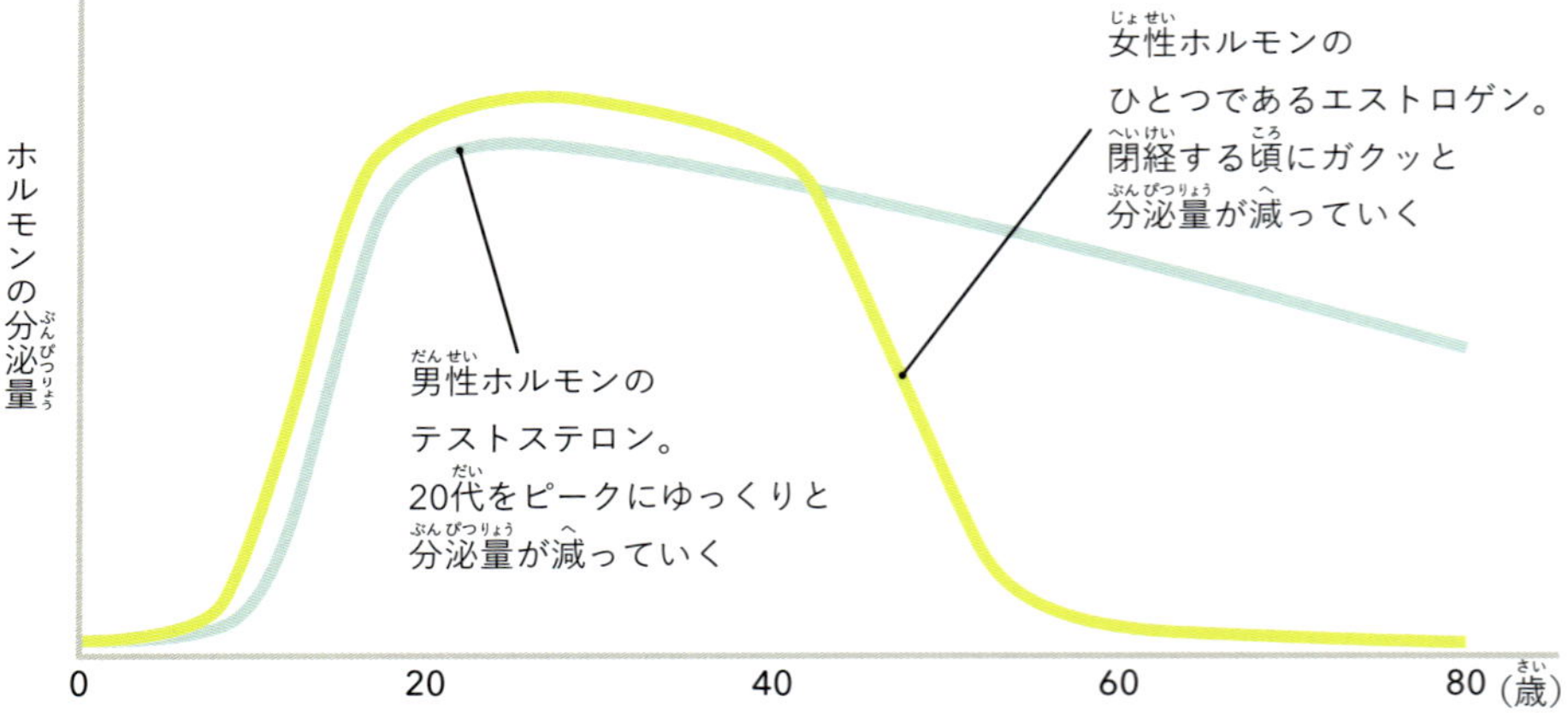
ホルモンの分泌量《ぶんぴつりょう》
女性《じょせい》ホルモンのひとつであるエストロゲン。閉経《へいけい》する頃《ころ》にガクッと分泌量《ぶんぴつりょう》が減《へ》っていく
男性《だんせい》ホルモンのテストステロン。20代《だい》をピークにゆっくりと分泌量《ぶんぴつりょう》が減《へ》っていく
0
20
40
60
80（歳《さい》）

男性《だんせい》と女性《じょせい》の更年期障害《こうねんきしょうがい》の違《ちが》い

	男性《だんせい》	女性《じょせい》
原因《げんいん》	男性《だんせい》ホルモン（テストステロン）の低下《ていか》	女性《じょせい》ホルモン（エストロゲン）の低下《ていか》
症状《しょうじょう》が出《で》やすい時期《じき》	40歳以降《さいいこう》はいつまでも	更年期《こうねんき》（閉経《へいけい》の前後《ぜんご》の各《かく》5年《ねん》）
症状《しょうじょう》の出方《でかた》	少《すこ》しずつ症状《しょうじょう》が現《あらわ》れるので、年《とし》をとったことによる衰《おとろ》えなのか、更年期障害《こうねんきしょうがい》なのかわかりづらい	急《きゅう》に症状《しょうじょう》が現《あらわ》れるので、更年期障害《こうねんきしょうがい》だとわかりやすい

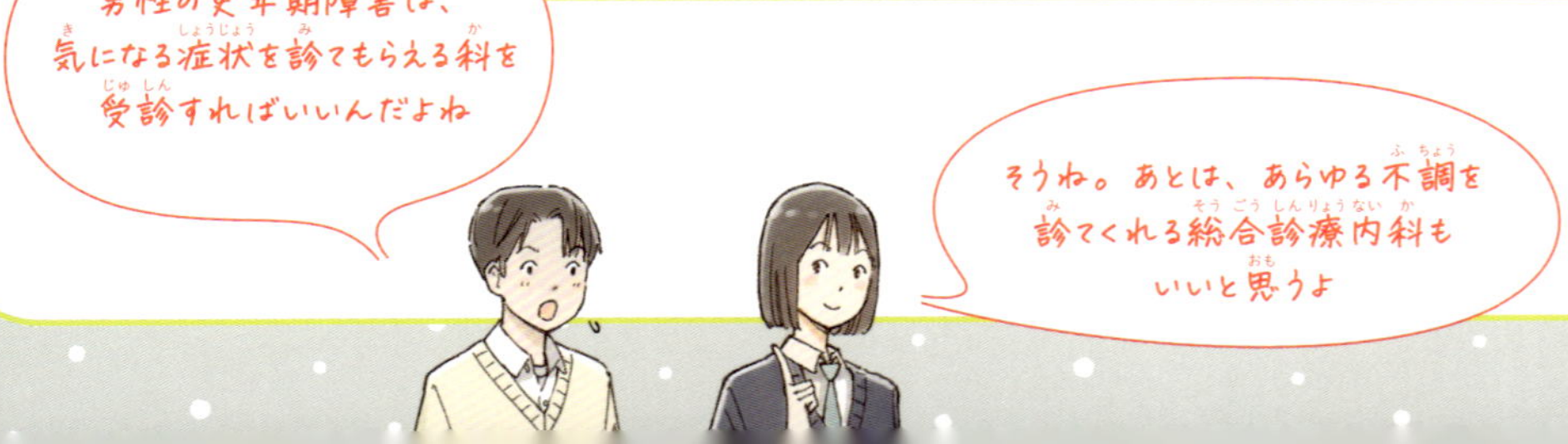
男性《だんせい》の更年期障害《こうねんきしょうがい》は、気《き》になる症状《しょうじょう》を診《み》てもらえる科《か》を受診《じゅしん》すればいいんだよね
そうね。あとは、あらゆる不調《ふちょう》を診《み》てくれる総合診療内科《そうごうしんりょうないか》もいいと思《おも》うよ

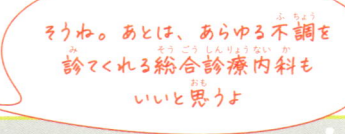

CHAPTER 2

第《だい》2章《しょう》

生《せい》理《り》とうまく付《つ》き合《あ》おう

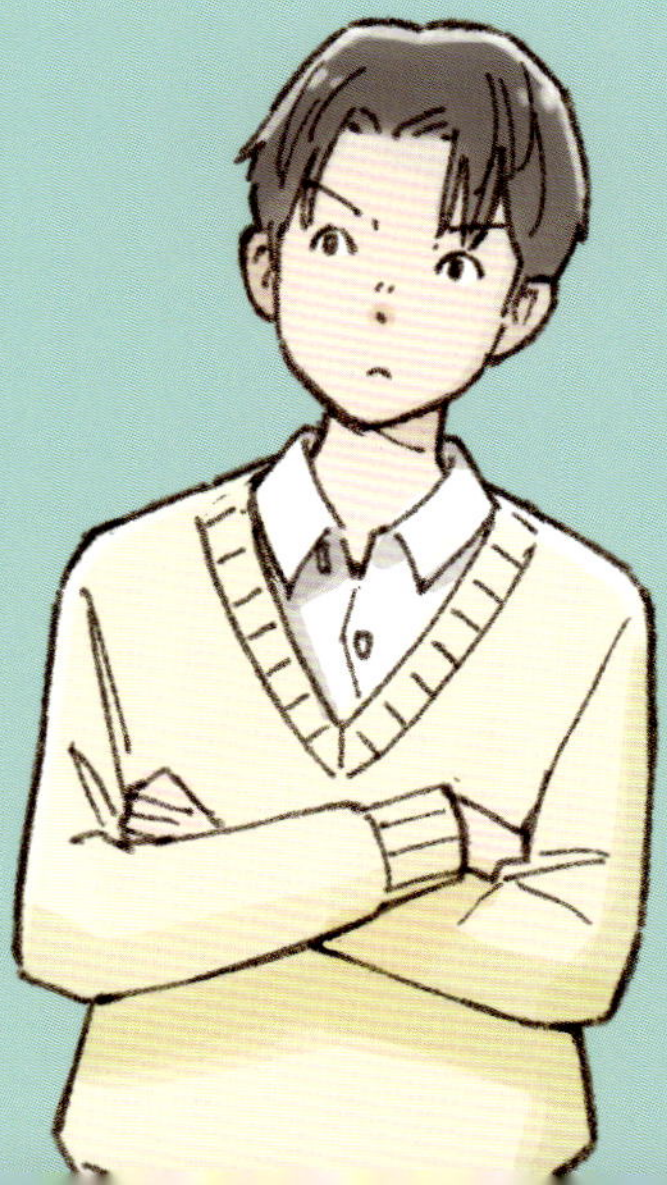

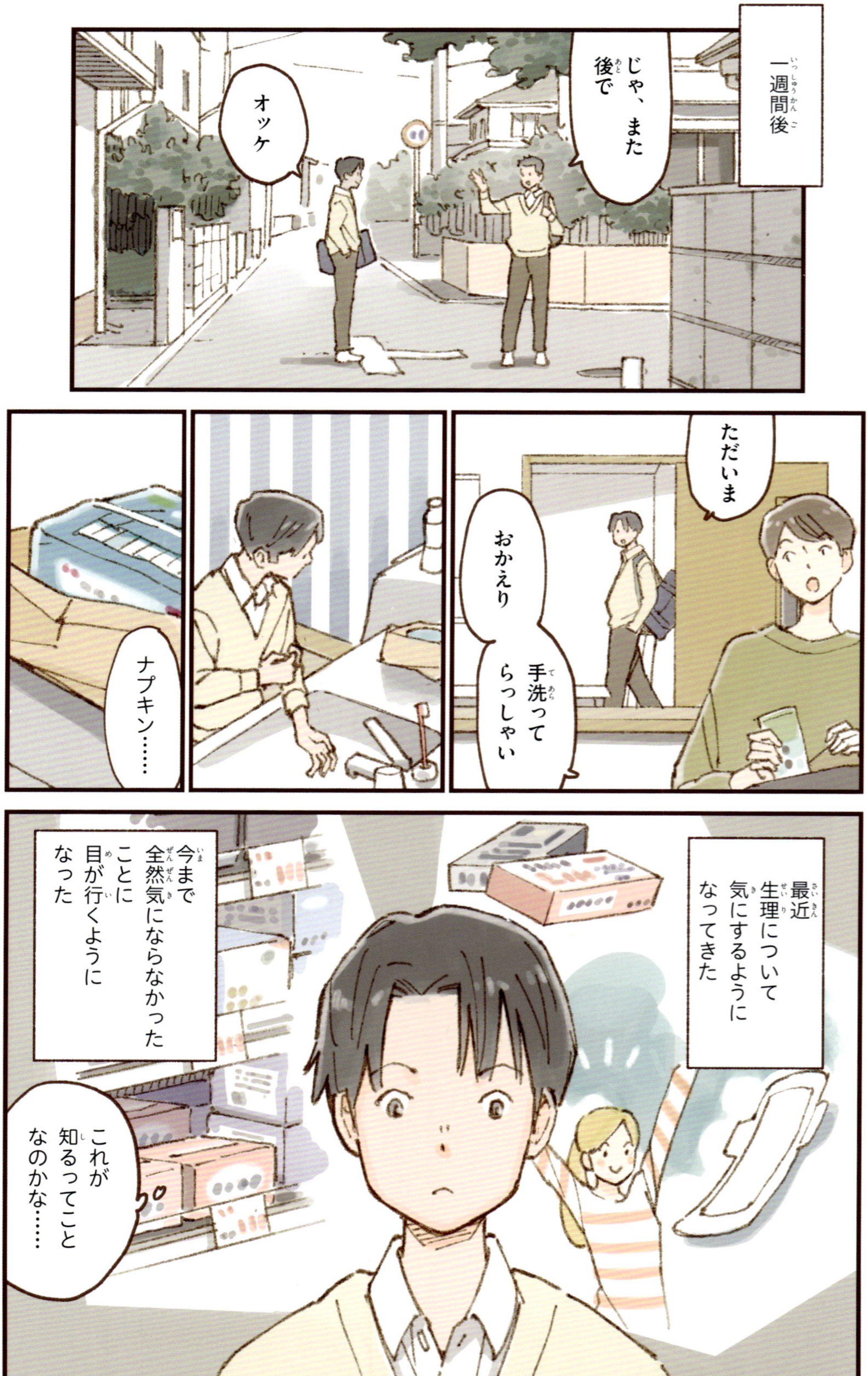
一週間《いっしゅうかん》後《ご》
じゃ、また後《あと》で
オッケ
ただいま
おかえり
手《て》洗《あら》ってらっしゃい
ナプキン……
最近《さいきん》生理《せいり》について気《き》にするようになってきた
今《いま》まで全然《ぜんぜん》気《き》にならなかったことに目《め》が行《い》くようになった
これが知《し》るってことなのかな……

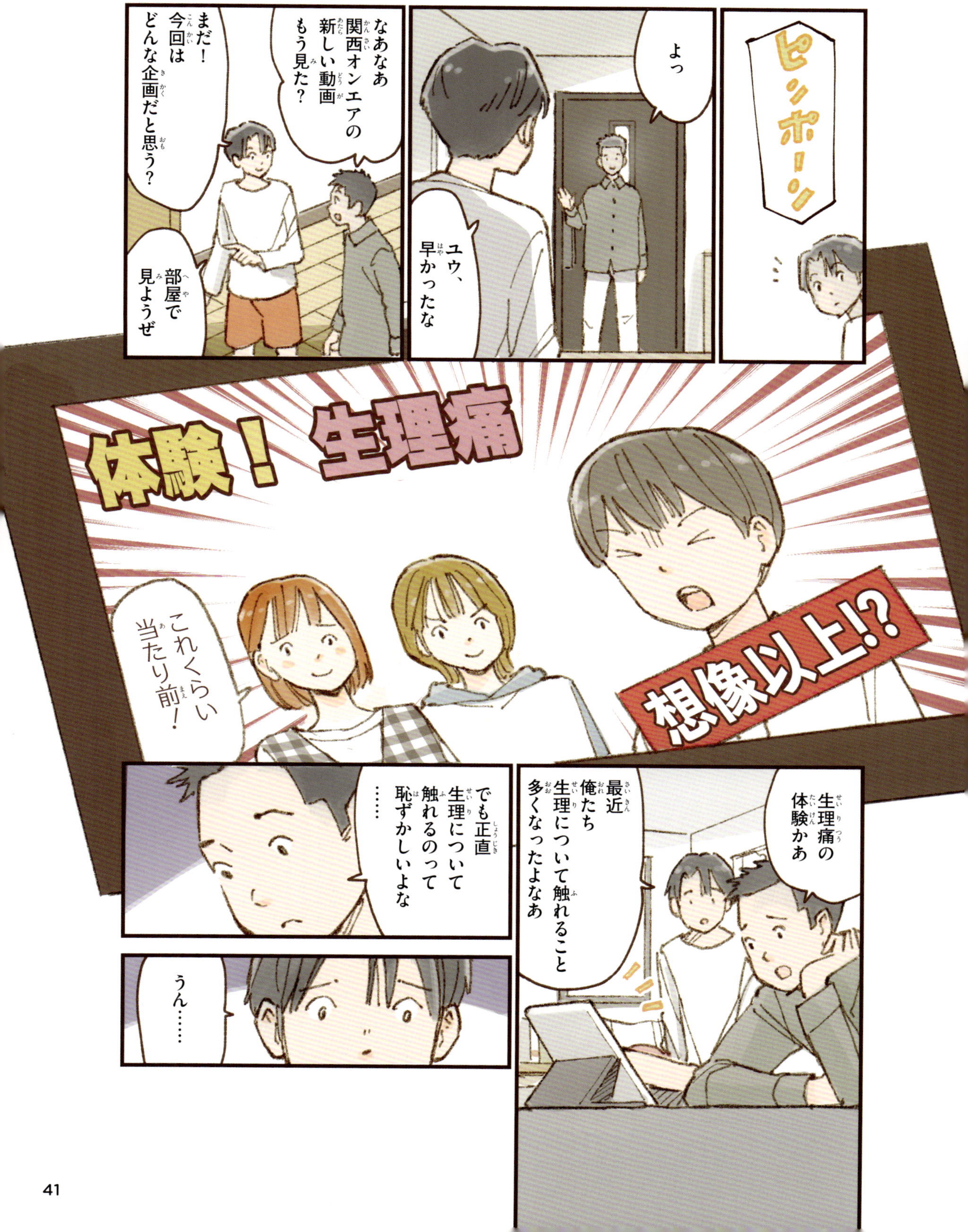
ピンポーン
よっ
ユウ、早《はや》かったな
なあなあ 関西《かんさい》オンエアの新《あたら》しい動画《どうが》もう見《み》た？
まだ！ 今回《こんかい》はどんな企画《きかく》だと思《おも》う？
部屋《へや》で見《み》ようぜ
体験！ 生理痛
想像以上!?
これくらい当《あ》たり前《まえ》！
生理痛《せいりつう》の体験《たいけん》かあ
最近《さいきん》俺《おれ》たち生理《せいり》について触《ふ》れること多《おお》くなったよなあ
でも正直《しょうじき》生理《せいり》について触《ふ》れるのって恥《は》ずかしいよな……
うん……

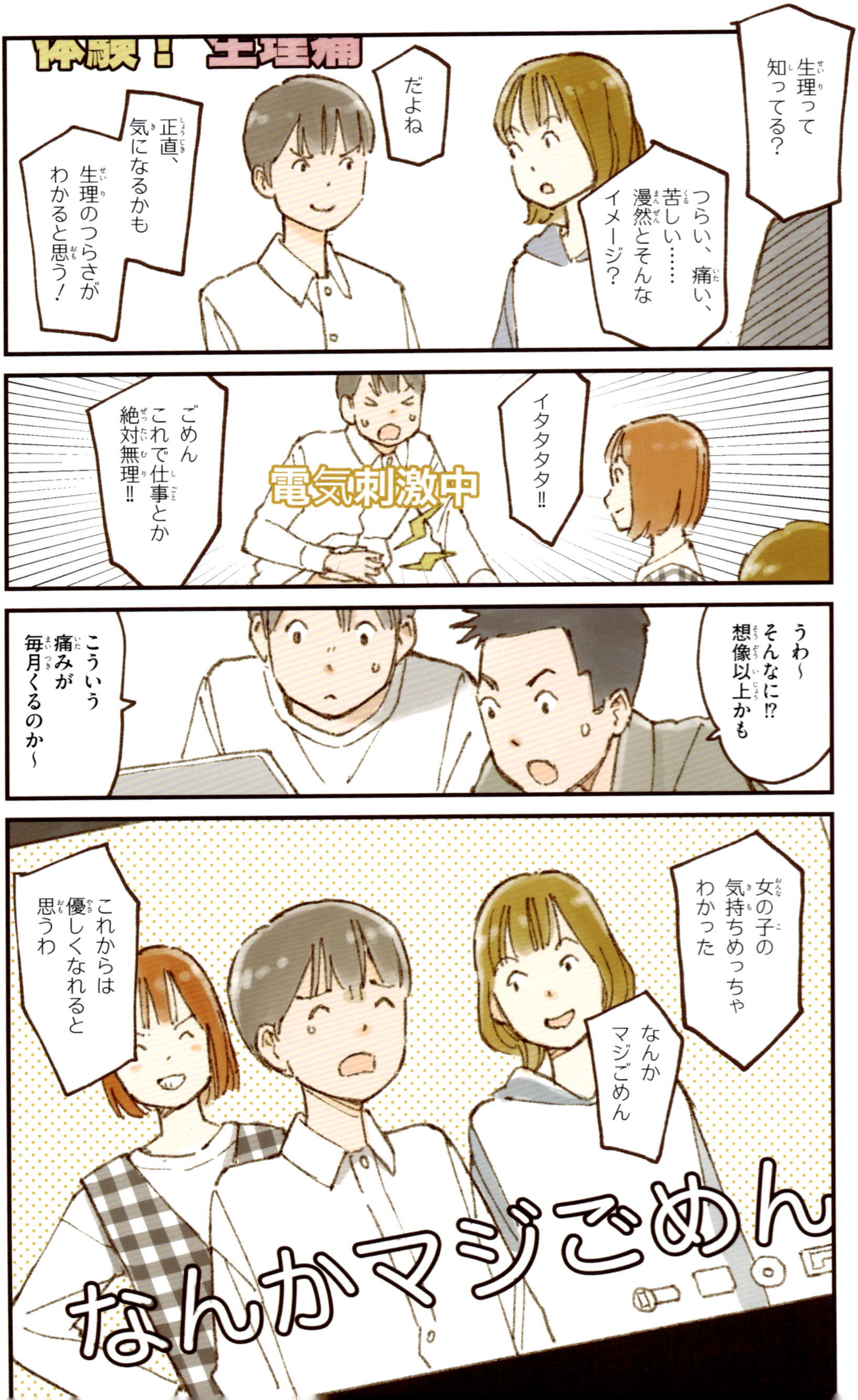
生理《せいり》って知《し》ってる?
つらい、痛《いた》い、苦《くる》しい……漫然《まんぜん》とそんなイメージ?
だよね
正直《しょうじき》、気《き》になるかも生理《せいり》のつらさがわかると思《おも》う!
イタタタタ!!
電気刺激中
ごめんこれで仕事《しごと》とか絶対無理《ぜったいむり》!!
うわ~そんなに!?想像以上《そうぞういじょう》かも
こういう痛《いた》みが毎月《まいつき》くるのか~
女《おんな》の子《こ》の気持《きも》ちめっちゃわかった
なんかマジごめん
これからは優《やさ》しくなれると思《おも》うわ
なんかマジごめん

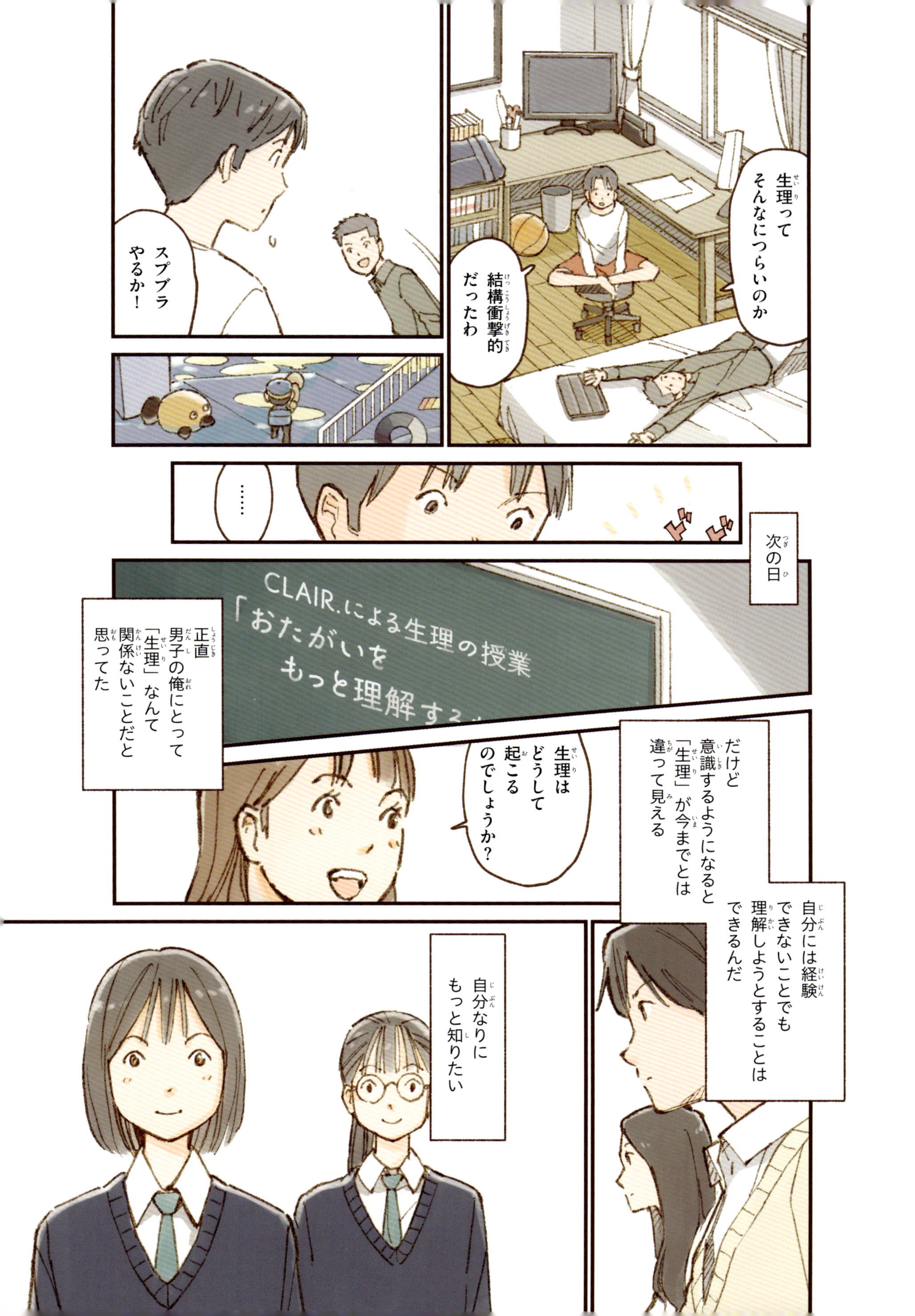
生理《せいり》って そんなにつらいのか
結構衝撃的《けっこうしょうげきてき》だったわ
スプブラ やるか！
……
次《つぎ》の日《ひ》
CLAIR.による生理の授業
「おたがいを もっと理解す
正直《しょうじき》 男子《だんし》の俺《おれ》にとって 「生理《せいり》」なんて 関係《かんけい》ないことだと 思《おも》ってた
だけど 意識《いしき》するようになると 「生理《せいり》」が今《いま》までとは 違《ちが》って見《み》える
生理《せいり》は どうして 起《お》こる のでしょうか？
自分《じぶん》には経験《けいけん》 できないことでも 理解《りかい》しようとすることは できるんだ
自分《じぶん》なりに もっと知《し》りたい

生理《せいり》に関《かか》わる不調《ふちょう》はこんなにあります

生理《せいり》のときだけでなく、生理《せいり》が始《はじ》まる3～10日《か》ぐらい前《まえ》から、体《からだ》や心《こころ》の調子《ちょうし》が悪《わる》くなる人《ひと》がいます。そして、不調《ふちょう》の度合《どあ》いも症状《しょうじょう》も人《ひと》それぞれです。みんなの不調《ふちょう》を見《み》てみましょう。

Q

生理《せいり》のときや生理《せいり》の前《まえ》に、体《からだ》や心《こころ》の調子《ちょうし》が悪《わる》くなることがありますか？

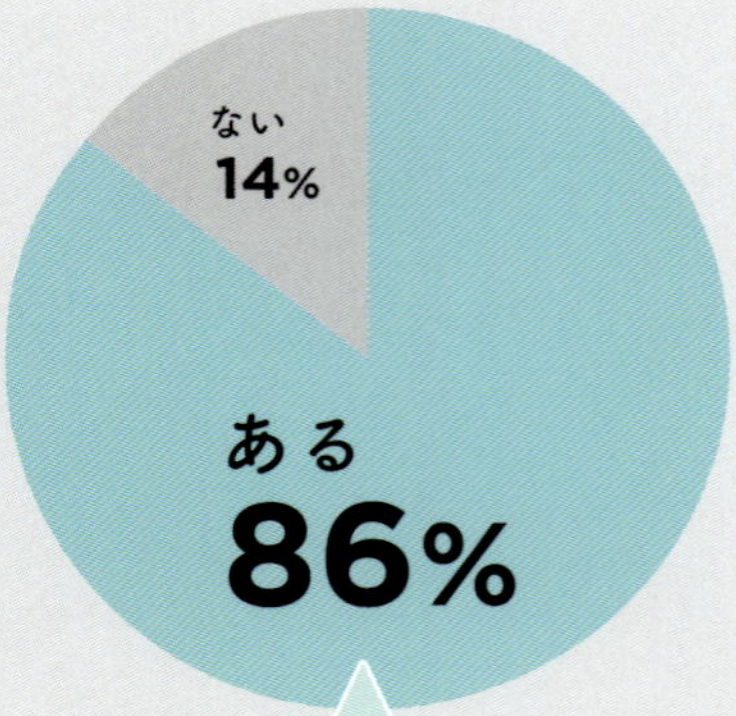
ない
14%
ある
86%

生理《せいり》のときに調子《ちょうし》が悪《わる》くなる

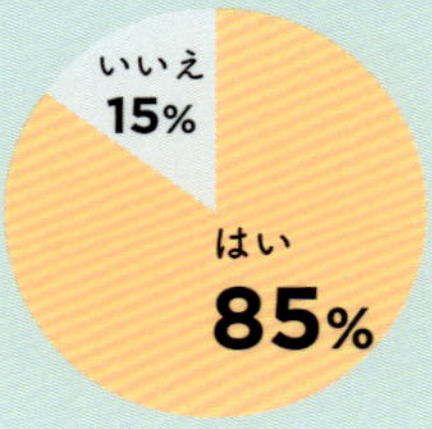
いいえ
15%
はい
85%

生理《せいり》の前《まえ》に調子《ちょうし》が悪《わる》くなる

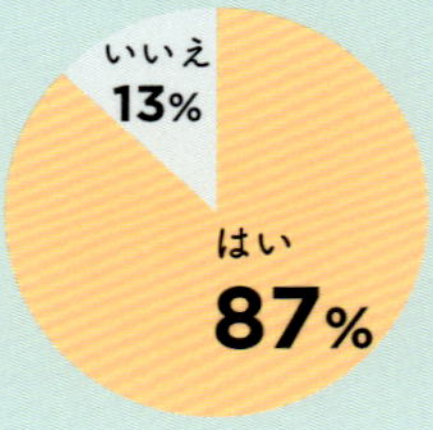
いいえ
13%
はい
87%

生理《せいり》に関《かか》わる不調《ふちょう》は「月経困難症《げっけいこんなんしょう》」

日常生活《にちじょうせいかつ》がふつうに送《おく》れないぐらい、生理《せいり》によって体《からだ》や心《こころ》がつらくなることを「月経困難症《げっけいこんなんしょう》」といいます。月経困難症《げっけいこんなんしょう》の症状《しょうじょう》は、おなかの痛《いた》み（生理痛《せいりつう》）、腰痛《ようつう》、おなかがはる、吐《は》き気《け》、頭痛《ずつう》、疲《つか》れやすいなど、人《ひと》それぞれです。

生理《せいり》の不調《ふちょう》でこんな失敗《しっぱい》しちゃいました

生理《せいり》の前《まえ》はイライラしてしまって、家族《かぞく》に八《や》つ当《あ》たりしたことがあります

生理前《せいりまえ》はすごく眠《ねむ》くなるし、集中力《しゅうちゅうりょく》が低下《ていか》します。すべてのことが面倒《めんどう》になってしまい、数学《すうがく》の問題《もんだい》を解《と》いたら、計算《けいさん》ミスがいつもの2～3倍《ばい》多《おお》かったです

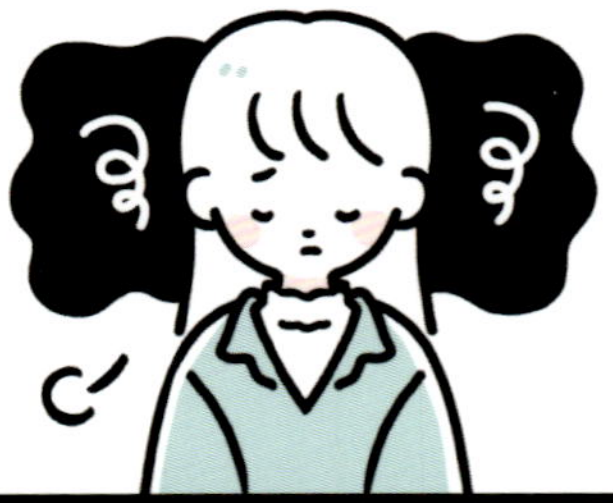

メンタルが不安定《ふあんてい》になって、泣《な》いてしまいます。目《め》がはれて次《つぎ》の日《ひ》にコンタクトレンズが入《はい》らなかったことがありました

体《からだ》の不調《ふちょう》

生理《せいり》の前《まえ》

- 疲《つか》れやすい
- 食欲旺盛《しょくよくおうせい》になる
- 肌荒《はだあ》れ
- だるい
- 頭痛《ずつう》
- 腰痛《ようつう》
- 眠《ねむ》い
- 吐《は》き気《け》
- むくみ
- おっぱいがはる
- おなかの調子《ちょうし》が悪《わる》い

生理《せいり》のとき

- 生理痛《せいりつう》
- 便秘《べんぴ》
- 下痢《げり》
- 頭痛《ずつう》
- 貧血《ひんけつ》
- 肌荒《はだあ》れ
- 眠《ねむ》い
- 食欲旺盛《しょくよくおうせい》になる
- 食欲《しょくよく》がなくなる
- 疲《つか》れやすい
- だるい
- 吐《は》き気《け》

心《こころ》の不調《ふちょう》

生理《せいり》の前《まえ》

- イライラする
- 怒《おこ》りっぽくなる
- 不安《ふあん》になる
- 落《お》ち込《こ》む
- 泣《な》いてしまう
- やる気《き》が出《で》ない
- 家《いえ》に帰《かえ》りたくなる

生理《せいり》のとき

- イライラする
- ネガティブ
- 怒《おこ》りっぽくなる
- 情緒不安定《じょうちょふあんてい》
- 元気《げんき》が出《で》ない
- 気持《きも》ちが不安定《ふあんてい》になる
- 落《お》ち込《こ》む
- 憂鬱《ゆううつ》になる

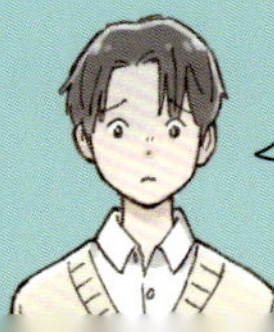
こんなにたくさんの不調《ふちょう》があるんだね。
生理前《せいりまえ》にも不調《ふちょう》があるなんて知《し》らなかった・・・

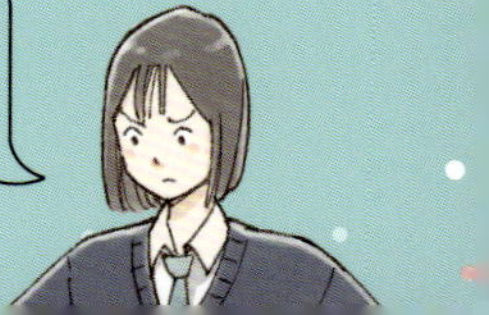
そうね。不調《ふちょう》は人《ひと》それぞれで、
日《ひ》によって違《ちが》うこともあるんだ

生理《せいり》と女性《じょせい》ホルモンの関係《かんけい》を知《し》ろう

なぜ生理《せいり》の前《まえ》から体調《たいちょう》が変《か》わってしまうのでしょうか。それには、女《じょ》性《せい》ホルモンが関係《かんけい》しています。1回《かい》の生理《せいり》の周期《しゅうき》で、女性《じょせい》ホルモンと体温《たいおん》はどのように変化《へんか》するのか見《み》てみましょう。

女性《じょせい》ホルモンって何《なに》？

女性《じょせい》ホルモンには、エストロゲン（卵胞《らんほう》ホルモン）とプロゲステロン（黄体《おうたい》ホルモン）の２種類《しゅるい》があります。この女性《じょせい》ホルモンには、子宮内膜《しきゅうないまく》を厚《あつ》くしたり、子宮内膜《しきゅうないまく》に受精卵《じゅせいらん》がくっつきやすくなるように環境《かんきょう》を整《ととの》えたりと、さまざまなはたらきがあります。

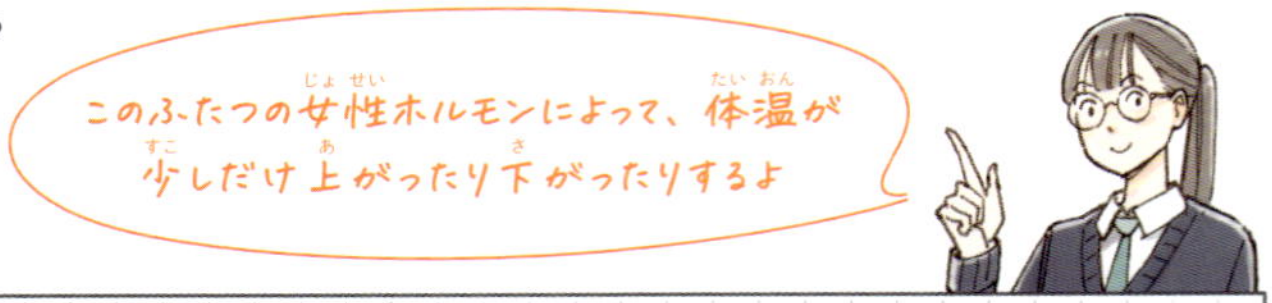
このふたつの女性《じょせい》ホルモンによって、体温《たいおん》が
少《すこ》しだけ上《あ》がったり下《さ》がったりするよ

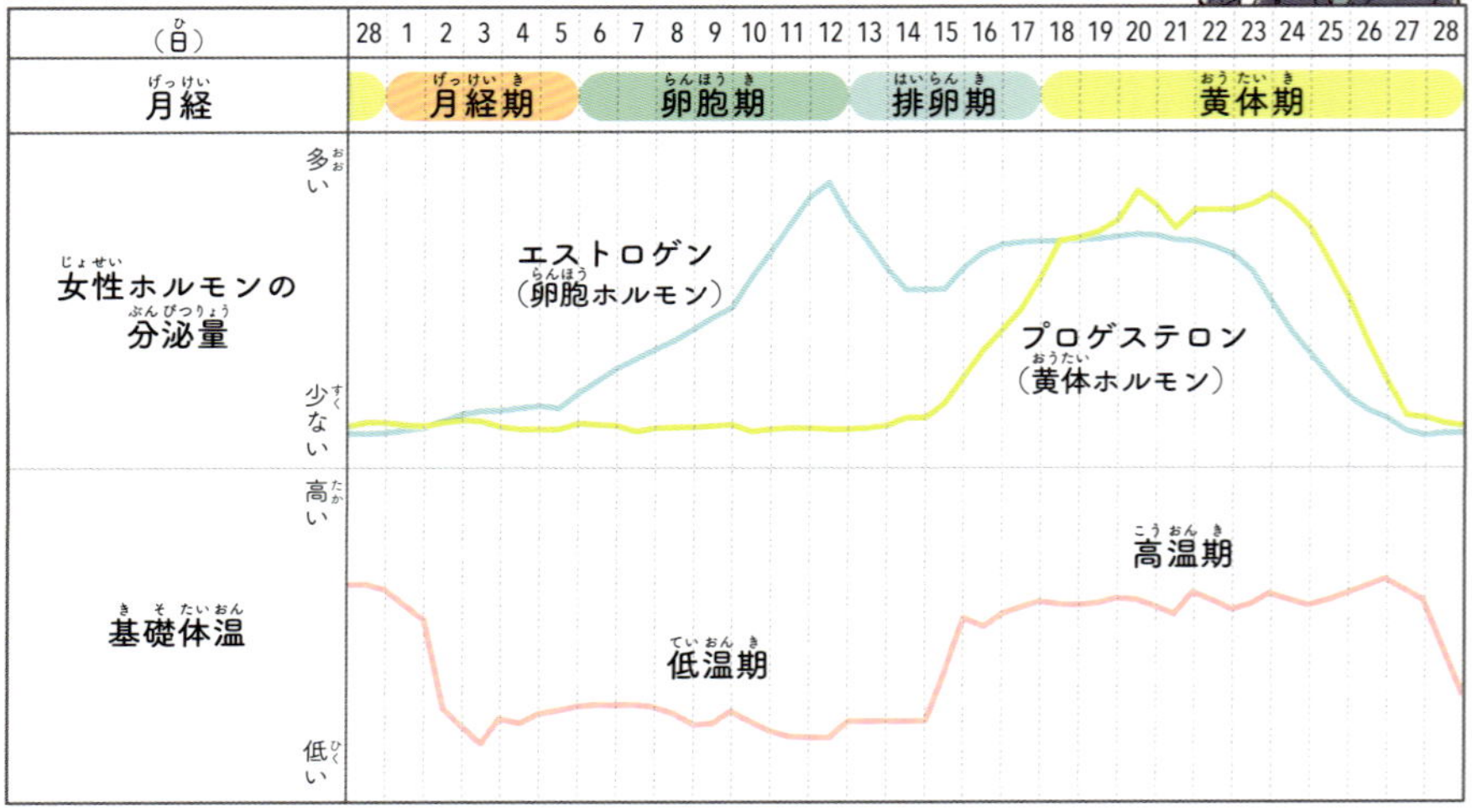
（日《ひ》）
28 1 2 3 4 5 6 7 8 9 10 11 12 13 14 15 16 17 18 19 20 21 22 23 24 25 26 27 28
月経《げっけい》
月経期《げっけいき》
卵胞期《らんほうき》
排卵期《はいらんき》
黄体期《おうたいき》
女性《じょせい》ホルモンの分泌量《ぶんぴつりょう》
多《おお》い
少《すく》ない
エストロゲン
（卵胞《らんほう》ホルモン）
プロゲステロン
（黄体《おうたい》ホルモン）
基礎体温《きそたいおん》
高《たか》い
低《ひく》い
高温期《こうおんき》
低温期《ていおんき》

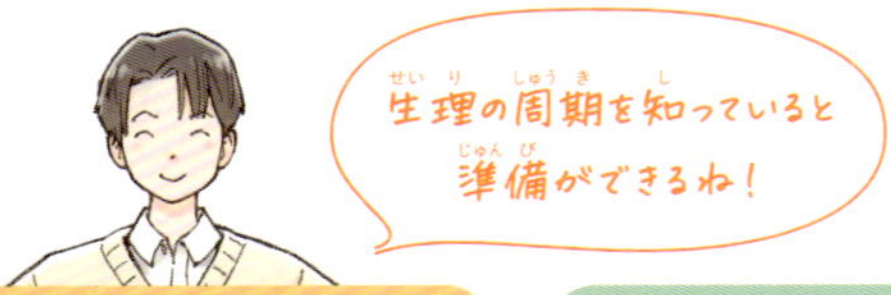
生理《せいり》の周期《しゅうき》を知《し》っていると
準備《じゅんび》ができるね！

月経期《げっけいき》

生理《せいり》の時期《じき》。女性《じょせい》ホルモンの分泌《ぶんぴつ》量《りょう》が減《へ》って、体《からだ》に不調《ふちょう》が起《お》こります。そして、生理《せいり》が始《はじ》まってから排卵《はいらん》までは、体温《たいおん》は低《ひく》くなります。

→

卵胞期《らんほうき》

ポジティブに過《す》ごせる時期《じき》。卵巣《らんそう》の中《なか》では、卵胞《らんほう》が育《そだ》ち、子宮内膜《しきゅうないまく》が少《すこ》しずつ厚《あつ》くなっていきます。

↓

排卵期《はいらんき》

排卵《はいらん》の前後数日間《ぜんごすうじつかん》。体《からだ》の中《なか》では卵《らん》胞《ほう》で育《そだ》った卵子《らんし》が卵管《らんかん》に飛《と》び出《だ》し、排卵《はいらん》が起《お》こります（⇒26ページ）。体温《たいおん》は一度《いちど》少《すこ》し下《さ》がってから上《あ》がり、高温期《こうおんき》になります。

←

黄体期《おうたいき》

排卵《はいらん》から次《つぎ》の生理《せいり》がくるまでの時《じ》期《き》。ふたつのホルモンの分泌量《ぶんぴつりょう》が変化《へんか》していることで、心《こころ》も体《からだ》も不《ふ》安定《あんてい》になりやすいです。

↑

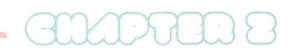

基礎《きそ》体温《たいおん》を測《はか》ってみよう

基礎体温《きそたいおん》とは、じっと安静《あんせい》にしているときの体温《たいおん》、例《たと》えば、朝目《あさめ》が覚《さ》めてすぐに布団《ふとん》で横《よこ》になったまま測《はか》った体温《たいおん》のことです。正常《せいじょう》な基礎体温《きそたいおん》は、右《みぎ》ページのグラフのように「低《てい》温期《おんき》」と「高温期《こうおんき》」があります。

基礎体温《きそたいおん》をつけるとわかること

① 次《つぎ》の生理《せいり》のタイミングがわかる

高温期《こうおんき》が終《お》わって体温《たいおん》が下《さ》がりきった頃《ころ》に生《せい》理《り》が始《はじ》まります。

② 体調《たいちょう》がいい時期《じき》と悪《わる》い時期《じき》がわかる

体調《たいちょう》が悪《わる》くなりやすい黄体期《おうたいき》の前《まえ》には、体温《たいおん》が上《あ》がります。体温《たいおん》の周期《しゅうき》がわかってくると、体調《たいちょう》の変化《へんか》を予測《よそく》できるようになります。

③ きちんと排卵《はいらん》しているかがわかる

毎月生理《まいつきせいり》がきていても、きちんと排卵《はいらん》しているとは限《かぎ》りません。生理《せいり》があるのに排卵《はいらん》がないことを「無排卵月経《むはいらんげっけい》」といいます。基礎体《きそたい》温《おん》が上《あ》がれば排卵《はいらん》しています。

準備《じゅんび》するもの

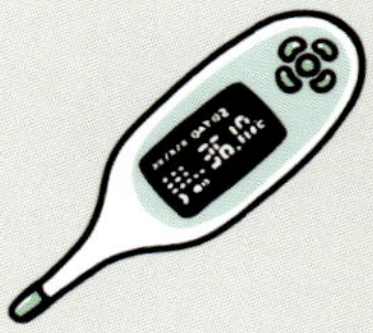

婦人体温計《ふじんたいおんけい》

「36.55」など小数第二《しょうすうだいに》位《い》まで細《こま》かく測《はか》ることができます。薬局《やっきょく》などで売《う》っています。

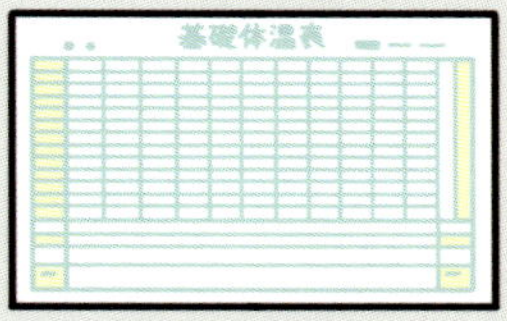

基礎体温《きそたいおん》を記録《きろく》するための表《ひょう》

薬局《やっきょく》や病院《びょういん》、ウェブサイトからのダウンロードなどで手《て》に入《はい》ります。基礎体温《きそたいおん》を記録《きろく》しておけるアプリを利用《りよう》してもよいでしょう。

測《はか》り方《かた》

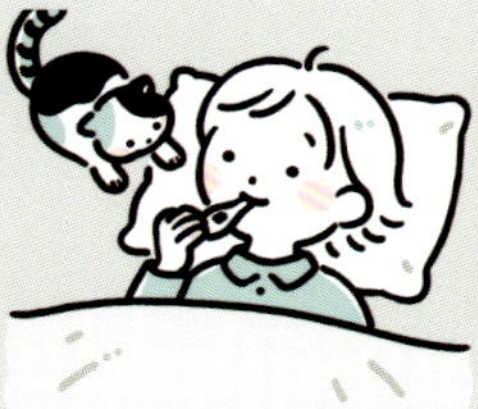

1. 朝目《あさめ》が覚《さ》めたら、体《からだ》を動《うご》かさずに寝《ね》たままの状態《じょうたい》で測《はか》ります。
2. 婦人体温計《ふじんたいおんけい》を舌《した》の裏側《うらがわ》の付《つ》け根《ね》に当《あ》てて、口《くち》を閉《と》じます。検温中《けんおんちゅう》は口《くち》で息《いき》をしないようにしましょう。
3. 体温《たいおん》を基礎体温表《きそたいおんひょう》に記録《きろく》します。

基礎体温表《きそたいおんひょう》の見方《みかた》

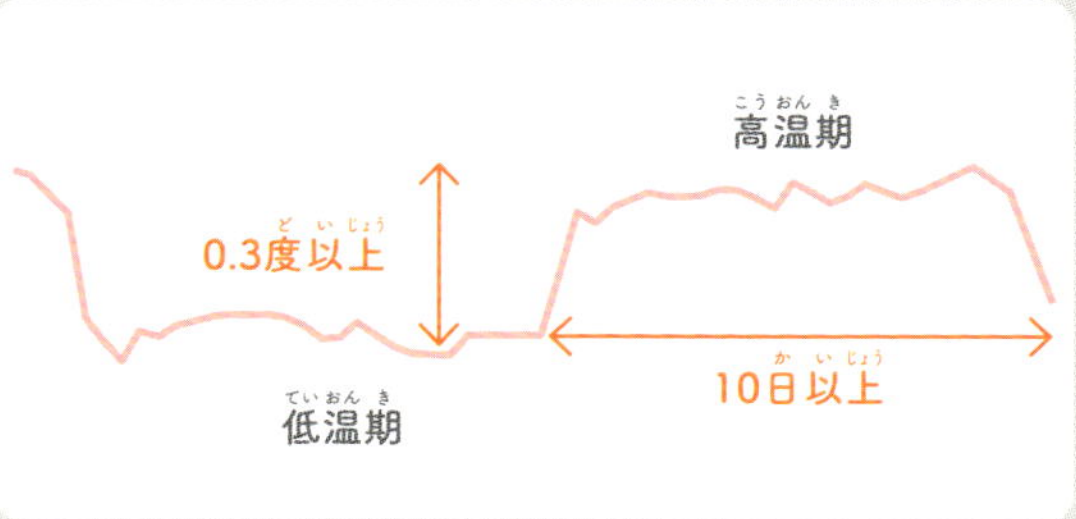
高温期《こうおんき》
0.3度以上《どいじょう》
10日以上《かいじょう》
低温期《ていおんき》

1か月記録《げつきろく》できたら、高温期《こうおんき》と低温期《ていおんき》があるか見《み》てみましょう。「高温期《こうおんき》と低温期《ていおんき》の差《さ》が0.3度以上《どいじょう》」「高温期《こうおんき》が10日《か》以上続《いじょうつづ》いている」状態《じょうたい》が理想《りそう》です。

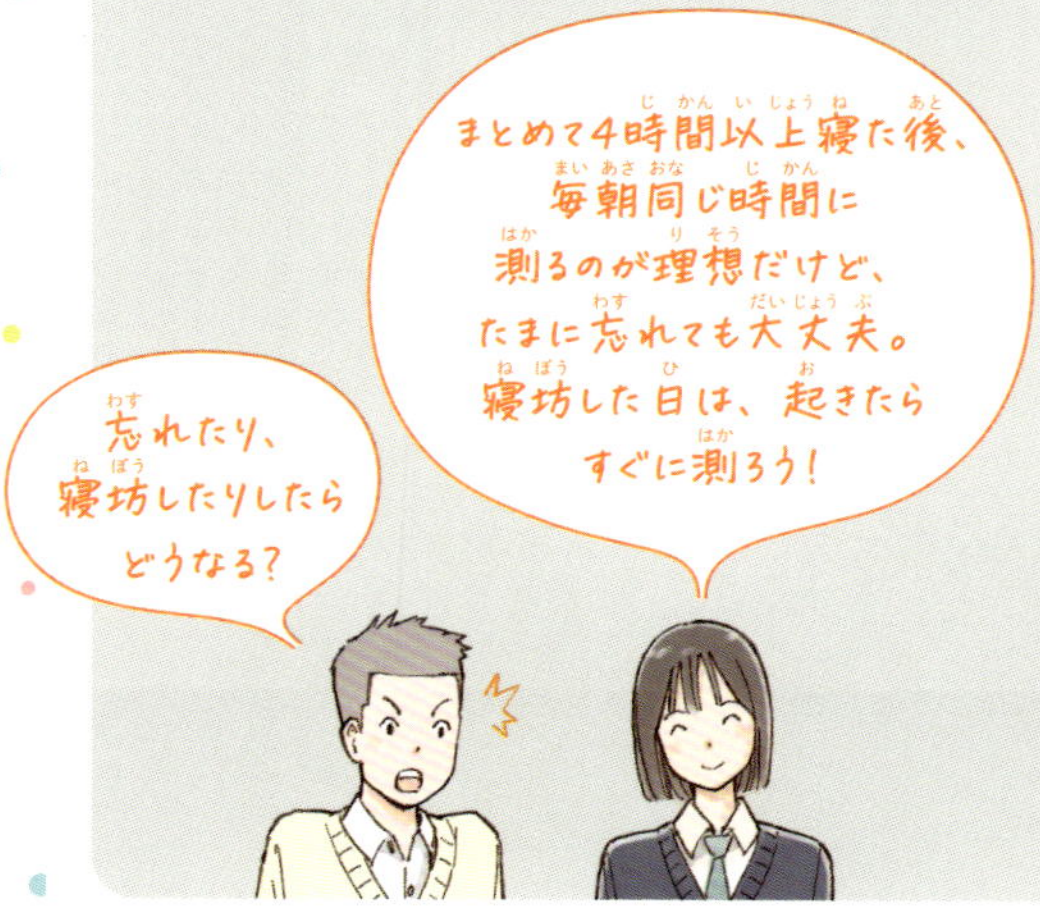
忘《わす》れたり、寝坊《ねぼう》したりしたらどうなる？
まとめて4時間以上《じかんいじょう》寝《ね》た後《あと》、毎朝同《まいあさおな》じ時間《じかん》に測《はか》るのが理想《りそう》だけど、たまに忘《わす》れても大丈夫《だいじょうぶ》。寝坊《ねぼう》した日《ひ》は、起《お》きたらすぐに測《はか》ろう！

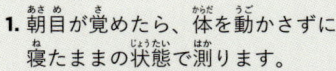

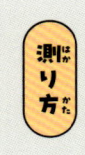

生理《せいり》の前《まえ》に起《お》こる「PMS《ピーエムエス》」

生理前《せいりまえ》には、「PMS《ピーエムエス》」と呼《よ》ばれる体《からだ》と心《こころ》の不調《ふちょう》が起《お》こります。どんな症状《しょうじょう》があるのか見《み》てみましょう。

Q

PMS《ピーエムエス》という言葉《ことば》を聞《き》いたことがありますか？

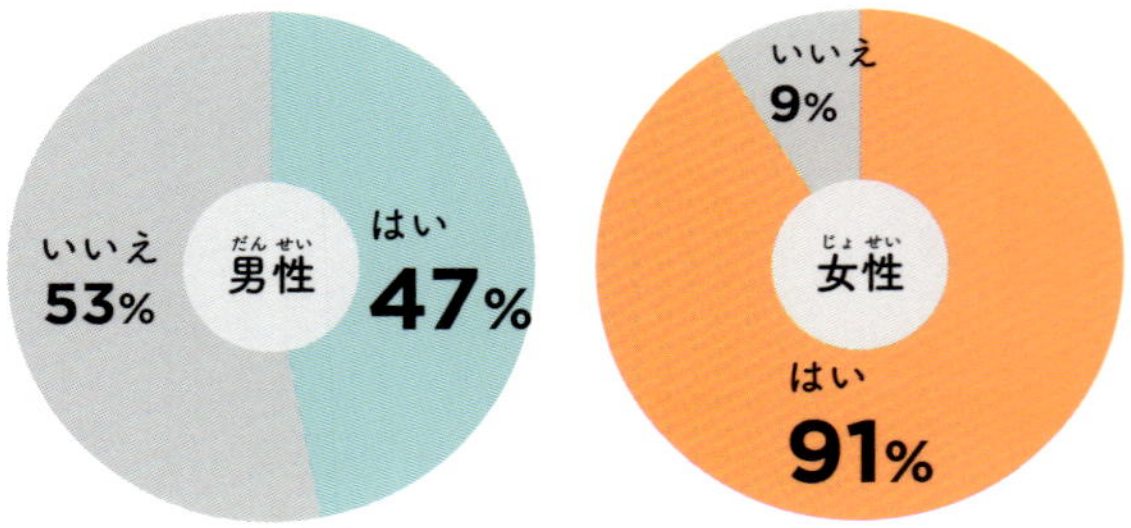

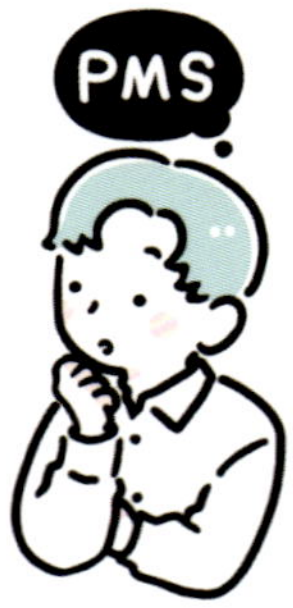

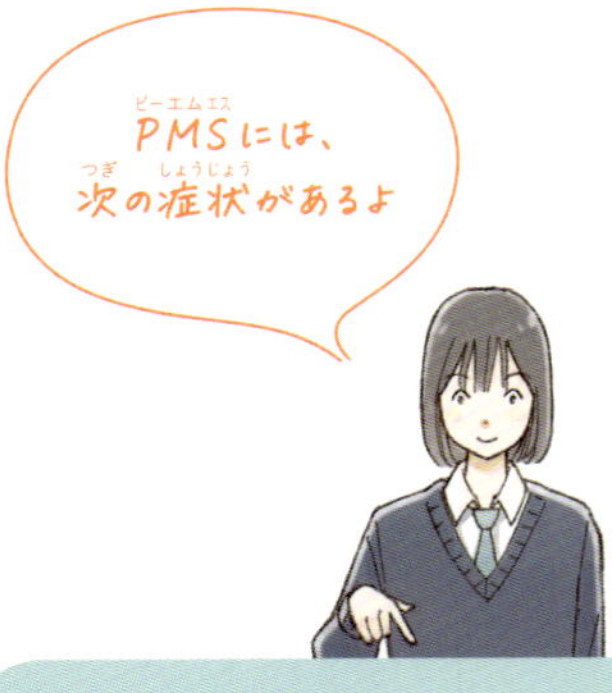

生理《せいり》の３～10日《か》前《まえ》ぐらいから、心《こころ》と体《からだ》の調子《ちょうし》が悪《わる》くなることを、月経前症候群《げっけいぜんしょうこうぐん》（PMS《ピーエムエス》）といいます。PMS《ピーエムエス》は、生理《せいり》が始《はじ》まると症状《しょうじょう》がなくなるのがふつうの体調不良《たいちょうふりょう》との違《ちが》いです。女性《じょせい》の50～80％の人《ひと》が、この状況《じょうきょう》にあるとも言《い》われています。

体《からだ》の症状《しょうじょう》

- 頭痛《ずつう》
- 腰痛《ようつう》
- 疲《つか》れやすくなる
- 肌《はだ》が荒《あ》れる
- むくむ
- 下腹部《かふくぶ》がはる
- おっぱいがはって痛《いた》い
- 食欲《しょくよく》が旺盛《おうせい》になる
- 眠《ねむ》くなる
- 体《からだ》が冷《ひ》える

心《こころ》の症状《しょうじょう》

- イライラする
- 不安《ふあん》になる
- 落《お》ち込《こ》んでしまう
- 泣《な》きたくなる
- 集中力《しゅうちゅうりょく》が落《お》ちる
- 怒《おこ》りっぽくなる
- 落《お》ち着《つ》きがなくなる
- 気持《きも》ちが不安定《ふあんてい》になる
- ボーッとしてしまう

生理前《せいりまえ》に悲《かな》しくなるなら「PMDD《ピーエムディーディー》」かも

PMS《ピーエムエス》の症状《しょうじょう》の中《なか》で、特《とく》に心《こころ》の不調《ふちょう》が強《つよ》いなら月経前不快気分障害《げっけいぜんふかいきぶんしょうがい》（PMDD《ピーエムディーディー》）かもしれません。PMDD《ピーエムディーディー》は約《やく》２～６％の人《ひと》が当《あ》てはまるとされていて、決《けっ》して珍《めずら》しくありません。

Q 生理《せいり》前《まえ》の心《こころ》の中《なか》の様子《ようす》を、言葉《ことば》で表《あらわ》してください。

- もやもや、イライラ
- 誰《だれ》か助《たす》けて〜
- すべてがどうでもいい
- 人《ひと》とコミュニケーション取《と》るのダルすぎ無理《むり》
- 気力《きりょく》がなし、何《なに》もしたくない
- ひとりぼっちに感《かん》じる
- 一生寝《いっしょうね》そべっていたい。液《えき》体《たい》になりたい
- イライラしすぎて噴火《ふんか》しそうな気分《きぶん》
- みんなが敵《てき》に見《み》える
- ひとりになりたいけど、ひとりはさみしい

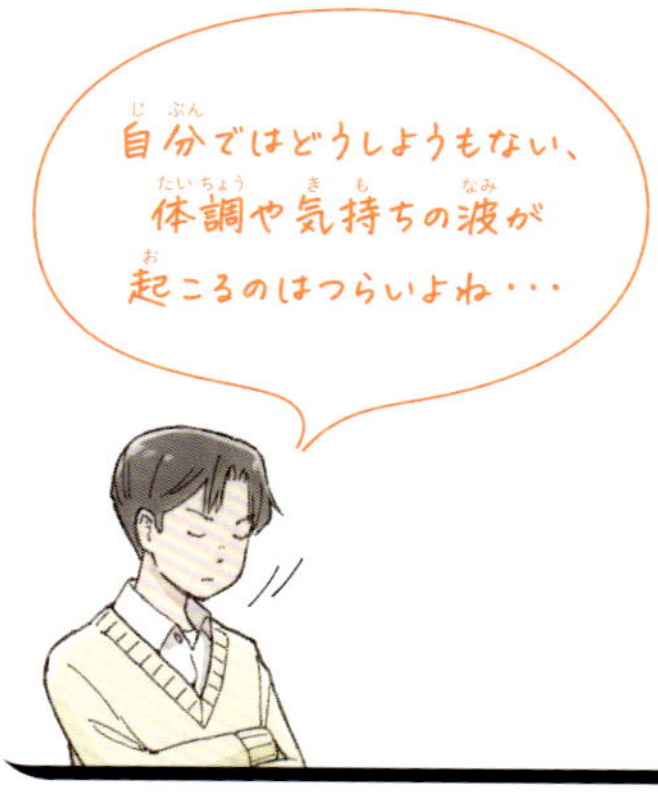
自分《じぶん》ではどうしようもない、
体調《たいちょう》や気持《きも》ちの波《なみ》が
起《お》こるのはつらいよね・・・

PMS《ピーエムエス》とうまく付《つ》き合《あ》っていくために、

家《いえ》でできること

体《からだ》にいいものを食《た》べよう

おすすめなのは、おやつで栄養《えいよう》をとることです。例《たと》えば、ココアは冷《ひ》えを防《ふせ》ぐことが期待《きたい》できます。アーモンドはビタミンやミネラルが、小魚《こざかな》はカルシウムが豊富《ほうふ》です。スナック菓子《がし》やジュースをこれらに置《お》き換《か》えてみると、無理《むり》なくできるはずですが、どれも「食《た》べすぎ」には気《き》をつけましょう。

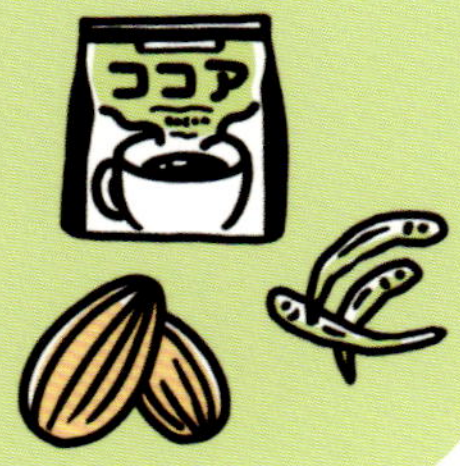
ココア

軽《かる》い運動《うんどう》をしよう

有酸素運動《ゆうさんそうんどう》といわれる、ウォーキング、ジョギング、水泳《すいえい》、サイクリングなどが理想《りそう》です。エレベーターではなく階段《かいだん》を使《つか》う、家《いえ》じゅうに掃除機《そうじき》をかけるなど、体《からだ》を動《うご》かせるタイミングを見《み》つけて取《と》り入《い》れてみましょう。

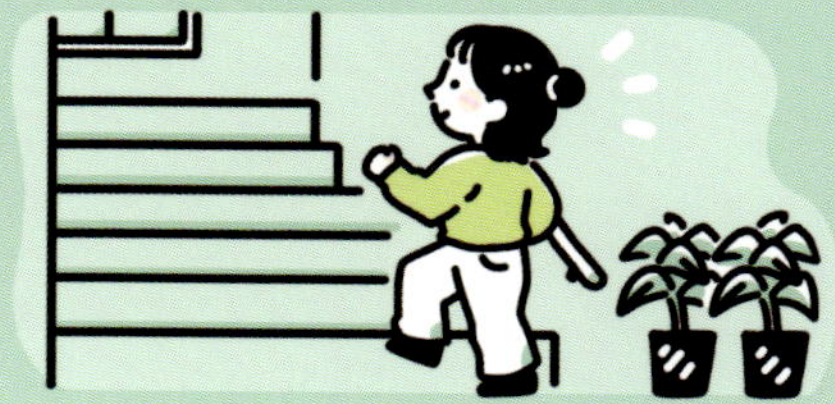

PMS《ピーエムエス》について記録《きろく》してみよう

基礎体温《きそたいおん》を記録《きろく》する表《ひょう》や日記《にっき》、手帳《てちょう》などに「頭痛《ずつう》」「イライラ」「ニキビ」など、自分《じぶん》のPMS《ピーエムエス》の症状《しょうじょう》を書《か》いておき、症状《しょうじょう》の度合《どあ》いを１〜３で記録《きろく》しておきます。いつ頃《ごろ》からどんな症状《しょうじょう》が出《で》やすいかわかるようになると、心《こころ》の準備《じゅんび》ができるはずです。

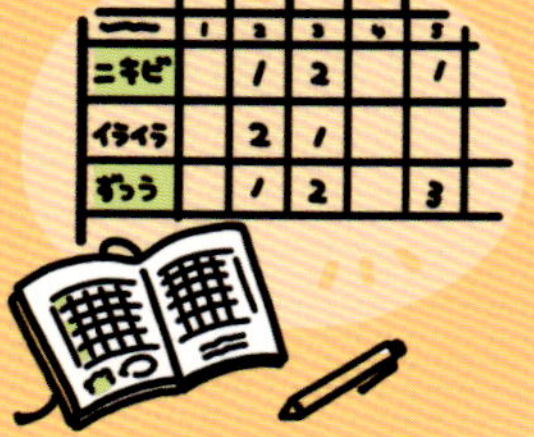
1 2 3 4 5
ニキビ 1 2 1
イライラ 2 1
ずつう 1 2 3

生理痛《せいりつう》はなぜ起《お》こるの？

生理《せいり》のときにおなかが痛《いた》くなる生理痛《せいりつう》。痛《いた》みが起《お》こる原因《げんいん》は何《なに》か、そして生理痛《せいりつう》はどんな痛《いた》みなのか、見《み》てみましょう。

生理痛《せいりつう》のおもな4つの原因《げんいん》

① プロスタグランジンという物質《ぶっしつ》の量《りょう》が多《おお》い

子宮内膜《しきゅうないまく》を体《からだ》の外《そと》に出《だ》すときに、子宮《しきゅう》がぎゅっと収縮《しゅうしゅく》します。この子宮《しきゅう》の収縮《しゅうしゅく》に関係《かんけい》するプロスタグランジンの量《りょう》が多《おお》いほど収縮《しゅうしゅく》が強《つよ》くなり、生理痛《せいりつう》が起《お》こります。

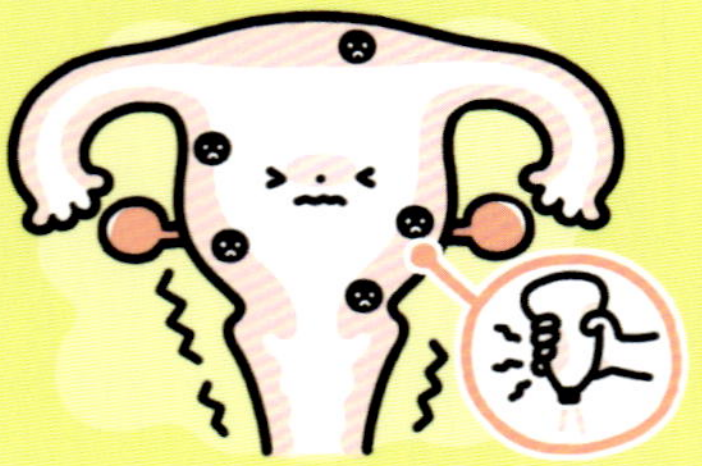

② 子宮《しきゅう》の出口《でぐち》が狭《せま》い

若《わか》いうちは子宮《しきゅう》がしっかり育《そだ》っていないので、子宮《しきゅう》の出口《でぐち》が狭《せま》く硬《かた》くなっています。経血《けいけつ》がスムーズに体《からだ》の外《そと》に出《で》て行《い》かないので、子宮《しきゅう》を強《つよ》く収縮《しゅうしゅく》させて経血《けいけつ》を押《お》し出《だ》そうとして、生理痛《せいりつう》が起《お》こります。

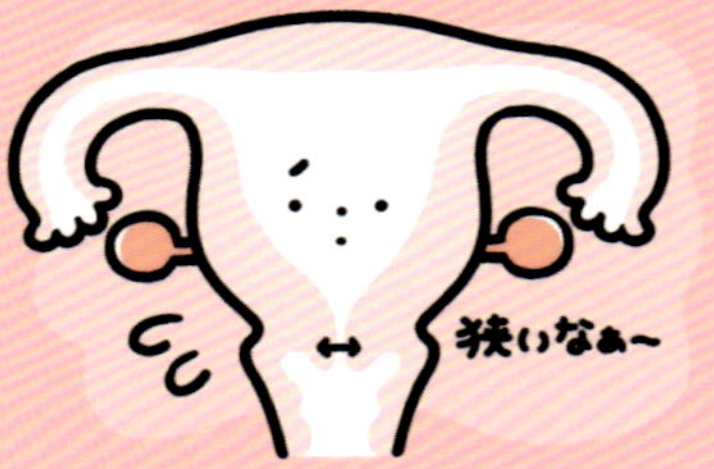

③ 冷《ひ》えで血流《けつりゅう》がとどこおる

体《からだ》が冷《ひ》えると血流《けつりゅう》が悪《わる》くなります。そして骨盤《こつばん》の中《なか》で血流《けつりゅう》がとどこおると生理痛《せいりつう》の原因《げんいん》になってしまいます。これは体《からだ》を温《あたた》めたり運動《うんどう》をしたりすると、よくなることがあります。

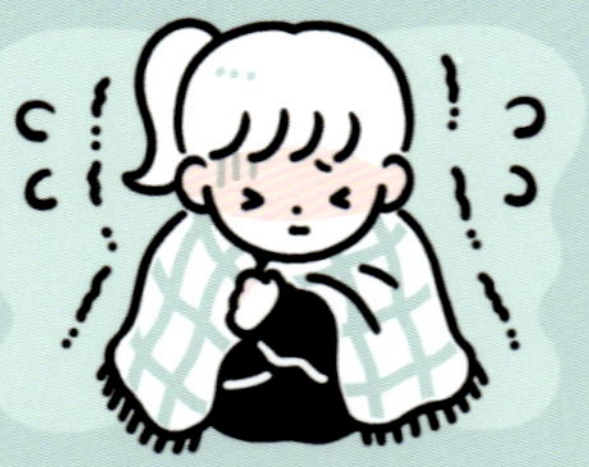

④ 病気《びょうき》が隠《かく》れている

生理痛《せいりつう》がひどいときは、病気《びょうき》が隠《かく》れている可能性《かのうせい》があります。例《たと》えば、子宮内膜症《しきゅうないまくしょう》（⇒59ページ）の症状《しょうじょう》の特徴《とくちょう》は生理痛《せいりつう》です。10代《だい》でもなる可能性《かのうせい》がある病気《びょうき》です。

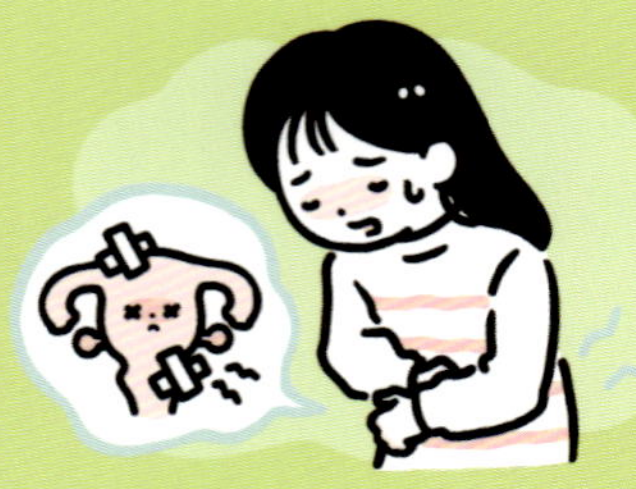

生理痛《せいりつう》の痛《いた》みって どんな痛《いた》み？

生理痛《せいりつう》の強《つよ》さは人《ひと》それぞれ。そして、どんな痛《いた》みなのかも人《ひと》によって違《ちが》います。
みんなに、生理痛《せいりつう》の痛《いた》みを言葉《ことば》で表現《ひょうげん》してもらいました。

全身《ぜんしん》を雑巾《ぞうきん》のように絞《しぼ》られている感《かん》じ

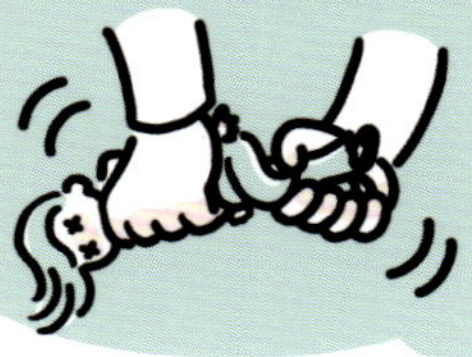

おなかをギューッと思《おも》いきりつねられてるような痛《いた》み

ワニの歯《は》で体《からだ》の芯《しん》の繊維《せんい》を食《く》いちぎられている感《かん》じ

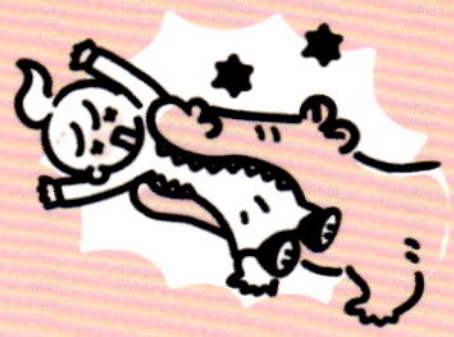

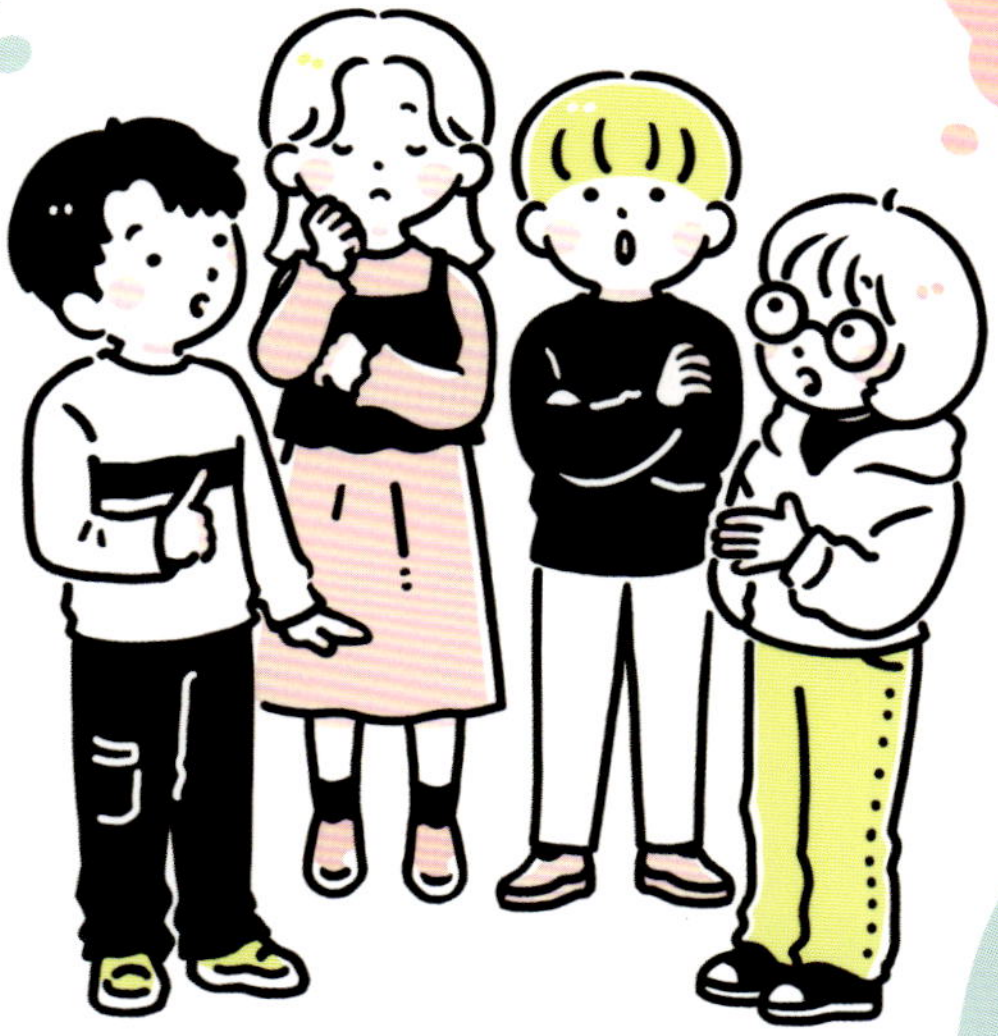

にぶくて重《おも》い痛《いた》みで、気分《きぶん》が悪《わる》くなる感《かん》じ。激《はげ》しい下痢《げり》と同《おな》じくらい

体《からだ》の内側《うちがわ》を工事《こうじ》されてる感《かん》じ

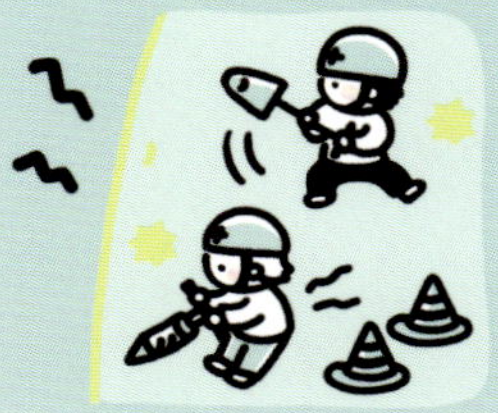

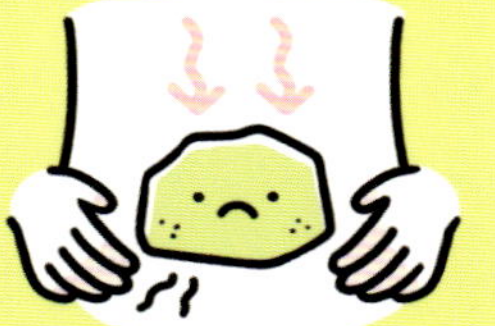

ズ～ンとおなかの中《なか》で石《いし》が沈《しず》んでいくような感《かん》じ

おなかの中《なか》が破《やぶ》れているみたいな、ギリギリとねじれるような痛《いた》み

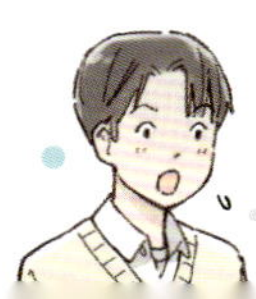

これと一緒《いっしょ》に、頭痛《ずつう》や腰痛《ようつう》があるという人《ひと》もいたよ。つらいね

するどい痛《いた》み、にぶい痛《いた》みなど、人《ひと》によってだいぶ違《ちが》うみたい

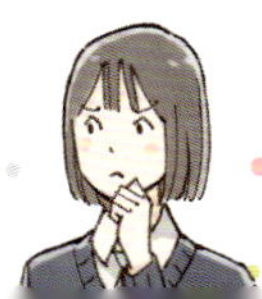

薬《くすり》で生《せい》理《り》や痛《いた》みをコントロールできる

生理痛《せいりつう》やPMS《ピーエムエス》がひどいときは、がまんせずに薬《くすり》に頼《たよ》りましょう。薬《くすり》とうまく付《つ》き合《あ》うことができれば、生理期間《せいりきかん》を快適《かいてき》に過《す》ごせるようになります。ここでは、生理痛《せいりつう》の痛《いた》み止《ど》めと、ホルモンの薬《くすり》「ピル」について説明《せつめい》します。

生理痛《せいりつう》がひどいときは痛《いた》み止《ど》めを飲《の》もう

「生理痛《せいりつう》では薬《くすり》は飲《の》まない」または「痛《いた》くてどうしようもなくなったら薬《くすり》を飲《の》む」という人《ひと》もいますが、薬《くすり》を使《つか》って生理《せいり》とうまく付《つ》き合《あ》うことも大切《たいせつ》です。体《からだ》が薬《くすり》に慣《な》れて効《き》かなくなる心配《しんぱい》もいりません。

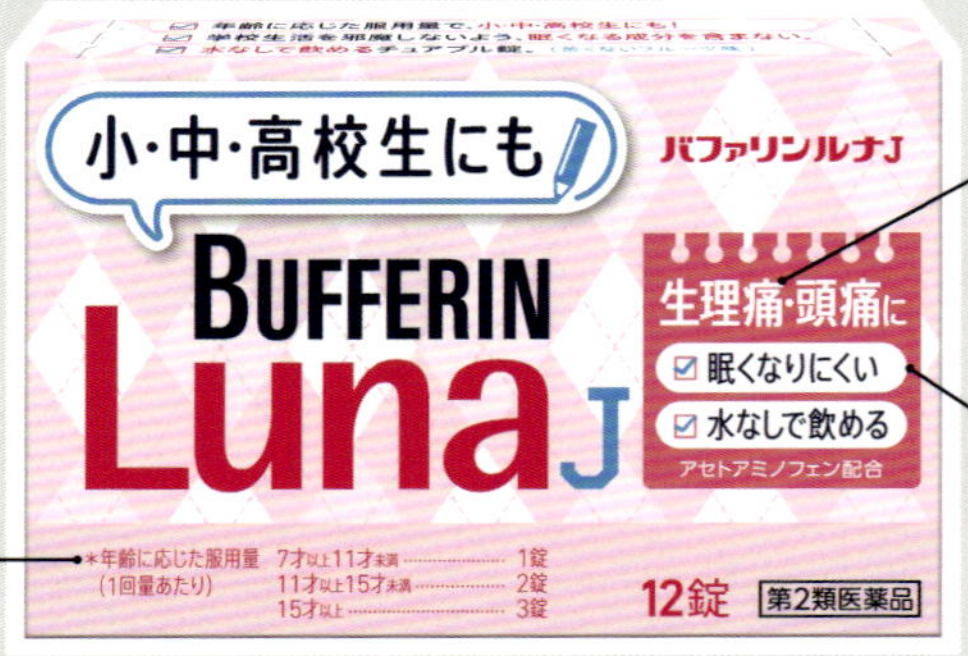

効能《こうのう》に「生理痛《せいりつう》」と書《か》いてあればOK《オーケー》

眠《ねむ》くなりにくい薬《くすり》もある

自分《じぶん》の年齢《ねんれい》で飲《の》める薬《くすり》か、確認《かくにん》しよう

飲《の》むときに気《き》をつけること

- 「痛《いた》い」と感《かん》じたら、早《はや》めの服用《ふくよう》がおすすめ。痛《いた》みをがまんしていると、効果《こうか》が出《で》るまでに時間《じかん》がかかることもある。
- 用法《ようほう》・用量《ようりょう》は必《かなら》ず守《まも》る。「痛《いた》みが軽《かる》いから、決《き》められた量《りょう》の半分《はんぶん》だけ」「体《からだ》が大《おお》きいほうだから多《おお》めに飲《の》む」などはNG《エヌジー》。
- 1日何回《にちなんかい》まで飲《の》んでいいか、次《つぎ》の薬《くすり》を飲《の》むまでに何時間以上《なんじかんいじょう》あけるか確認《かくにん》する。

痛《いた》み止《ど》めが買《か》えるお店《みせ》

薬局《やっきょく》やドラッグストア

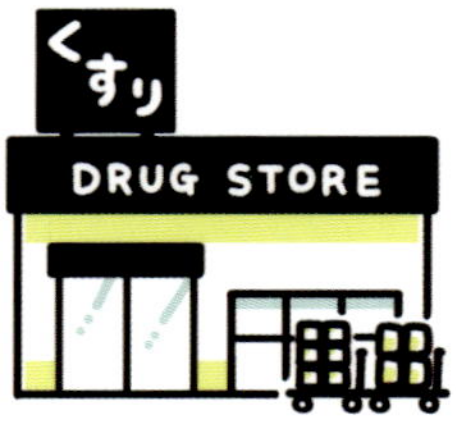

ディスカウントストアやスーパーマーケット

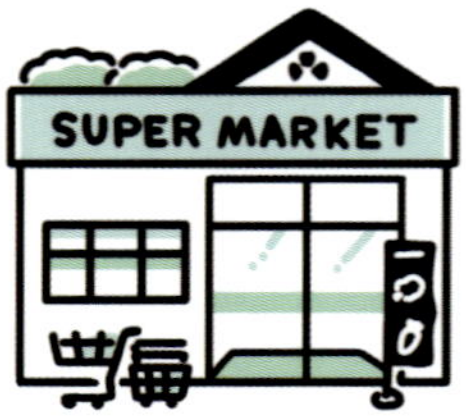

コンビニ
お店《みせ》によっては薬《くすり》が売《う》られています。

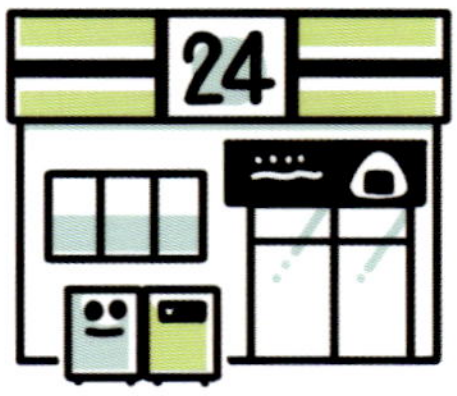

インターネットの通販《つうはん》サイト
信用《しんよう》できるサイトか、正式《せいしき》な商品《しょうひん》かなど、見《み》極《きわ》める必要《ひつよう》があります。

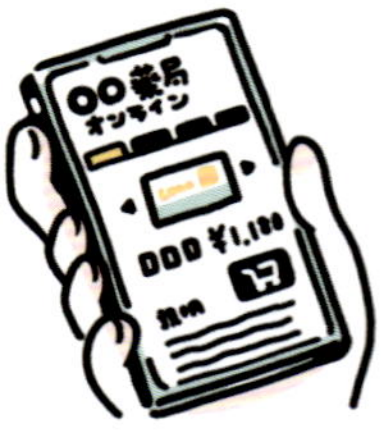

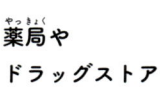

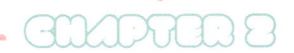

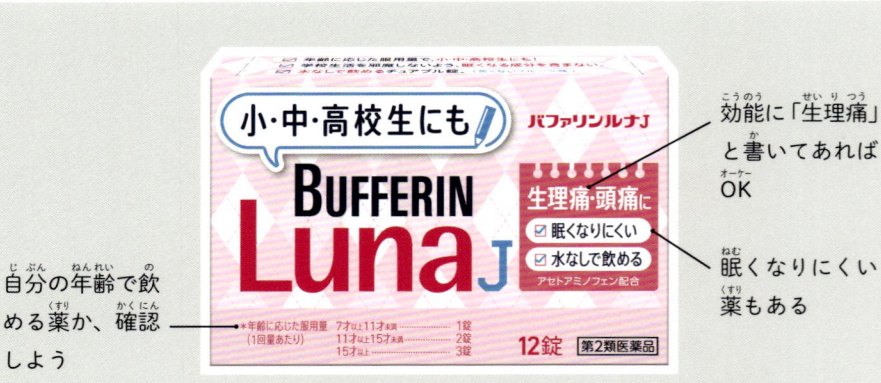

ピルって何《なに》？

ピルはホルモンの薬《くすり》です。ピルを飲《の》むと排卵《はいらん》がお休《やす》みになり、生理《せいり》の日《ひ》をコントロールすることができます。また、生理《せいり》にまつわるさまざまな不調《ふちょう》も解消《かいしょう》してくれます。おもに、低用量《ていようりょう》ピルと中用《ちゅうよう》量《りょう》ピルの２種類《しゅるい》があり、含《ふく》まれるホルモンの量《りょう》が違《ちが》います。ピルは薬局《やっきょく》には売《う》っていません。初回《しょかい》は必《かなら》ず病院《びょういん》で受診《じゅしん》することをおすすめしますが、慣《な》れてきたらオンラインでも処方《しょほう》してもらえます。

ピルQ&A

Q ピルを飲《の》むと身長《しんちょう》が伸《の》びなくなる？

A そもそも生理《せいり》がきたら、ほとんどの子《こ》は身長《しんちょう》の伸《の》びがゆるやかになります。心配《しんぱい》な場合《ばあい》は病院《びょういん》の先生《せんせい》に相談《そうだん》してみましょう。

Q 副作用《ふくさよう》はないの？

A 吐《は》き気《け》やむくみ、少量《しょうりょう》の出血《しゅっけつ》が続《つづ》くこともあります。でも、飲《の》み続《つづ》けているうちに症状《しょうじょう》がなくなることがほとんどです。また、ピルの種類《しゅるい》を変《か》えることでよくなる人《ひと》もいます。年齢《ねんれい》が高《たか》いと血栓症《けっせんしょう》（血液《けつえき》が固《かた》まって血管《けっかん》がつまる）のリスクがありますが、若《わか》いうちはあまり心配《しんぱい》いりません。

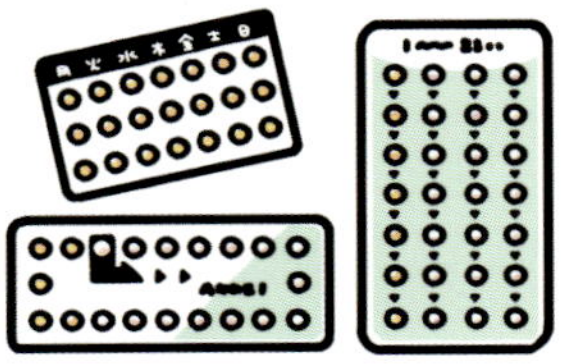

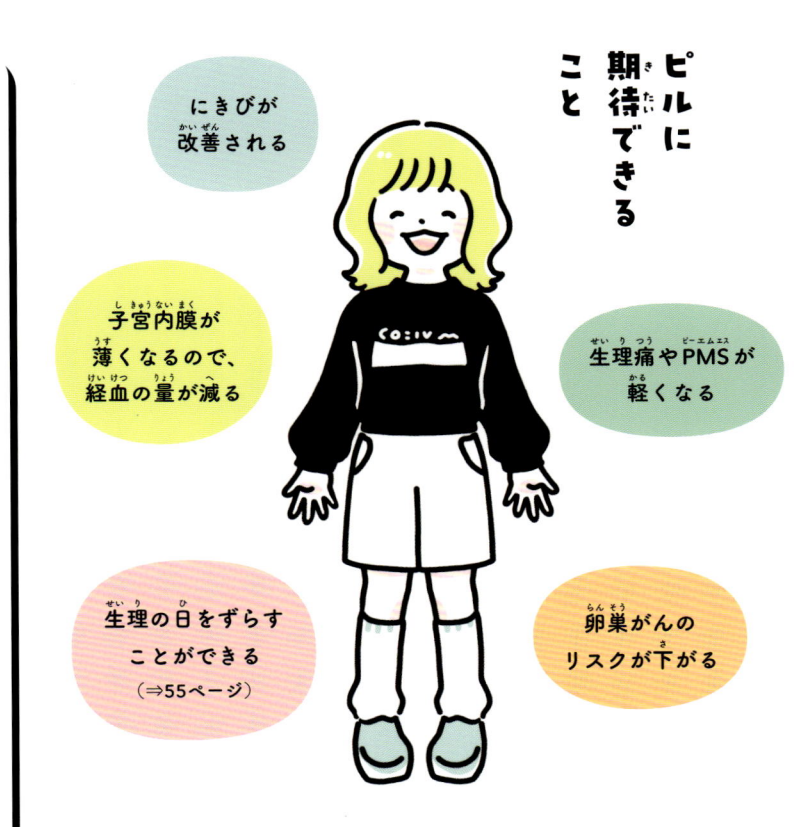

ピルに期待《きたい》できること

にきびが改善《かいぜん》される

子宮内膜《しきゅうないまく》が薄《うす》くなるので、経血《けいけつ》の量《りょう》が減《へ》る

生理痛《せいりつう》やPMS《ピーエムエス》が軽《かる》くなる

生理《せいり》の日《ひ》をずらすことができる（⇒55ページ）

卵巣《らんそう》がんのリスクが下《さ》がる

アフターピル（緊急避妊《きんきゅうひにん》ピル）って何《なに》？

アフターピルは予期《よき》せぬ妊娠《にんしん》を防《ふせ》ぐ薬《くすり》です。避妊《ひにん》に失敗《しっぱい》したときに、性交後《せいこうご》72時間以内《じかんいない》に飲《の》みます。

アフターピルは病院《びょういん》でもらうことができます。また、一部《いちぶ》の薬局《やっきょく》で販売《はんばい》できるようになっています（2024年《ねん》12月時点《がつじてん》）。

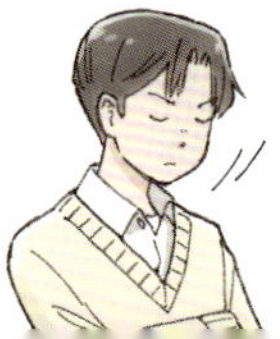

ピルは「避妊《ひにん》の薬《くすり》」というイメージがあるけど、生理《せいり》と上手《じょうず》に付《つ》き合《あ》うための薬《くすり》でもあるんだね。

そうだね。世界保健機関《せかいほけんきかん》（WHO《ダブリュエイチオー》）は初経《しょけい》がきていればピルを飲《の》んでも問題《もんだい》ないとしているよ。

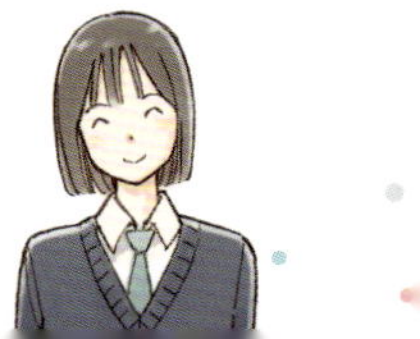

大事《だいじ》なイベントの日《ひ》に生理《せいり》になったらどうする？

受験《じゅけん》、発表会《はっぴょうかい》、旅行《りょこう》など、大事《だいじ》な日《ひ》に生理《せいり》になってしまうことはあります。ピンチになった話《はなし》や、それを乗《の》りこえた話《はなし》など、みんなに聞《き》いてみました。

Q

生理《せいり》のときにピンチになったことはありますか？

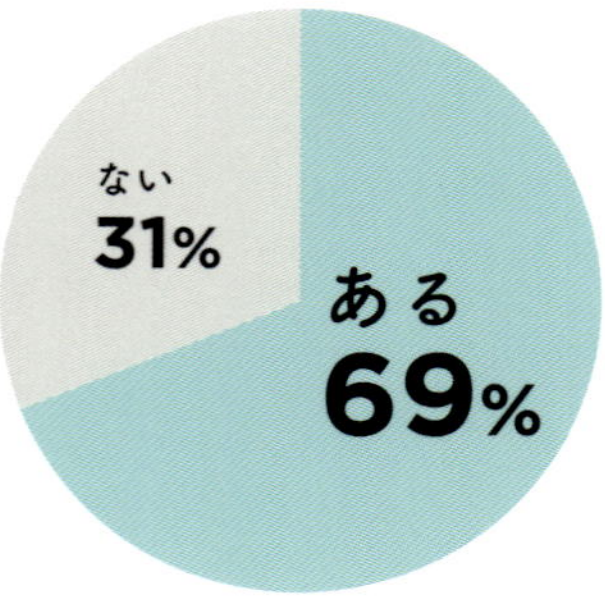
ない
31%
ある
69%

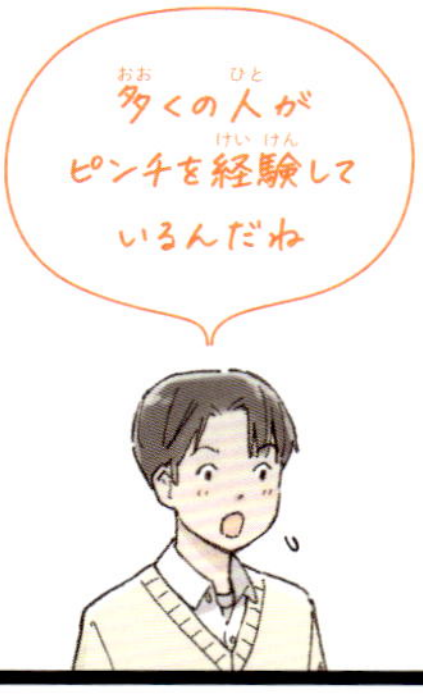
多《おお》くの人《ひと》が
ピンチを経験《けいけん》して
いるんだね

「ある」と答《こた》えた人《ひと》

- 3週間《しゅうかん》の短期留学中《たんきりゅうがくちゅう》、最終日《さいしゅうび》に生理《せいり》になった。ホストファミリーに言《い》い出《だ》せなかった。
- 2泊《はく》3日《か》の農業体験《のうぎょうたいけん》と生理《せいり》がかぶった。痛《いた》み止《ど》めの薬《くすり》を忘《わす》れてきてしまい、がまんし続《つづ》けた。

みんなのピンチ！エピソード

① ダンスの大会《たいかい》の前日《ぜんじつ》に生理《せいり》がきた

（ゆうな　中《ちゅう》3）

私《わたし》はジャズダンスを習《なら》っています。全国大会《ぜんこくたいかい》の前日《ぜんじつ》、今《いま》から追《お》い込《こ》みのレッスンだー！ってときに、生理《せいり》がきてしまいました。

ジャズダンスって、足《あし》を開《ひら》いてジャンプしたりするんです。痛《いた》み止《ど》めの薬《くすり》を飲《の》んで、大《おお》きいナプキンを付《つ》けて練習《れんしゅう》しましたが、体《からだ》が思《おも》うように動《うご》きませんでした。

先生《せんせい》や友達《ともだち》はみんなはげましてくれました。不安《ふあん》はあったけど、本番《ほんばん》では頑張《がんば》るしかありません。

大会当日《たいかいとうじつ》は漏《も》れないようにショーツ型《がた》のナプキンをはいて、ゴワゴワして体《からだ》が動《うご》かしにくかったけど、無事《ぶじ》に終《お》わりました。大会《たいかい》の結果《けっか》は優勝《ゆうしょう》！　くいはないです。

私《わたし》は生理《せいり》の周期《しゅうき》が不安定《ふあんてい》で、生理《せいり》がくる日《ひ》がわかりませんでした。今《いま》もそれが続《つづ》いているので、産婦人科《さんふじんか》に相談《そうだん》してみようと思《おも》っています。

② 受験本番《じゅけんほんばん》で生理《せいり》に！ナプキンがなくてピンチ

（ななみ　高《こう》3）

小学《しょうがく》6年生《ねんせい》のときのこと。中学受験《ちゅうがくじゅけん》の試《し》験中《けんちゅう》に生理《せいり》になりました。

1科目目《かもくめ》が終《お》わったとき、「あれ？」と思《おも》ってトイレに行《い》ったら生理《せいり》になっていました。パンツは経血《けいけつ》がついて真《ま》っ赤《か》。履《は》いていたズボンは白《しろ》でした。ナプキンを持《も》っていなかったので、仕方《しかた》なくそのまま試験《しけん》を受《う》け続《つづ》けました。初《はじ》めての受験《じゅけん》で緊張《きんちょう》していて、そのうえ生理《せいり》がくるなんて。不安《ふあん》で頭《あたま》がぐちゃぐちゃになり、いつもの半分《はんぶん》ぐらいしか力《ちから》が発揮《はっき》できませんでした。

終《お》わってから、おしりをリュックで隠《かく》しながらお母《かあ》さんのところへ行《い》って、急《いそ》いでナプキンを買《か》ってもらいました。

生理《せいり》でなくても、大《おお》きめのナプキンを付《つ》けて受験《じゅけん》にいどめばよかったです。大学受《だいがくじゅ》験《けん》も生理《せいり》とかぶった試験日《しけんび》がありましたが、薬《くすり》をしっかり飲《の》んで、乗《の》り切《き》れました。

③ カナダに遠征《えんせい》中《ちゅう》、生理《せいり》になった（めい 高《こう》3）

私《わたし》はスノーボードをやっています。カナダで行《おこな》われる大会《たいかい》に出《で》るため、1週間《しゅうかん》ほど遠征《えんせい》に行《い》ったとき、大会《たいかい》の前日《ぜんじつ》に生理《せいり》になってしまいました。大会当日《たいかいとうじつ》は体重測定《たいじゅうそくてい》があります。重量制限《じゅうりょうせいげん》があって、決《き》まりより少《すこ》しでもオーバーすると出場《しゅつじょう》できません。重量制限《じゅうりょうせいげん》に合《あ》わせてウエアも調《ちょう》整《せい》していました。ナプキンやサニタリーショーツはものすごく軽《かる》いけど、とても不安《ふあん》でした。

それに、私《わたし》は英語《えいご》が苦手《にがて》なんです。英語《えいご》ができる日本人の仲間《なかま》がたくさん助《たす》けてくれて、体重測定《たいじゅうそくてい》のときには「この子《こ》は今生理《いませいり》なの」って英語《えいご》で伝《つた》えてくれました。

今私《いまわたし》は、自分《じぶん》に合《あ》う薬《くすり》と、自分《じぶん》に合《あ》うナプキンやタンポンを使《つか》っています。遠征《えんせい》のときは自分《じぶん》に合《あ》う薬《くすり》や生理用品《せいりようひん》を探《さが》している時期《じき》でした。早《はや》めに自分《じぶん》に合《あ》うものを見《み》つけて持《も》っていけてたら、もっと安心《あんしん》して過《す》ごせただろうなって思《おも》います。

④ 修学旅行《しゅうがくりょこう》と生理《せいり》がかぶった（こはる 高《こう》2）

小学生《しょうがくせい》のときに、修学旅行《しゅうがくりょこう》と生理《せいり》がかぶってしまいました。

困《こま》ったのがお風呂《ふろ》。みんなとは違《ちが》うお風呂《ふろ》に入《はい》ったので、先生《せんせい》がずっと外《そと》で待《ま》っていました。脱衣所《だついじょ》から出《で》たときに同級生《どうきゅうせい》の男《おとこ》の子《こ》たちにばったり会《あ》ってしまい、「なんでひとりだけ違《ちが》う風呂《ふろ》にいるの？」と変《へん》な空《くう》気《き》になって、とても気《き》まずかったです。

楽《たの》しみにしていたカヤックもできませんでした。みんながカヤックをやっている間《あいだ》、ずっとひとりで砂遊《すなあそ》びをしていてさみしかったです。

寝《ね》るときは、布団《ふとん》を汚《よご》さないようにバスタオルを何枚《なんまい》もしきました。

温泉《おんせん》や海《うみ》に入《はい》るなら、タンポンを使《つか》うという手《て》がありますよね。私《わたし》は今《いま》、生理痛《せいりつう》を和《やわ》らげるためにピルを飲《の》んでいます。生理《せいり》をずらすためにピルを使《つか》うのもありだったかなぁって今《いま》は思《おも》ってます。

生理《せいり》の日《ひ》はピルでずらせる

ピルを飲《の》むと、生理《せいり》の日《ひ》をずらすことができます。大事《だいじ》なイベントのときのひとつの手段《しゅだん》として覚《おぼ》えておくといいでしょう。ここでは、中用量《ちゅうようりょう》ピルを使《つか》ったずらし方《かた》を2つ紹介《しょうかい》します。

予定日《よていび》よりも早《はや》くする

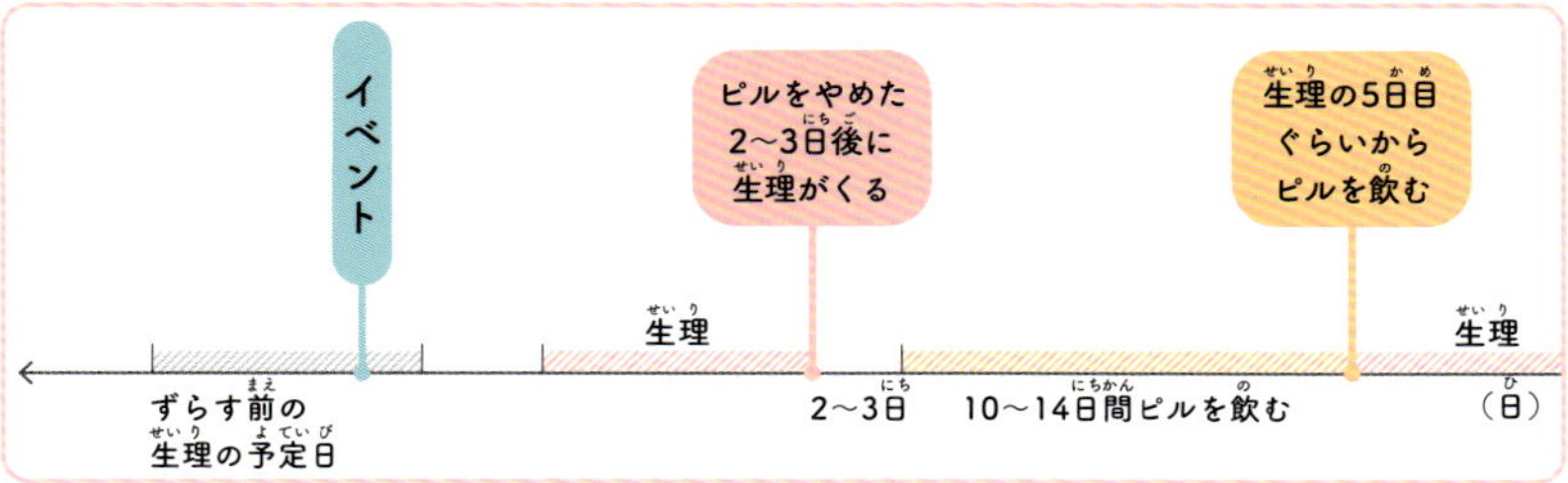

イベント
ピルをやめた2〜3日後《にちご》に生理《せいり》がくる
生理《せいり》の5日目《かめ》ぐらいからピルを飲《の》む
生理《せいり》
生理《せいり》
ずらす前《まえ》の生理《せいり》の予定日《よていび》
2〜3日《にち》
10〜14日間《にちかん》ピルを飲《の》む
（日《ひ》）

- メリット➡イベント中《ちゅう》にピルを飲《の》まなくていいので、副作用《ふくさよう》の心配《しんぱい》がない。
- デメリット➡ピルをやめた次《つぎ》の生理《せいり》がうまくこないことがあり得《え》る。

予定日《よていび》よりもおそくする

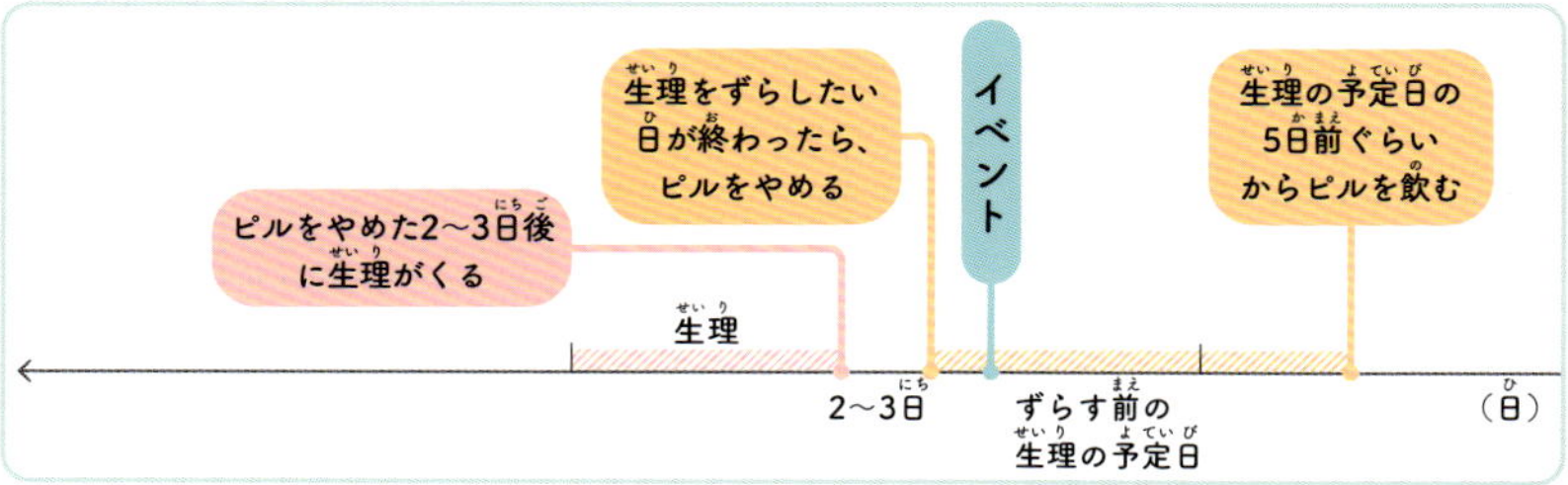

生理《せいり》をずらしたい日《ひ》が終《お》わったら、ピルをやめる
イベント
生理《せいり》の予定日《よていび》の5日前《かまえ》ぐらいからピルを飲《の》む
ピルをやめた2〜3日後《にちご》に生理《せいり》がくる
生理《せいり》
2〜3日《にち》
ずらす前《まえ》の生理《せいり》の予定日《よていび》
（日《ひ》）

- メリット➡ピルを飲《の》んでいる間《あいだ》は生理《せいり》がこないので確実《かくじつ》に生理《せいり》をずらせる。
- デメリット➡イベント中《ちゅう》にピルを飲《の》むので、人《ひと》によっては副作用《ふくさよう》が起《お》こることがある。

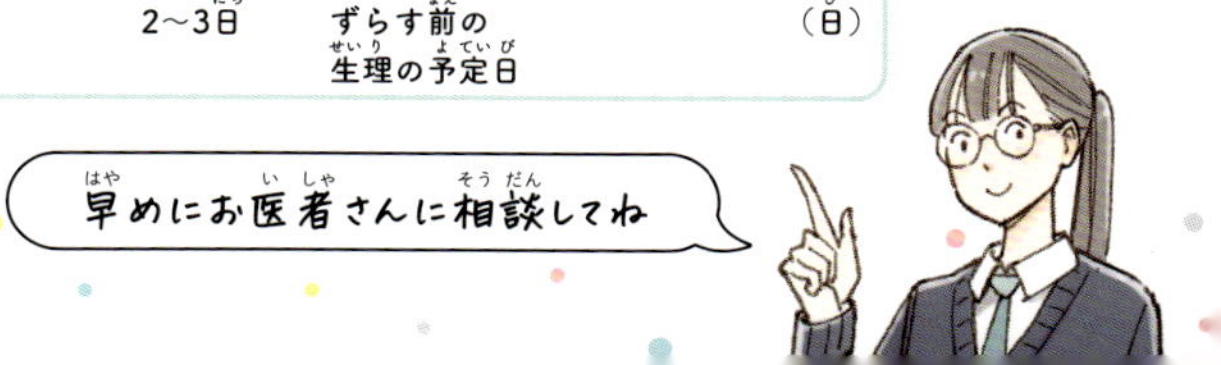

早《はや》めにお医者《いしゃ》さんに相談《そうだん》してね

「ふつうの生理《せいり》」でなければ病院《びょういん》に行《い》こう

他人《たにん》と比《くら》べることがなかなかできない生理《せいり》。次《つぎ》のような症状《しょうじょう》があるときは、一度《いちど》病院《びょういん》で受診《じゅしん》してみるとよいでしょう。

「ふつう」の生理《せいり》はこれ

- 生理《せいり》の日数《にっすう》は3〜7日《か》
- 1回《かい》の経血量《けいけつりょう》は20〜140mL
- 生理《せいり》の周期《しゅうき》は25〜38日《にち》

  生理《せいり》が始《はじ》まった日《ひ》から、次《つぎ》の生理《せいり》が始《はじ》まる前日《ぜんじつ》までの日数《にっすう》

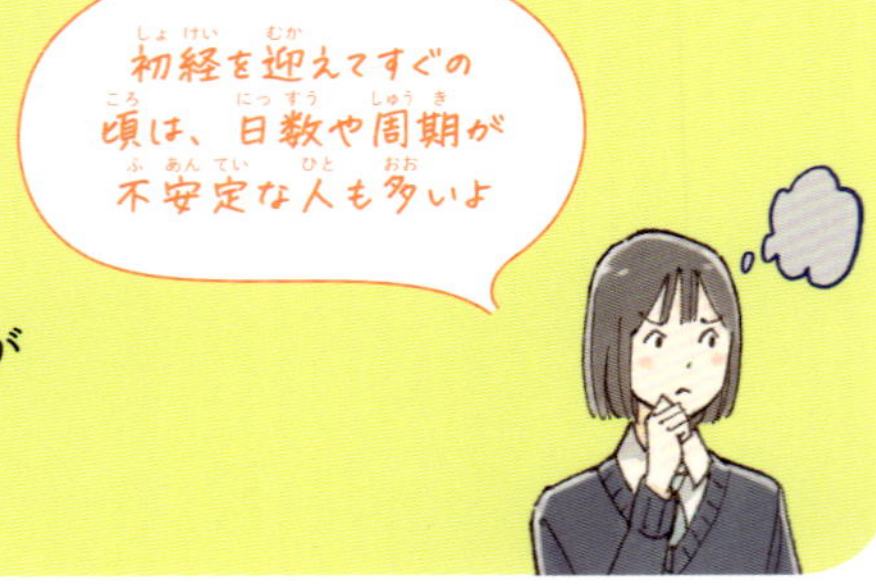
初経《しょけい》を迎《むか》えてすぐの頃《ころ》は、日数《にっすう》や周期《しゅうき》が不安定《ふあんてい》な人《ひと》も多《おお》いよ

すぐに病院《びょういん》に行《い》く「3」のルール

- 3か月《げつ》以上《いじょう》生理《せいり》がこない
- 出血《しゅっけつ》が3週間《しゅうかん》続《つづ》く
- 1か月《げつ》に3回《かい》以上《いじょう》出血《しゅっけつ》がある
- 痛《いた》み止《ど》めを飲《の》む回数《かいすう》が月《つき》に3回《かい》を超《こ》える
- 出血量《しゅっけつりょう》が多《おお》くて、昼《ひる》に夜用《よるよう》ナプキンが3時間《じかん》もたない
- 中学《ちゅうがく》3年生《ねんせい》が終《お》わる頃《ころ》までに生理《せいり》がこない

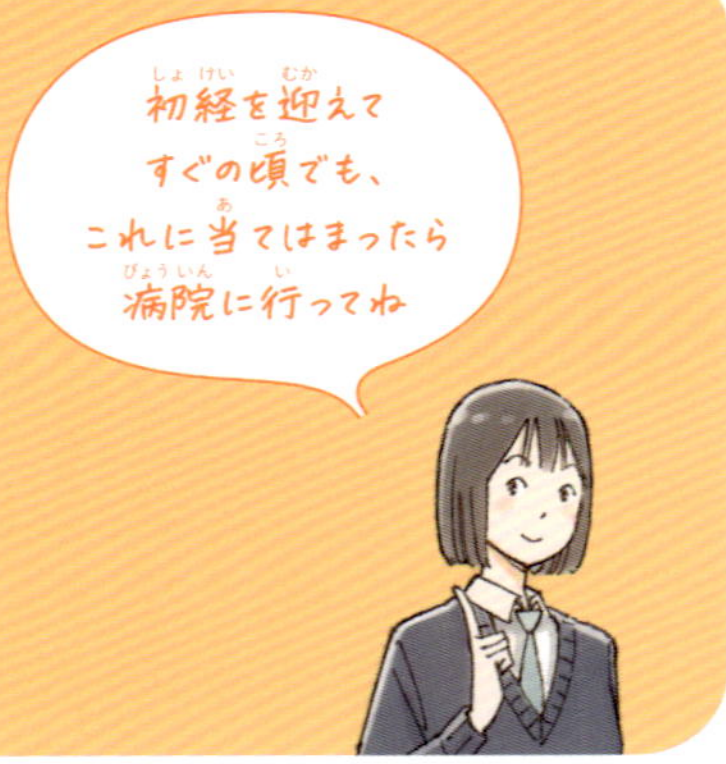
初経《しょけい》を迎《むか》えてすぐの頃《ころ》でも、これに当《あ》てはまったら病院《びょういん》に行《い》ってね

こんなときも病院《びょういん》で相談《そうだん》してみよう

- 親指《おやゆび》の先《さき》くらいの大《おお》きさの血《ち》のかたまりが出《で》る
- 昼《ひる》でも夜用《よるよう》ナプキンが必要《ひつよう》なぐらい経血量《けいけつりょう》が多《おお》い
- 生理《せいり》の周期《しゅうき》がばらばら
- PMS《ピーエムエス》の症状《しょうじょう》がつらい
- おりものの量《りょう》が多《おお》い
- おりものの色《いろ》やにおいがいつもと違《ちが》う
- デリケートゾーンがかゆい
- おなかの下《した》のほうが腫《は》れていたり膨《ふく》らんでいたりする
- 貧血《ひんけつ》の症状《しょうじょう》がある

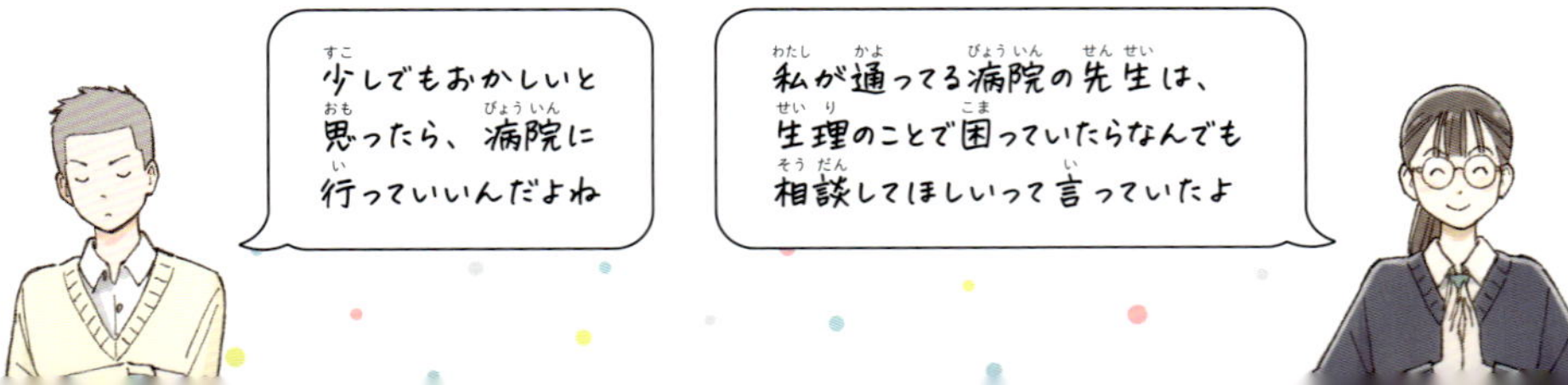
少《すこ》しでもおかしいと思《おも》ったら、病院《びょういん》に行《い》っていいんだよね
私《わたし》が通《かよ》ってる病院《びょういん》の先生《せんせい》は、生理《せいり》のことで困《こま》っていたらなんでも相談《そうだん》してほしいって言《い》っていたよ

病院《びょういん》ってこんなところ

病院《びょういん》では何《なに》をするの？

生理痛《せいりつう》やPMS《ピーエムエス》で通院《つういん》した場合《ばあい》、パンツを脱《ぬ》いで診察《しんさつ》（内診《ないしん》）をすることはほとんどありません。問《もん》診《しん》や、おなかに当《あ》てる超音波《ちょうおんぱ》の機《き》械《かい》を使《つか》うなどして診察《しんさつ》します。ただし、デリケートゾーンがかゆい、痛《いた》い場合《ばあい》は、内診《ないしん》を行《おこな》います。

どの病院《びょういん》に行《い》けばいい？

産婦人科《さんふじんか》

産科《さんか》と婦人科《ふじんか》の両方《りょうほう》を兼《か》ねています。産科《さんか》は、お産《さん》、つまり出産《しゅっさん》や妊娠《にんしん》に関《かん》することを診《み》ます。

婦人科《ふじんか》

生理《せいり》の悩《なや》み、子宮《しきゅう》や卵巣《らんそう》の病気《びょうき》、性感染症《せいかんせんしょう》などを診《み》てくれる病院《びょういん》です。

レディースクリニック

婦人科《ふじんか》と同《おな》じです。他《ほか》に、「ウィメンズクリニック」「婦人科《ふじんか》クリニック」などの名前《なまえ》のところもあります。

病院《びょういん》へ行《い》く人《ひと》へアドバイス

- おなかが出《だ》しやすいように、上《うえ》と下《した》で分《わ》かれている服《ふく》で行《い》こう。内《ない》診《しん》があるなら、スカートのほうが楽《らく》な場合《ばあい》も。

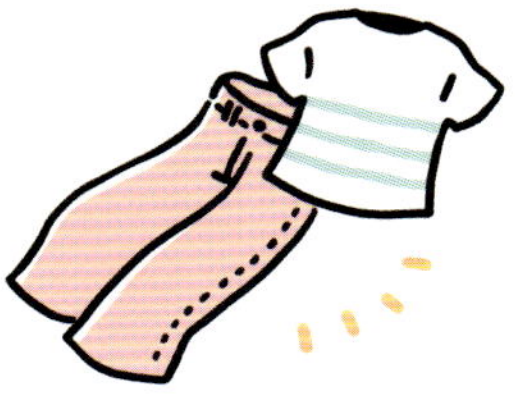

- 生理中《せいりちゅう》かどうかは気《き》にしなくて大《だい》丈《じょう》夫《ぶ》。
- 初《はじ》めてのときは、初診料《しょしんりょう》と検査代《けんさだい》で5000円《えん》ぐらいかかることも。先《せん》生《せい》に相談《そうだん》してみてもよいでしょう。
- ナプキンやおりものシートを持《も》って行《い》くと安心《あんしん》。基礎体温表《きそたいおんひょう》をつけているなら持《も》って行《い》こう。

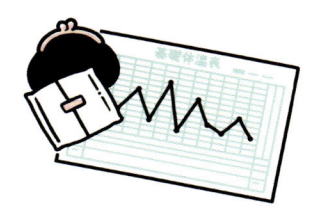

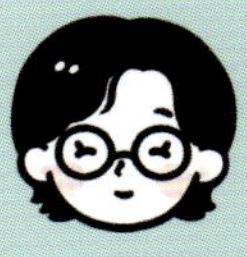

かかりつけの病院《びょういん》を見《み》つけよう

何《なに》かあったときにすぐお医者《いしゃ》さんに診《み》てもらえるように、かかりつけの病院《びょういん》を見《み》つけておきましょう。例《たと》えば、アフターピル（⇒53ページ）が必要《ひつよう》になったとして、病院探《びょういんさが》しから始《はじ》めてしまうと、時《じ》間《かん》がかかってしまいます。

病気《びょうき》でなくても病院《びょういん》に行《い》くタイミングとしては、HPV《エイチピーブイ》ワクチン（⇒60ページ）の接種《せっしゅ》や、月経移動《げっけいいどう》などがあります。

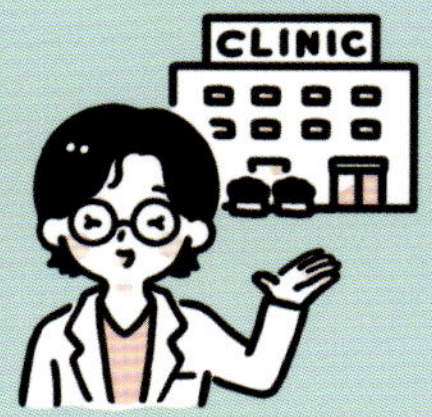

こんなときは保健室《ほけんしつ》へ

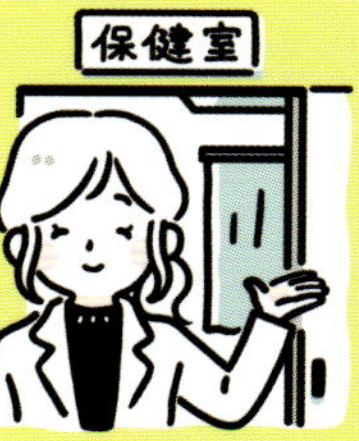

性《せい》の悩《なや》みや体《からだ》の悩《なや》みなどは保健室《ほけんしつ》で相談《そうだん》してみてください。家族《かぞく》にも友達《ともだち》にも相《そう》談《だん》しづらいことは、まずは保健室《ほけんしつ》の先生《せんせい》が味方《みかた》になってくれるはずです。

生《せい》理《り》痛《つう》ってどんな治《ち》療《りょう》をするの？

病院《びょういん》に行《い》ったらどんな治療《ちりょう》をするのでしょうか。小学生《しょうがくせい》～高校生《こうこうせい》のみなさんが婦人科《ふじんか》を受診《じゅしん》する目的《もくてき》で多《おお》いのが、生理痛《せいりつう》・PMS《ピーエムエス》・無《む》月経《げっけい》です。この3つについて説明《せつめい》します。

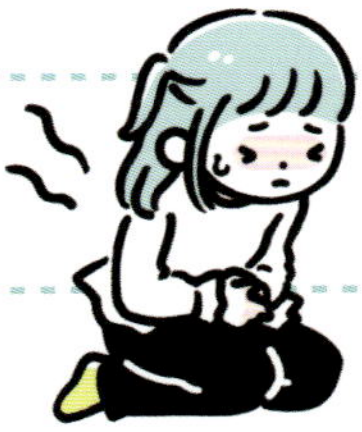

生理痛《せいりつう》

Q 病院《びょういん》に行《い》くタイミングは？

- 痛《いた》み止《ど》めを飲《の》む回数《かいすう》が**月《つき》に3回《かい》を超《こ》えて**いたら。
- **生理痛《せいりつう》をなくしたい**と思《おも》ったら。

Q どんな検査《けんさ》をするの？

- おなかの上《うえ》からエコーで検査《けんさ》して、卵巣《らんそう》が腫《は》れていないか、子宮《しきゅう》の状態《じょうたい》はどうかなどを診《み》ます。

Q 治療《ちりょう》や対処方法《たいしょほうほう》は？

- 痛《いた》み止《ど》めの薬《くすり》を飲《の》みます。タイミングよく薬《くすり》を飲《の》んでいるのによくならない場合《ばあい》は、ホルモンの薬《くすり》を使《つか》います。ホルモンの薬《くすり》で、生理痛《せいりつう》やPMS《ピーエムエス》などの不快《ふかい》な症状《しょうじょう》を軽《かる》くします。

お医者《いしゃ》さんから一言《ひとこと》

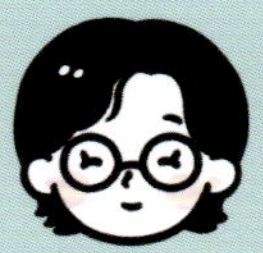

もし、パンツを脱《ぬ》いで内診台《ないしんだい》に上《あ》がるように言《い》われて、イヤだと思《おも》ったら、「今日《きょう》は心《こころ》の準備《じゅんび》ができていないので、おなかの上《うえ》からでいいですか」と聞《き》いてみても大丈夫《だいじょうぶ》です。あなたの体《からだ》はあなたのものだから、どの先生《せんせい》からどんな診察《しんさつ》を受《う》けるかは、自分《じぶん》で決《き》めていいんですよ。

PMS《ピーエムエス》

Q 病院《びょういん》に行《い》くタイミングは？

- PMS《ピーエムエス》で**日常生活《にちじょうせいかつ》がつらくなったら**。
- **PMS《ピーエムエス》の症状《しょうじょう》をなくしたい**と思《おも》ったら。

Q どんな準備《じゅんび》をしていけばいい？

- 生理《せいり》の日《ひ》と不快《ふかい》な症状《しょうじょう》があった日《ひ》を2～3か月《げつ》メモしておいてください。生理《せいり》から何日《なんにち》目《め》に症状《しょうじょう》が出《で》るのか、先生《せんせい》と一緒《いっしょ》に確認《かくにん》します。

Q 治療《ちりょう》や対処方法《たいしょほうほう》は？

- ピルや黄体《おうたい》ホルモンなどの薬《くすり》を飲《の》みます。

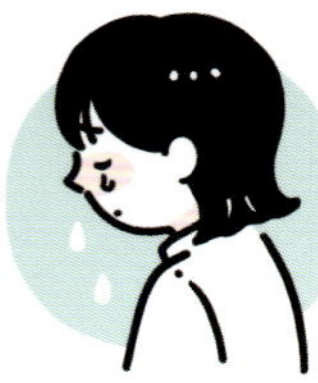

お医者《いしゃ》さんから一言《ひとこと》

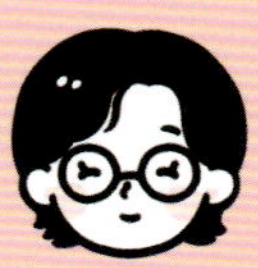

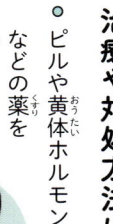

ピルは、生理痛《せいりつう》の治療《ちりょう》のためなら保険適用《ほけんてきよう》になり、月《つき》500円《えん》ほどで出《だ》してもらえます。自費診療《じひしんりょう》の場合《ばあい》は月《つき》3000円前後《えんぜんご》です。保険診療《ほけんしんりょう》を行《おこな》わないオンラインクリニックのサイトでは、高額《こうがく》でピルを販売《はんばい》しているところがあるので気《き》をつけてください。

無《む》月《げっ》経《けい》

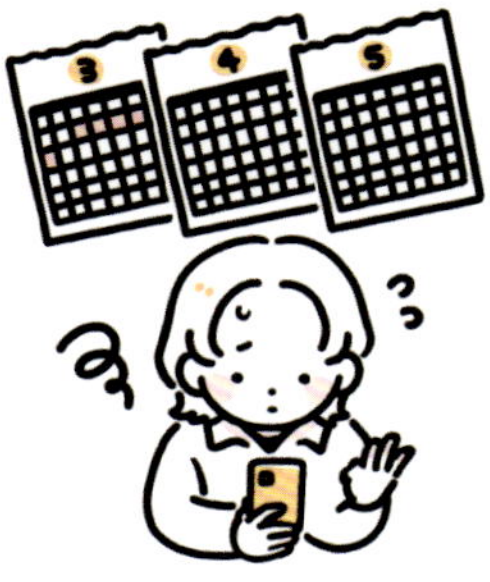

病院《びょういん》に行《い》くタイミングは？

- 3か月《げつ》以上《いじょう》生理《せいり》がこなかったら。

無《む》月《げっ》経《けい》の原因《げんいん》は？

- 受験《じゅけん》や友人関係《ゆうじんかんけい》のストレス、急激《きゅうげき》なダイエット、激《はげ》しいスポーツ（運動量《うんどうりょう》に対《たい》して栄養《えいよう》が足《た》りていない）、ホルモンの病気《びょうき》、妊娠《にんしん》など。

どんな検査《けんさ》をするの？

- おなかの上《うえ》からエコーで検査《けんさ》して、卵巣《らんそう》が腫《は》れていないか、子宮《しきゅう》の状態《じょうたい》はどうかなどを診《み》ます。それから、血液検査《けつえきけんさ》でさまざまなホルモンの値《あたい》をチェックします。

治療《ちりょう》や対処方法《たいしょほうほう》は？

- ホルモンが原因《げんいん》なら、飲《の》み薬《ぐすり》で対応《たいおう》します。ごくまれに、ホルモンを出《だ》す命令《めいれい》をしている脳《のう》の手術《しゅじゅつ》が必要《ひつよう》な場合《ばあい》があります。
- 激《はげ》しいスポーツが原因《げんいん》の人《ひと》は、周《まわ》りの人《ひと》と協力《きょうりょく》して、ちゃんと食《た》べているか日常的《にちじょうてき》に確認《かくにん》してもらいます。
- 急激《きゅうげき》なダイエットをする人《ひと》の中《なか》には「やせている＝美《うつく》しい」と思《おも》っている人《ひと》がいて、その認識《にんしき》を解《と》きほぐすこともあります。そして、ダイエットで生理《せいり》が止《と》まると骨《ほね》が弱《よわ》くなることを説明《せつめい》します。

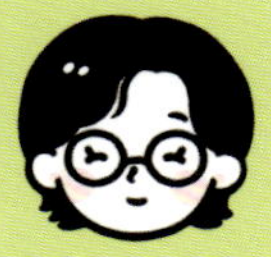

お医者《いしゃ》さんから一言《ひとこと》

もしも妊娠《にんしん》していた場合《ばあい》は、どうするか一緒《いっしょ》に考《かんが》えましょう。

10代《だい》でもなるかもしれない病気《びょうき》

卵巣《らんそう》のう腫《しゅ》

どんな病気《びょうき》？

卵巣《らんそう》が腫《は》れた状態《じょうたい》になる病気《びょうき》です。

どんな症状《しょうじょう》？

自覚症状《じかくしょうじょう》はほとんどありません。下腹部《かふくぶ》が腫《は》れる、卵巣《らんそう》がねじれてしまった場合《ばあい》は強《つよ》い痛《いた》みなどの症状《しょうじょう》が出《で》ます。

治療方法《ちりょうほうほう》は？

卵巣《らんそう》のう腫《しゅ》が小《ち》さいうちは様子《ようす》を見《み》ます。大《おお》きくなったりねじれたりした場合《ばあい》は手術《しゅじゅつ》をします。

子宮内膜症《しきゅうないまくしょう》

どんな病気《びょうき》？

子宮内膜《しきゅうないまく》に似《に》たものが、子宮以外《しきゅういがい》の部分《ぶぶん》にできて大《おお》きくなる病気《びょうき》です。

どんな症状《しょうじょう》？

多《おお》いのは生理痛《せいりつう》です。生理中以外《せいりちゅういがい》もおなかが痛《いた》くなることがあります。

治療方法《ちりょうほうほう》は？

ピルやホルモンの薬《くすり》を飲《の》みながら、定期的《ていきてき》に病院《びょういん》に行《い》きます。症状《しょうじょう》によっては手術《しゅじゅつ》をすることがあります。

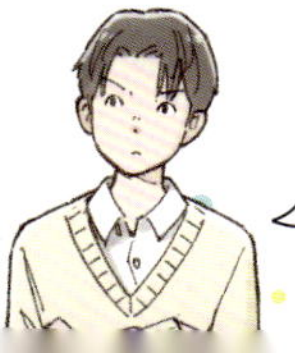

20代《だい》、30代《だい》になると、なる可能性《かのうせい》のある病気《びょうき》が増《ふ》えていくよね

生理《せいり》が順調《じゅんちょう》にきているか、自分《じぶん》で把握《はあく》していることがとても大切《たいせつ》。アプリなど活用《かつよう》してみよう

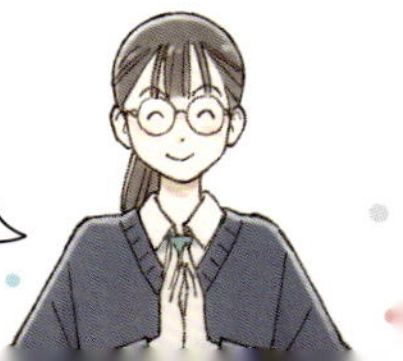

COLUMN

子宮頸《しきゅうけい》がんを防《ふせ》ぐHPV《エイチピーブイ》ワクチン

子宮《しきゅう》の入《い》り口《ぐち》を子宮頸部《しきゅうけいぶ》といい、そこにできるがんを子宮頸《しきゅうけい》がんといいます。
それを高《たか》い確率《かくりつ》で防《ふせ》ぐことができるHPV《エイチピーブイ》ワクチンがあります。

子宮頸《しきゅうけい》がんになる原因《げんいん》は?

子宮頸《しきゅうけい》がんの原因《げんいん》は、セックスなどでHPV《エイチピーブイ》(ヒトパピローマウイルス)に感染《かんせん》してしまうことです。

かかる人《ひと》
年間《ねんかん》で約《やく》
1.1万人《まんにん》

亡《な》くなる人《ひと》
年間《ねんかん》で約《やく》
2900人《にん》

HPV《エイチピーブイ》ワクチンの効果《こうか》
HPV《エイチピーブイ》の感染《かんせん》の
90%を防《ふせ》げる

ワクチンを打《う》つタイミング

小学《しょうがく》6年生《ねんせい》~高校《こうこう》1年生《ねんせい》までの女性《じょせい》は、公費《こうひ》(国《くに》が払《はら》ってくれるので無料《むりょう》)で接種《せっしゅ》できます。半年間《はんとしかん》かけて、ワクチンの種類《しゅるい》によって2回《かい》または3回《かい》打《う》ちます。高校《こうこう》1年生《ねんせい》をすぎても、自分《じぶん》でお金《かね》を払《はら》ってワクチンを打《う》つことができます。

HPVワクチンQ&A

Q 後遺症《こういしょう》は大丈夫《だいじょうぶ》?

A 心配《しんぱい》ないと言《い》えます。

注射《ちゅうしゃ》したところの一時的《いちじてき》な腫《は》れや痛《いた》みはあります。HPV《エイチピーブイ》ワクチンの後遺症《こういしょう》として、手足《てあし》のしびれなどを心配《しんぱい》する人《ひと》がいます。この症状《しょうじょう》は、ワクチンを打《う》っていない人《ひと》も、打《う》った人《ひと》と同《おな》じぐらいの割合《わりあい》でその症状《しょうじょう》が出《で》たという調査《ちょうさ》があります。つまり他《ほか》のワクチンと同《どう》程度《ていど》に心配《しんぱい》ないと言《い》えます。

Q 男性《だんせい》も接種《せっしゅ》したほうがいい?

A 自分《じぶん》のために接種《せっしゅ》するとよいでしょう。

HPV《エイチピーブイ》は中咽頭《ちゅういんとう》がんや肛門《こうもん》がん、陰茎《いんけい》がんなどの原因《げんいん》でもあります。自分《じぶん》の命《いのち》を守《まも》るためにワクチンを打《う》つとよいでしょう。接種《せっしゅ》により、パートナーをHPV《エイチピーブイ》に感染《かんせん》させないメリットも生《う》まれます。

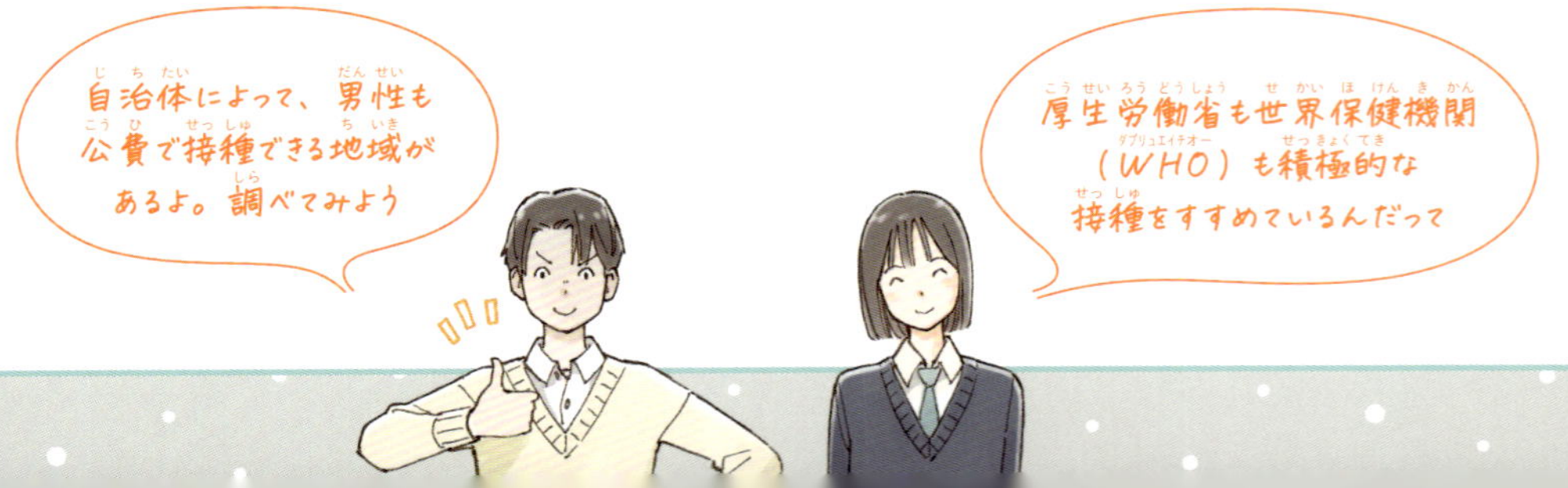
自治体《じちたい》によって、男性《だんせい》も公費《こうひ》で接種《せっしゅ》できる地域《ちいき》があるよ。調《しら》べてみよう
厚生労働省《こうせいろうどうしょう》も世界保健機関《せかいほけんきかん》(WHO《ダブリュエイチオー》)も積極的《せっきょくてき》な接種《せっしゅ》をすすめているんだって

CHAPTER 3

第《だい》3章《しょう》

生《せい》理《り》のときのコミュニケーション

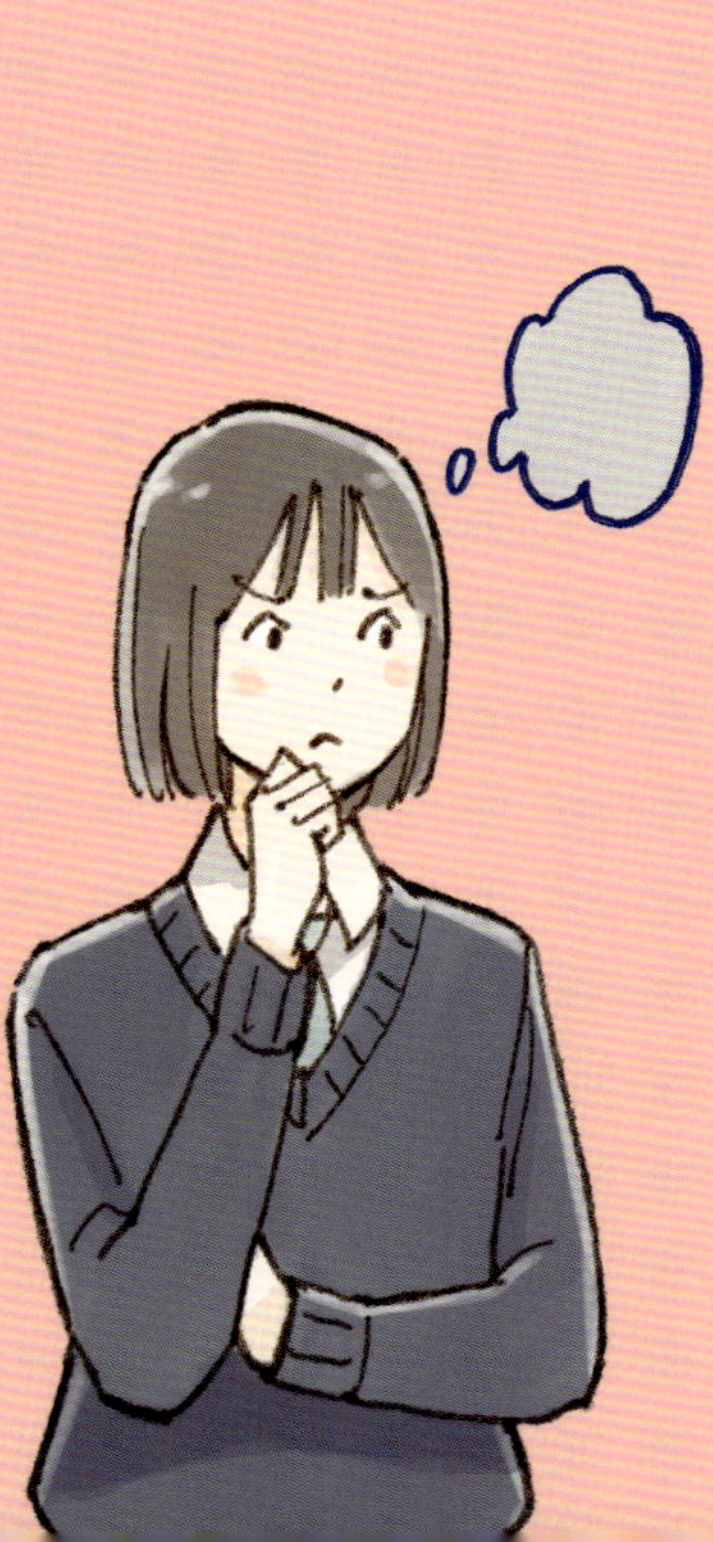

二《に》週間《しゅうかん》後《ご》
蓮《れん》、買《か》い物《もの》頼《たの》める？
あ、うん
姉《ねえ》ちゃん生理痛《せいりつう》なのかな……
ただいま
蓮《れん》ありがとう
……
姉《ねえ》ちゃんの生理痛《せいりつう》って重《おも》いの？
急《きゅう》にどうしたの？直接《ちょくせつ》聞《き》いてみたら？

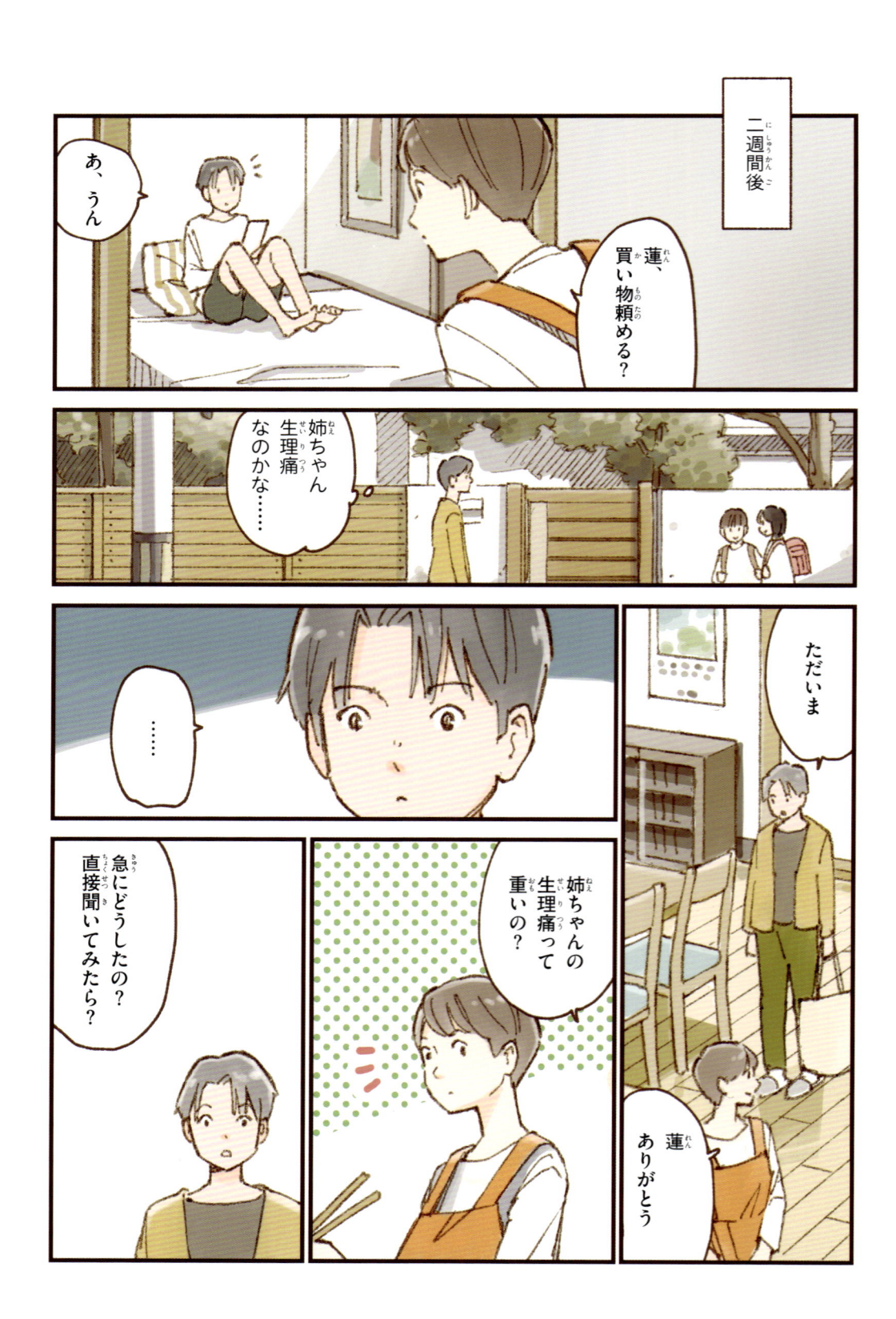

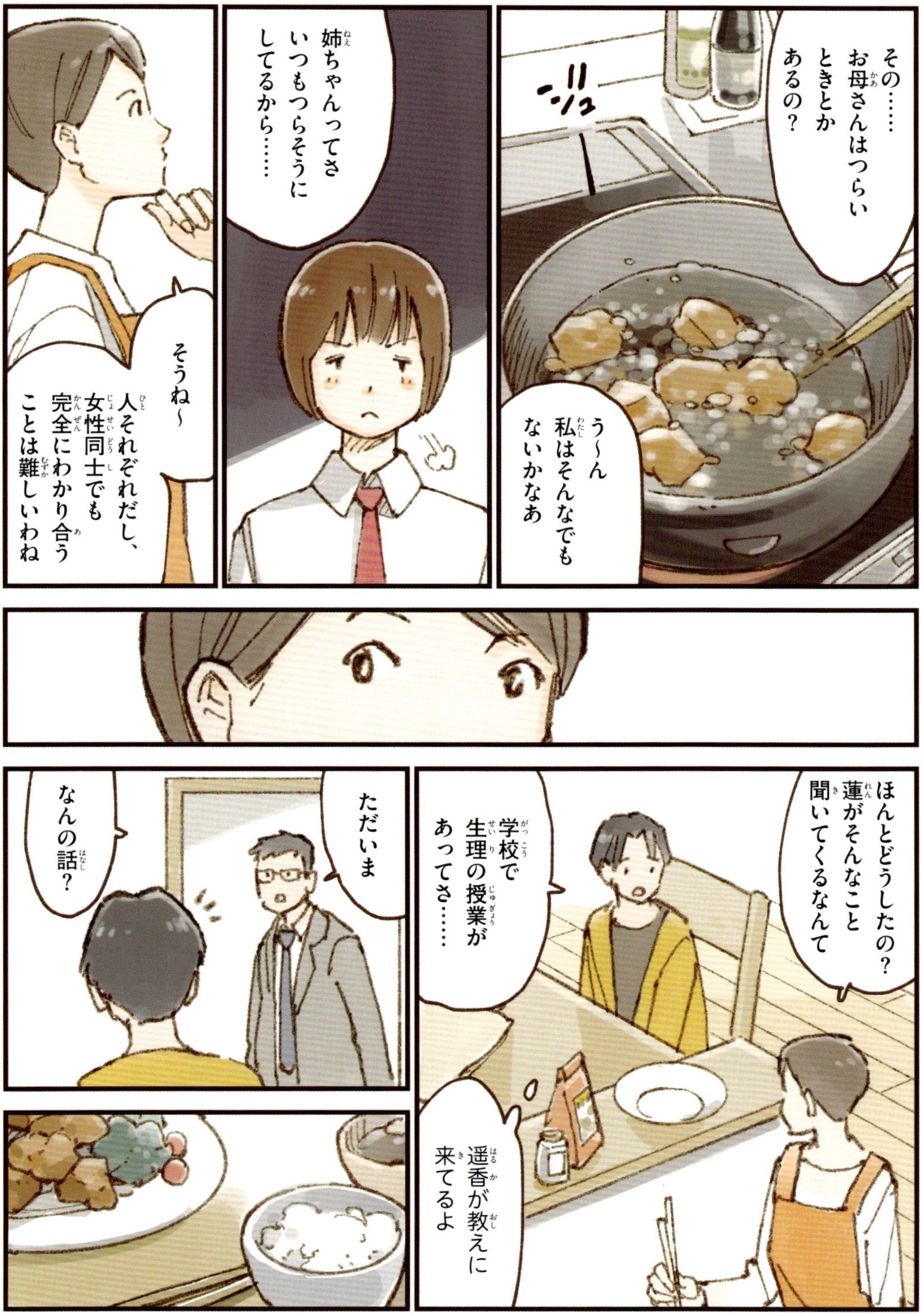
その……お母《かあ》さんはつらいときとかあるの？
う〜ん 私《わたし》はそんなでもないかなあ
姉《ねえ》ちゃんってさ いつもつらそうにしてるから……
そうね〜
人《ひと》それぞれだし、女性同士《じょせいどうし》でも完全《かんぜん》にわかり合《あ》うことは難《むずか》しいわね
ほんとどうしたの？ 蓮《れん》がそんなこと聞《き》いてくるなんて
学校《がっこう》で生理《せいり》の授業《じゅぎょう》があってさ……
遥香《はるか》が教《おし》えに来《き》てるよ
ただいま
なんの話《はなし》？

なるほどね たしかに 大切《たいせつ》な話《はなし》だ
父《とう》さんは会社《かいしゃ》で 課長《かちょう》なんだよね
やっぱり 部下《ぶか》の女性《じょせい》の人《ひと》に 生理痛《せいりつう》が重《おも》い人《ひと》って いるの？
そうだなあ…… おおっぴらには 生理痛《せいりつう》とは 言《い》わないが
休《やす》みがちな人《ひと》は いるな
会社《かいしゃ》でも女性《じょせい》が増《ふ》えているから 配慮《はいりょ》していかなきゃと 思《おも》っているよ
男《おとこ》だから関係《かんけい》ない、 じゃなくて
ひとりの人間《にんげん》として 隣《となり》の人《ひと》を知《し》ろうと することが 大切《たいせつ》だと思《おも》うんだ
ところで お姉《ねえ》ちゃんは？ 具合《ぐあい》でも悪《わる》いのか？
まさに おなかが痛《いた》くて 部屋《へや》で寝《ね》ているわ

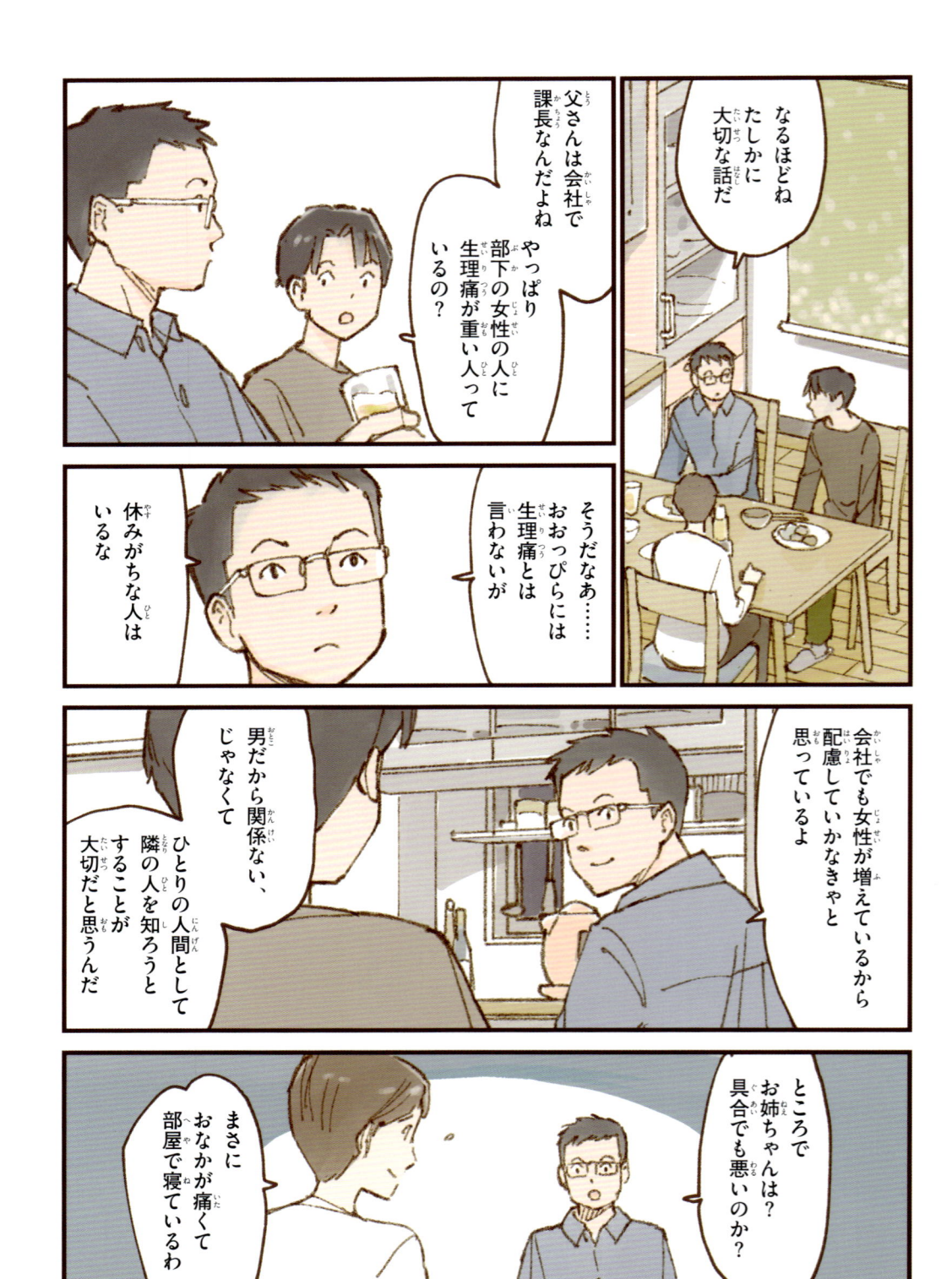

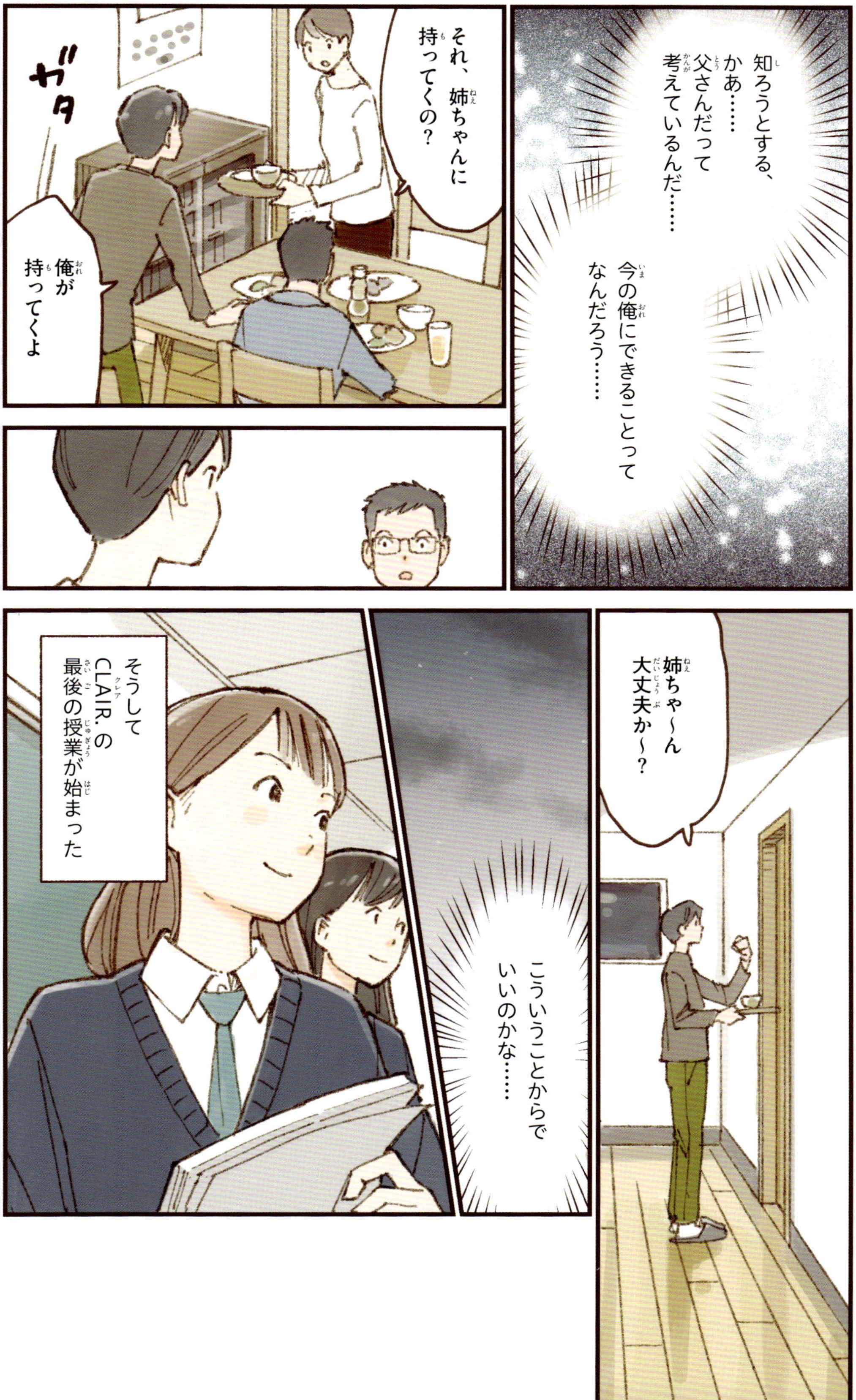
知《し》ろうとする、かあ……
父《とう》さんだって考《かんが》えているんだ……
今《いま》の俺《おれ》にできることってなんだろう……
それ、姉《ねえ》ちゃんに持《も》ってくの？
ガタ
俺《おれ》が持《も》ってくよ
姉《ねえ》ちゃ～ん大丈夫《だいじょうぶ》か～？
こういうことからでいいのかな……
そうしてCLAIR.《クレア》の最後《さいご》の授業《じゅぎょう》が始《はじ》まった

生《せい》理《り》のときは、どんな気《き》づかいをしてほしい？

生理《せいり》の不調《ふちょう》は人《ひと》それぞれ。そして、生理《せいり》のときにしてほしいことも人《ひと》それぞれです。でも、みんなにアンケートを取《と》ってみたら、みんなの「してほしいこと」は似《に》ていることがわかりました。

Q

中学生《ちゅうがくせい》の妹《いもうと》がソファで横《よこ》になっています。どうやら生理痛《せいりつう》で体調《たいちょう》が悪《わる》いようです。あなたなら、次《つぎ》のうちどれを渡《わた》しますか？

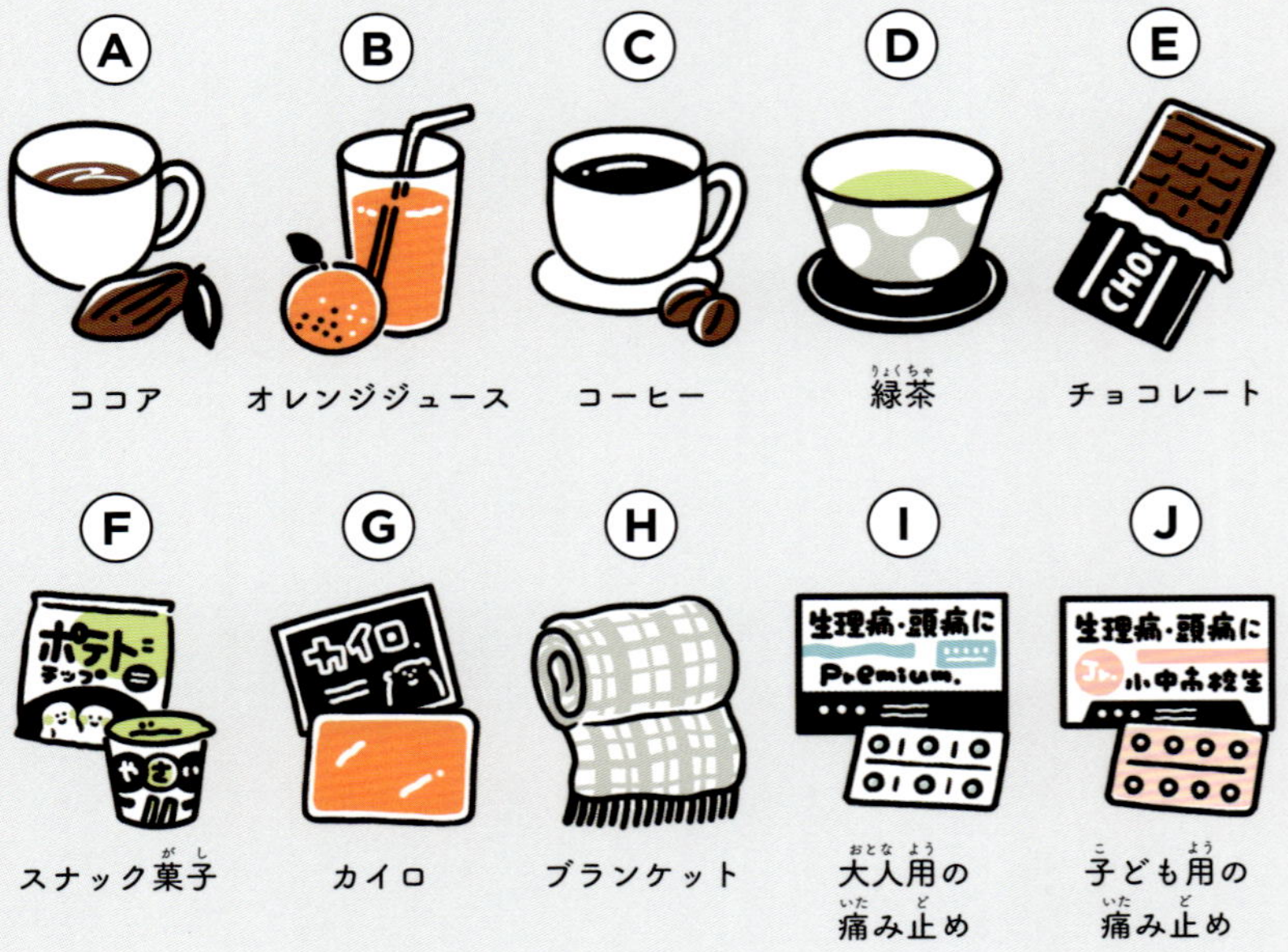
Ⓐ ココア
Ⓑ オレンジジュース
Ⓒ コーヒー
Ⓓ 緑茶《りょくちゃ》
Ⓔ チョコレート
CHO
Ⓕ スナック菓子《がし》
Ⓖ カイロ
カイロ
Ⓗ ブランケット
Ⓘ 大人用《おとなよう》の痛《いた》み止《ど》め
生理痛・頭痛に
Premium.
Ⓙ 子《こ》ども用《よう》の痛《いた》み止《ど》め
生理痛・頭痛に
小中高校生

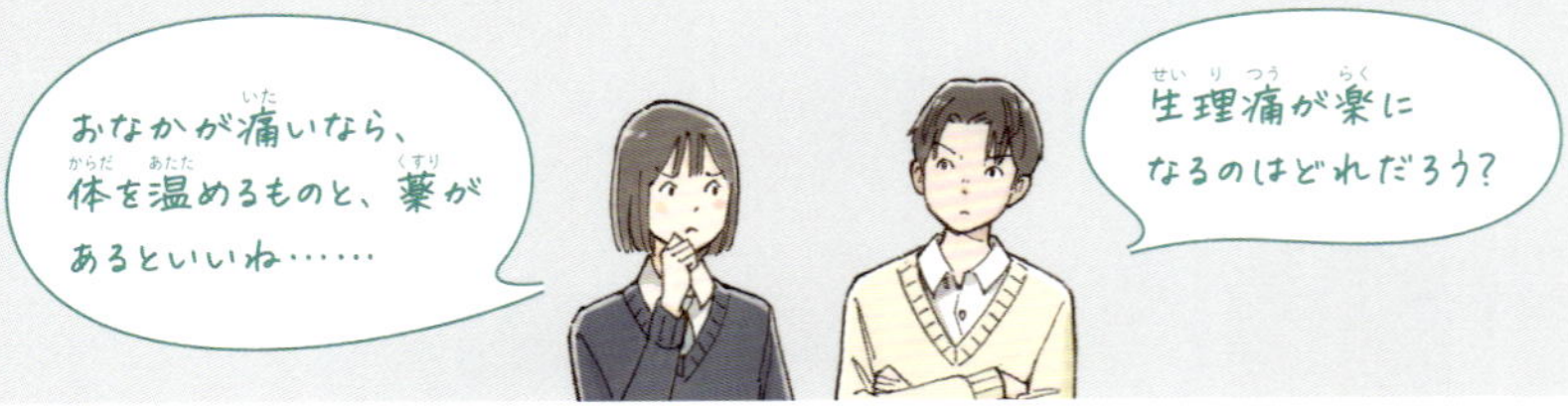
おなかが痛《いた》いなら、体《からだ》を温《あたた》めるものと、薬《くすり》があるといいね……
生理痛《せいりつう》が楽《らく》になるのはどれだろう？

A

どれを選《えら》んでも間違《まちが》いではありません。だけど……

Ⓐココア　Ⓖカイロ　Ⓗブランケット

Ⓙ子《こ》ども用《よう》の痛《いた》み止《ど》め を渡《わた》すとよりいいでしょう。

Ⓐのココアには血管《けっかん》を広《ひろ》げるポリフェノールが含《ふく》まれています。血《ち》のめぐりがよくなると、体《からだ》の冷《ひ》えが改善《かいぜん》されます。Ⓔのチョコレートにもポリフェノールが含《ふく》まれていますが、砂糖《さとう》や脂肪分《しぼうぶん》の量《りょう》が多《おお》いため、生理中《せいりちゅう》は控《ひか》えるようにしましょう。Ⓖのカイロ、Ⓗのブランケットなど、体《からだ》を温《あたた》めるアイテムもいいでしょう。Ⓙの薬《くすり》は、子《こ》どもも飲《の》めるものを選《えら》びましょう。でも、生理痛《せいりつう》のときに何《なに》がほしいと思《おも》うかは人《ひと》それぞれです。「何《なに》がほしい？」と直接《ちょくせつ》聞《き》いてみるのもいいですね。

みんなに聞《き》いた
生理《せいり》のときのアレコレ

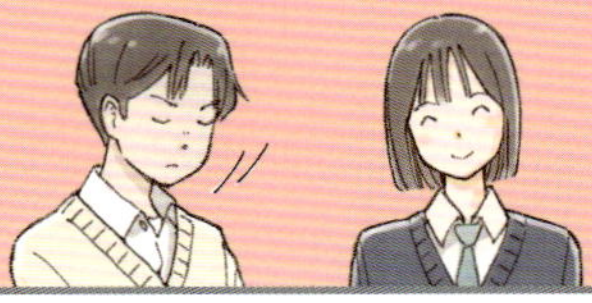

Q 「生理《せいり》がつらい」と人《ひと》に話《はな》したとき、どんな返事《へんじ》をもらえるとうれしいですか？

- 大丈夫《だいじょうぶ》？　薬《くすり》いる？
- つらいよね、わかるよ。
- ゆっくりしててね。
- 一緒《いっしょ》に保健室《ほけんしつ》に行《い》こう。

Q 生理中《せいりちゅう》にしてもらってうれしかったことはなんですか？

- 飲《の》み物《もの》を持《も》ってきてくれたり、背中《せなか》をさすってくれたりした。
- 「大丈夫《だいじょうぶ》？」と心配《しんぱい》してくれた。
- 気持《きも》ちが沈《しず》みやすいので、お母《かあ》さんが夜《よる》ご飯《はん》やお弁当《べんとう》に私《わたし》の好《す》きなおかずをいっぱい作《つく》ってくれること。いつも以上《いじょう》にすっごくうれしいし頑張《がんば》ろうって思《おも》える。

Q 生理《せいり》の人《ひと》がいたときに、何《なに》かしてあげたことはありますか？

- 「温《あたた》かい飲《の》み物《もの》でも飲《の》む？」と聞《き》いて、準備《じゅんび》をした。
- 痛《いた》み止《ど》めを買《か》いに行《い》った。
- 「大丈夫《だいじょうぶ》？」「無理《むり》しないでね」と声《こえ》をかける。
- 身《み》の回《まわ》りのことをするなど、自分《じぶん》ができることは積極的《せっきょくてき》にやっている。
- 部屋《へや》の温度《おんど》を、生理《せいり》でつらい人《ひと》に合《あ》わせている。
- そっとしておいてあげる。
- 荷物《にもつ》を持《も》ってあげる。

Q 生理《せいり》のときにつらかったことはなんですか？

- 生理痛《せいりつう》がひどかったけど、顧問《こもん》の先生《せんせい》や部活《ぶかつ》の仲間《なかま》に言《い》えなかった。
- イライラして、家族《かぞく》や友達《ともだち》に八《や》つ当《あ》たりしちゃった。
- タンポンを知《し》らなかったので、家族《かぞく》旅行《りょこう》で私《わたし》だけプールに入《はい》れなかった。

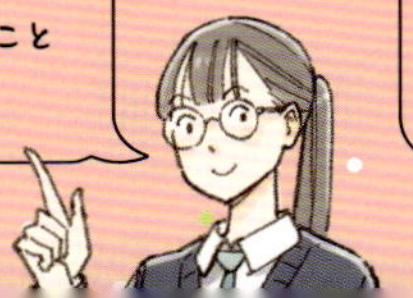
生理《せいり》だからといって恥《は》ずかしがらなくて大丈夫《だいじょうぶ》。ちょっとしたことでも周《まわ》りに話《はな》せば、楽《らく》になることもあるよ

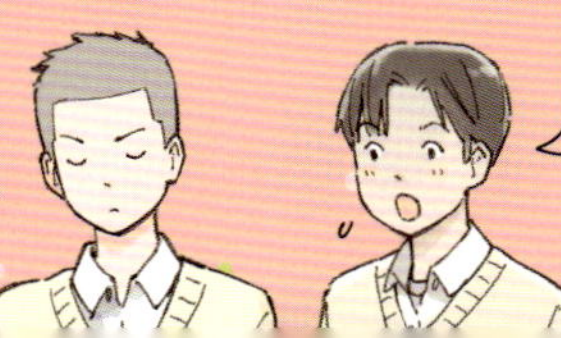
僕《ぼく》だっていつも元気《げんき》なわけじゃないし、具合《ぐあい》が悪《わる》くなるのはお互《たが》い様《さま》だよね
周《まわ》りから見《み》たらわからなくても、がまんしている人《ひと》もいるのかもしれない

生理《せいり》でつらいときは周《まわ》りに伝《つた》えてみよう

「生理《せいり》のつらさは人《ひと》に言《い》いづらい」「つらくてもちょっとがまんすればいい」と考《かんが》える人《ひと》は多《おお》いでしょう。でも、周《まわ》りに相談《そうだん》することで楽《らく》になるかもしれません。

Q1

あなたは生理《せいり》でつらいとき、家族以外《かぞくいがい》の誰《だれ》かに話《はな》すことができますか？

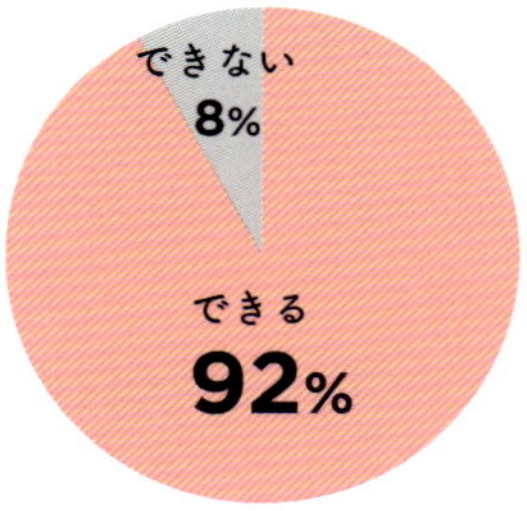
できない
8%
できる
92%

Q2

それは誰《だれ》ですか？

（複数回答可《ふくすうかいとうか》）

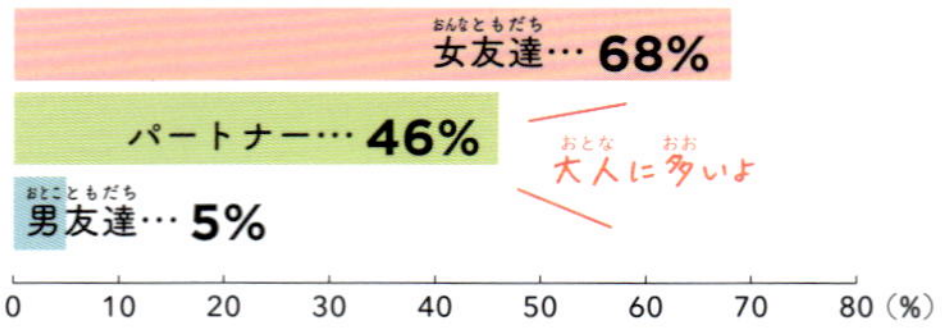
女友達《おんなともだち》… 68%
パートナー… 46%
男友達《おとこともだち》… 5%
大人《おとな》に多《おお》いよ
0
10
20
30
40
50
60
70
80（%）

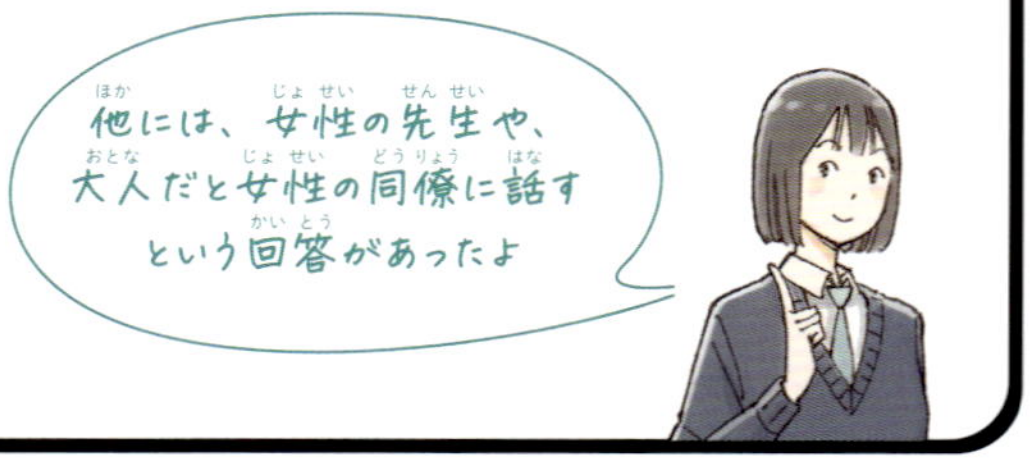
他《ほか》には、女性《じょせい》の先生《せんせい》や、大人《おとな》だと女性《じょせい》の同僚《どうりょう》に話《はな》すという回答《かいとう》があったよ

生理《せいり》がつらいことは、女性《じょせい》のほとんどが同《おな》じように抱《かか》えている悩《なや》みです。だから、生理《せいり》がつらかったら周《まわ》りの人《ひと》に伝《つた》えて大丈夫《だいじょうぶ》です。周《まわ》りに伝《つた》えることで、解決策《かいけつさく》が見《み》つかったり、気持《きも》ちが楽《らく》になったりするかもしれません。周《まわ》りの人《ひと》にとっても、あなたが生理《せいり》でつらいとわかったほうが、サポートがしやすくなります。そしてこれは男性《だんせい》でも同《おな》じです。男女関係《だんじょかんけい》なく、生理《せいり》かどうかも関係《かんけい》なく、体調《たいちょう》が悪《わる》かったら周《まわ》りに伝《つた》えてみてください。体調《たいちょう》が悪《わる》い人《ひと》がいたらみんなでサポートしてあげましょう。

先生《せんせい》とみんなに聞《き》いた 生理《せいり》のとき、学校《がっこう》でどう伝《つた》える？

Q 生理《せいり》がきたことを先生《せんせい》に伝《つた》えるのが恥《は》ずかしい……どう言《い》えばいい？

先生：おなかが痛《いた》い、体調《たいちょう》が悪《わる》いと言《い》ってくれればOK《オーケー》

みんな：私《わたし》は、「女《おんな》の子《こ》のあれがきました」って言《い》っているよ～

Q 他《ほか》の人《ひと》に話《はなし》が広《ひろ》まらない？

先生：他《ほか》の人《ひと》には言《い》いません

みんな：私《わたし》は誰《だれ》にも言《い》わないでおいてくださいって念《ねん》押《お》ししているよ

Q 顧問《こもん》が男《おとこ》の先生《せんせい》で言《い》いづらいときは？

先生：担任《たんにん》や保健室《ほけんしつ》の先生《せんせい》に伝《つた》えてくれればOK《オーケー》です

みんな：私《わたし》は顧問《こもん》じゃなくて女性《じょせい》のコーチに言《い》うようにしているよ

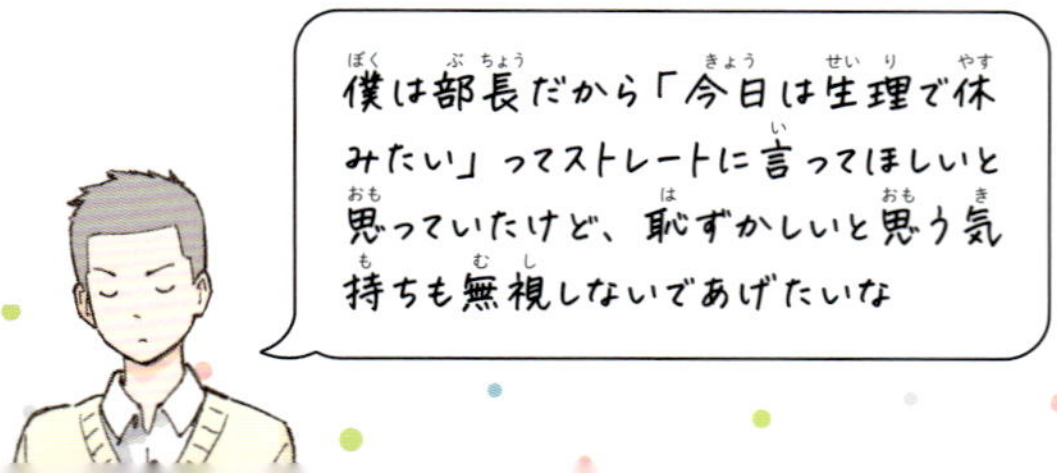
僕《ぼく》は部長《ぶちょう》だから「今日《きょう》は生理《せいり》で休《やす》みたい」ってストレートに言《い》ってほしいと思《おも》っていたけど、恥《は》ずかしいと思《おも》う気持《きも》ちも無視《むし》しないであげたいな

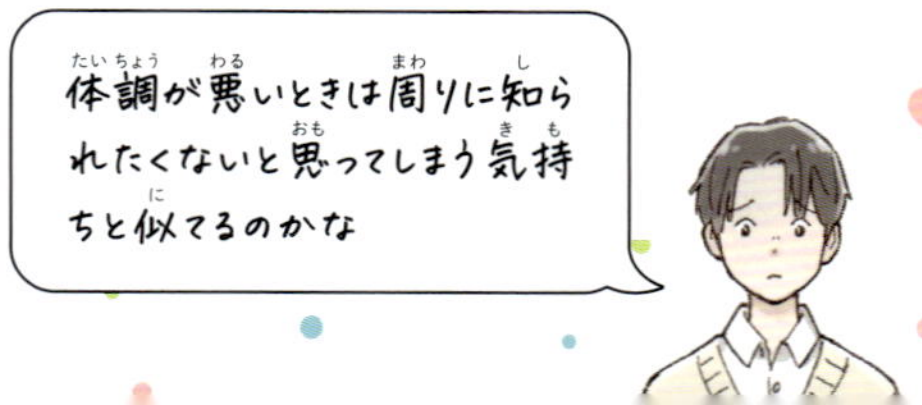
体調《たいちょう》が悪《わる》いときは周《まわ》りに知《し》られたくないと思《おも》ってしまう気持《きも》ちと似《に》てるのかな

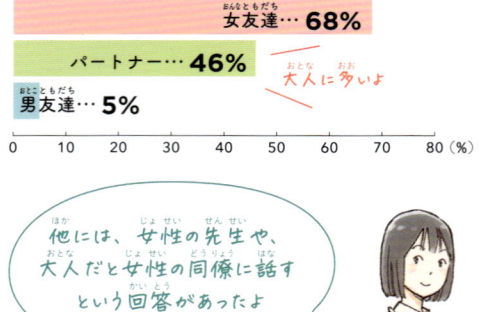

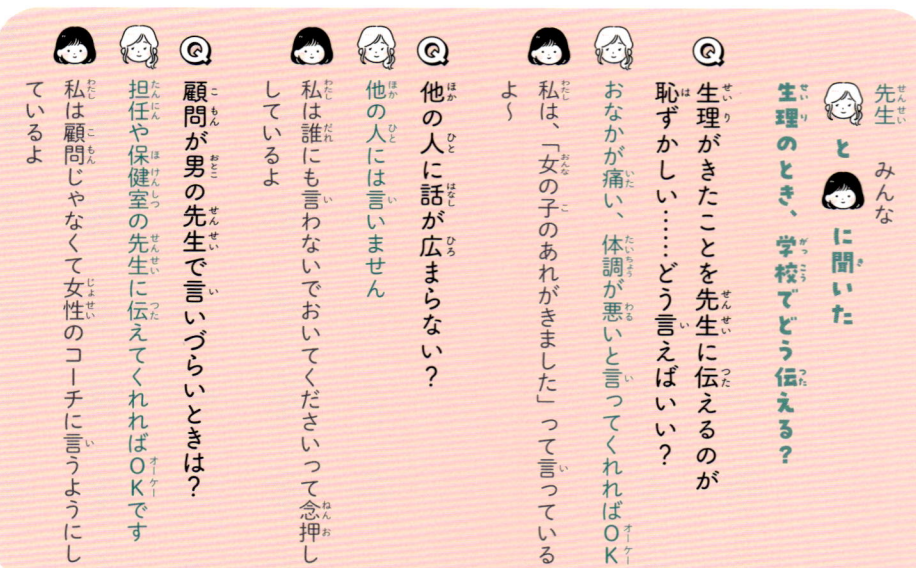

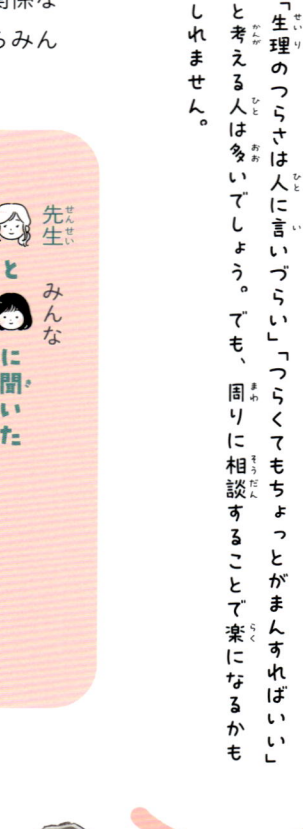

みんなはどんな毎日《まいにち》を送《おく》っているの？

生理《せいり》やPMS《ピーエムエス》の時期《じき》は、心《こころ》も体《からだ》もいつもと違《ちが》います。
みんなはどんな工夫《くふう》をしているのか、聞《き》いてみました。

人《ひと》との関《かか》わり方《かた》で気《き》をつけていること

自分《じぶん》からはあまり人《ひと》に話《はな》しかけないようにしてる。

生理痛《せいりつう》がつらいときは、それを素直《すなお》に伝《つた》えている。

気分《きぶん》に波《なみ》があるから、強《つよ》い口調《くちょう》で返《かえ》さないように気《き》をつけてます。

イライラして八《や》つ当《あ》たりしちゃうから、なるべく人《ひと》に会《あ》わないようにしているよ。

女性《じょせい》には「生理《せいり》だからイライラしてるかも」、家族《かぞく》には「今生理《いませいり》だからいろいろ大目《おおめ》に見《み》てね」と前《まえ》もって言《い》っておくよ。

生理《せいり》のときの過《す》ごし方《かた》

薬《くすり》を飲《の》んで、あったかくして寝《ね》る！

生理痛《せいりつう》がきそうだと思《おも》ったら、薬《くすり》を飲《の》むよ。

激《はげ》しい運動《うんどう》はしないようにしています。

家《いえ》でゆっくり過《す》ごしてます。なるべく予定《よてい》を入《い》れないようにしているかな。

何《なに》もしないで過《す》ごす。そして、何《なに》もしないからって落《お》ち込《こ》まない！

少《すこ》し体《からだ》を動《うご》かすほうが楽《らく》になるから、散歩《さんぽ》に出《で》かけます。

受験《じゅけん》の日《ひ》と生理《せいり》が重《かさ》なってしまったら

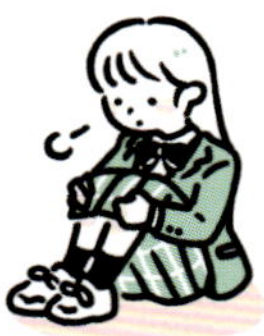

受験日《じゅけんび》と生理《せいり》が重《かさ》なってしまった場《ば》合《あい》、追試《ついし》が受《う》けられる可能性《かのうせい》があります。大学入学共通《だいがくにゅうがくきょうつう》テストなら、次《つぎ》の手続《てつづ》きを行《おこな》ってください。

1. 受験票《じゅけんひょう》に書《か》かれている「問《と》い合《あ》わせ大学《だいがく》」（試験会場《しけんかいじょう》）に電話《でんわ》をして、追試《ついし》を受《う》けたいことを伝《つた》える。
2. 病院《びょういん》へ行《い》って、お医者《いしゃ》さんから診断書《しんだんしょ》（お医者《いしゃ》さんが患者《かんじゃ》さんの病名《びょうめい》や症状《しょうじょう》を書《か》いた紙《かみ》）をもらう。
3. 受験票《じゅけんひょう》と診断書《しんだんしょ》を問《と》い合《あ》わせ大《だい》学《がく》に提出《ていしゅつ》する。

高校入試《こうこうにゅうし》でも、生理《せいり》が理由《りゆう》で追試《ついし》が受《う》けられるように、文部科学省《もんぶかがくしょう》は対《たい》応《おう》を促《うなが》しています。学校《がっこう》によって対《たい》応《おう》が違《ちが》うこともあるので、早《はや》めに確《かく》認《にん》しておくとよいでしょう。

大人《おとな》になってからのコミュニケーション

大人《おとな》になっても生理《せいり》はあります。そして、大人《おとな》になればいろいろな関係《かんけい》性《せい》の人《ひと》との付《つ》き合《あ》いが生《う》まれます。生理《せいり》について、周《まわ》りとどう話《はな》していけばいいのでしょうか。

会《かい》社《しゃ》でのコミュニケーション

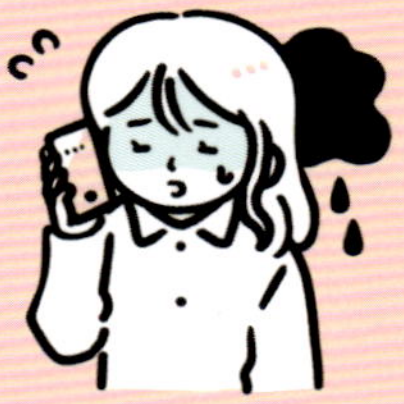

上司《じょうし》と部下《ぶか》

上司《じょうし》から「生理休暇《せいりきゅうか》が取《と》れます」「休《きゅう》憩室《けいしつ》で休《やす》めます」など、生理《せいり》でつらいときはどうしたらいいかを教《おし》えるとよいでしょう。生理休暇《せいりきゅうか》とは、生《せい》理痛《りつう》などでつらいときに会社《かいしゃ》を休《やす》める制度《せいど》です。

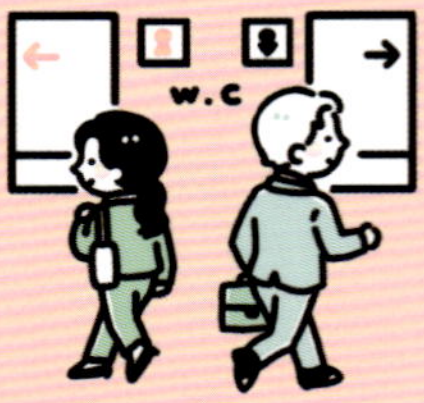

同僚《どうりょう》や仲間《なかま》

長《なが》い時間《じかん》の会議《かいぎ》や外出《がいしゅつ》のときは、みんながゆっくりトイレに行《い》けるような休憩時間《きゅうけいじかん》を作《つく》りましょう。大事《だいじ》な仕事《しごと》の日《ひ》と生理《せいり》のタイミングが重《かさ》なりそうなら、事前《じぜん》に周《まわ》りに伝《つた》えておくのもいいでしょう。

体調《たいちょう》が悪《わる》い人《ひと》がいたら、生理《せいり》も男女《だんじょ》も関係《かんけい》なくフォローし合《あ》えたらいいよね

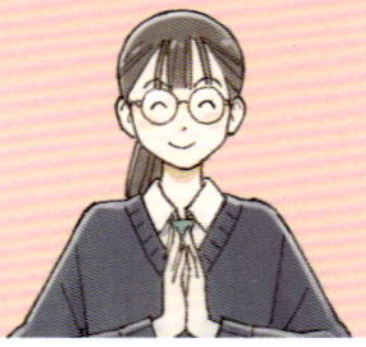

子《こ》どもと関《かか》わる仕事《しごと》で

子《こ》どもとのコミュニケーション

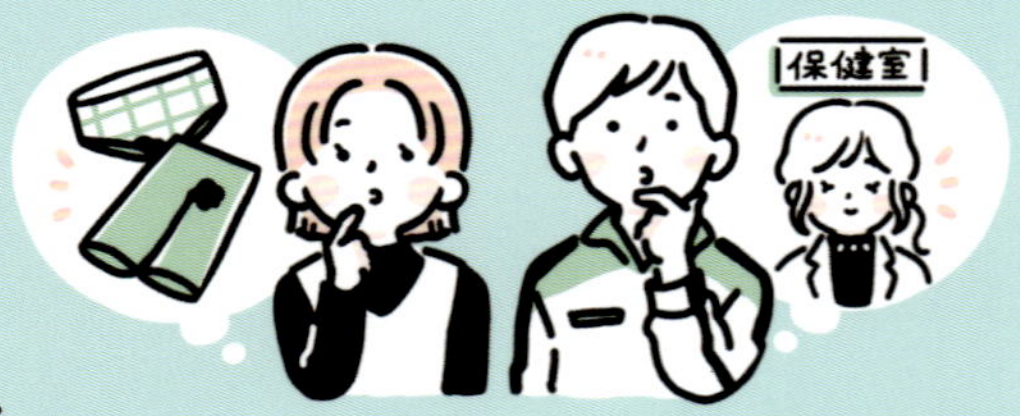

あなたが女性《じょせい》なら…

子《こ》どもに「生理痛《せいりつう》でつらいときがあった」「生理《せいり》でズボンを汚《よご》しちゃったことがある」など、体験談《たいけんだん》を話《はな》しながら対処方法《たいしょほうほう》を教《おし》えてあげてください。子《こ》どもは「大人《おとな》も失敗《しっぱい》を乗《の》りこえてきたんだな」と安心《あんしん》するはずです。

あなたが男性《だんせい》なら…

子《こ》どもに「生理《せいり》でつらいときは僕《ぼく》に言《い》ってくれてもいいけど、言《い》いづらいときは他《ほか》のクラスの先生《せんせい》や保健室《ほけんしつ》の先生《せんせい》に言《い》っていいんだよ」と、自《じ》分以外《ぶんいがい》の相談先《そうだんさき》を示《しめ》してあげてください。

お母《かあ》さんの会社《かいしゃ》では、生理休暇《せいりきゅうか》がヘルスケア休暇《きゅうか》という制度《せいど》に変《か》わったんだって。自分《じぶん》の体《からだ》の健康《けんこう》のために、誰《だれ》でも会社《かいしゃ》を休《やす》めるんだ

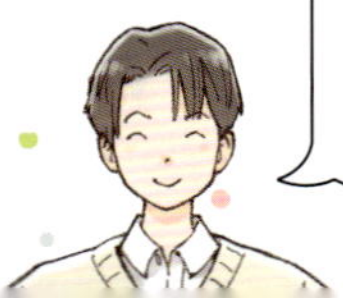

私《わたし》たち学生《がくせい》も生理休暇《せいりきゅうか》がほしい！　どうしてないのか、みんなで考《かんが》えてみたいな

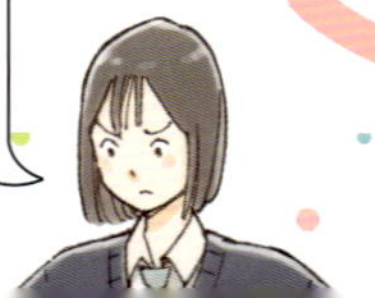

家族《かぞく》やパートナーとのコミュニケーション

生理《せいり》の周期《しゅうき》を共有《きょうゆう》するとよいでしょう。旅行《りょこう》やデートの内容《ないよう》を相談《そうだん》しやすくなり、体調《たいちょう》がいいときをねらって楽《たの》しいイベントに出《で》かけられます。

女性《じょせい》の家族《かぞく》が多《おお》いなら、トイレにカレンダーを貼《は》って、それぞれ自分《じぶん》の生理《せいり》がきた日《ひ》を書《か》いておくのもおすすめです。PMS《ピーエムエス》のタイミングもわかるので、周《まわ》りも気《き》づかいがしやすくなります。

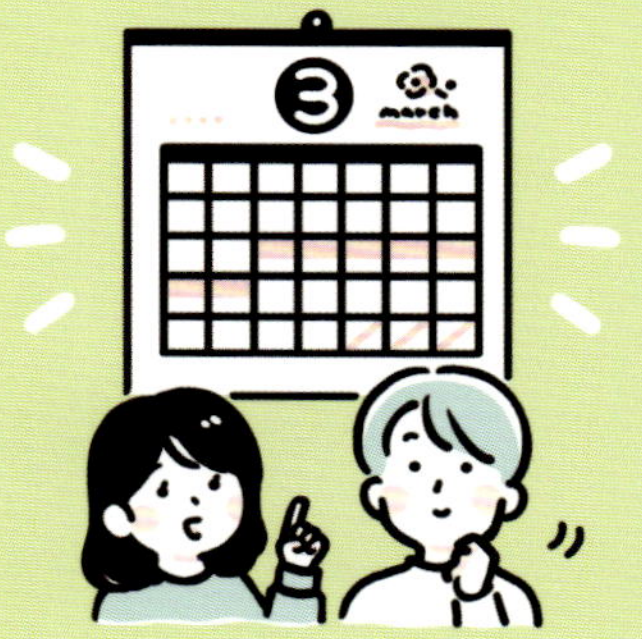

大人《おとな》もこんな失敗《しっぱい》しちゃってます

大人《おとな》でも、生理《せいり》についてのコミュニケーションは難《むずか》しいもの。
どうしたらよかったのか一緒《いっしょ》に考《かんが》えてみましょう。

女性《じょせい》が生理中《せいりちゅう》かどうかを考《かんが》えることなく、仕事《しごと》や家事《かじ》の予定《よてい》について話《はなし》を進《すす》めてしまいました。
（68歳男性《さいだんせい》）

生理前《せいりまえ》のイライラに気《き》づけず、度々《たびたび》妻《つま》とけんかしてしまいました。
（41歳男性《さいだんせい》）

生理前《せいりまえ》に眠《ねむ》くなるが、寝《ね》たいときに寝《ね》られないので家族《かぞく》に八《や》つ当《あ》たり。
（50歳女性《さいじょせい》）

生理《せいり》でつらそうにしているのに、理解《りかい》がなく、共感《きょうかん》できず、つらさに対《たい》する理解《りかい》を示《しめ》せなかった。
（45歳男性《さいだんせい》）

娘《むすめ》の反抗期《はんこうき》のときに生理《せいり》のイライラで大《おお》げんかしてしまった。
（49歳女性《さいじょせい》）

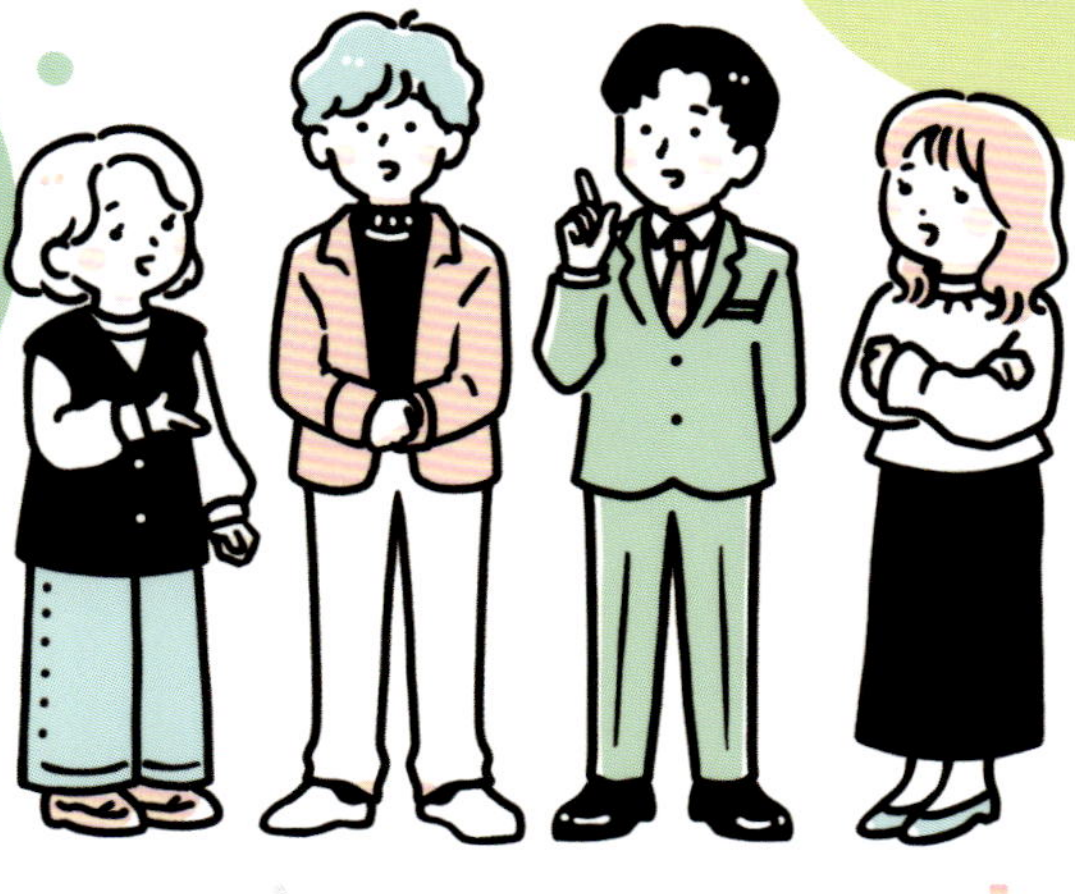

もしあなたが女《おんな》の子《こ》の親《おや》になったら

自分《じぶん》が親《おや》になるとしたら、子《こ》どもとどのように生理《せいり》について話《はな》せばよいのでしょうか。お母《かあ》さんとお父《とう》さん、どちらにとっても同《おな》じくらい大切《たいせつ》なことを教《おし》えます。

生理《せいり》について、何《なに》をどう話《はな》す？

生理《せいり》の話《はなし》は ポジティブに

生理《せいり》をポジティブに捉《とら》えられるような声《こえ》かけをしましょう。「健康《けんこう》に成長《せいちょう》して大人《おとな》になっているということ。うれしいことなんだよ」などです。

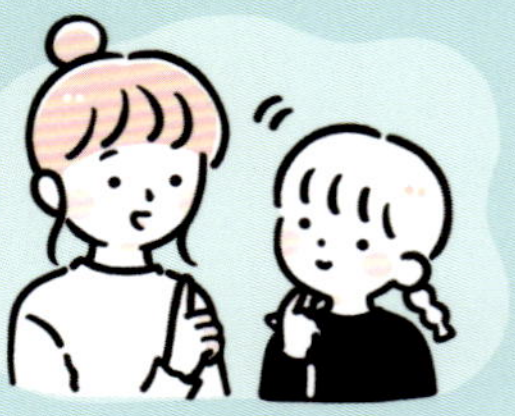

初経《しょけい》のサインがきたら 生理《せいり》について教《おし》える

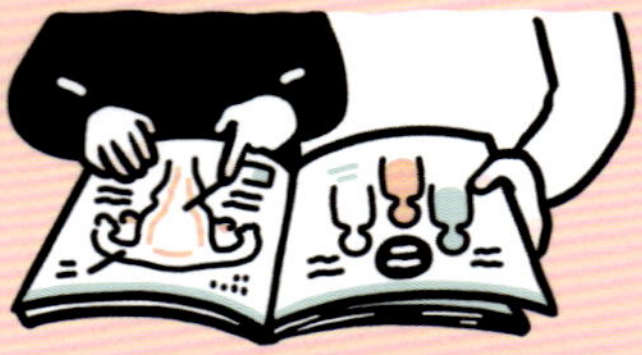

初経《しょけい》のサイン（⇒27ページ）に気《き》づいたら、生理《せいり》について教《おし》えましょう。生理《せいり》の本《ほん》を一緒《いっしょ》に読《よ》んで親子《おやこ》で学《まな》ぶのもいいですね。生理《せいり》について話《はな》したことがあれば、子《こ》どもは初経《しょけい》がきたときに、親《おや》に報告《ほうこく》しやすくなるはずです。

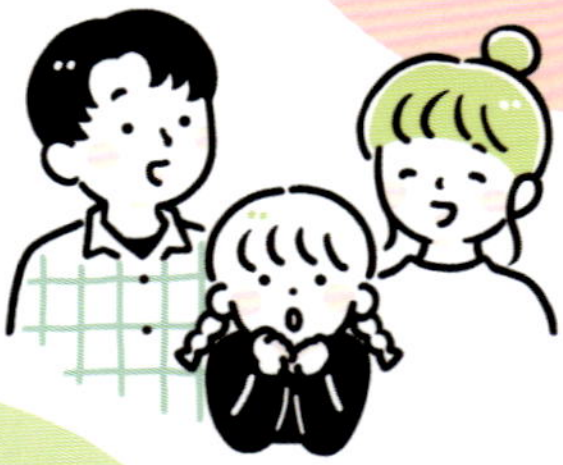

ななめの関係《かんけい》の 大人《おとな》を用意《ようい》する

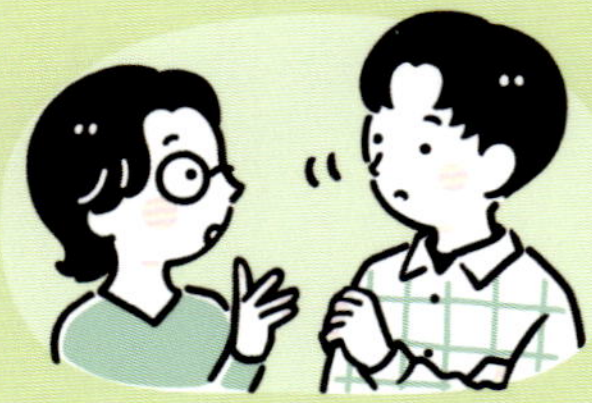

シングルファザーなら、いとこのお姉《ねえ》さん、叔母《おば》、保健室《ほけんしつ》の先生《せんせい》などに「子《こ》どもに生理《せいり》がきたら相談《そうだん》に乗《の》ってあげてほしい」と伝《つた》えて、そのことを子《こ》どもにも教《おし》えましょう。子《こ》どもにとって「ななめの関《かん》係《けい》」となる大人《おとな》を頼《たよ》るのです。

家庭《かてい》ごとの関係《かんけい》を 大切《たいせつ》に

「親子《おやこ》だからこうすべき」と思《おも》いすぎないでください。子《こ》どもの気持《きも》ちや関係性《かんけいせい》を大切《たいせつ》にして、無理《むり》のないコミュニケーションを取《と》りましょう。

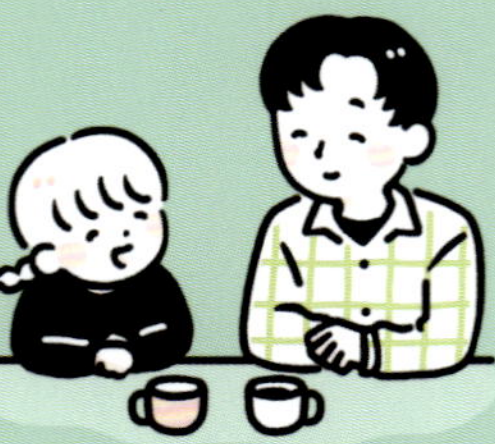

親《おや》から娘《むすめ》に伝《つた》えること

1 生理用品《せいりようひん》の使《つか》い方《かた》

まずはナプキンの使《つか》い方《かた》を教《おし》えます。慣《な》れてきたら、自分《じぶん》に合《あ》ったナプキンを自分《じぶん》で選《えら》べるようになるとよいでしょう。

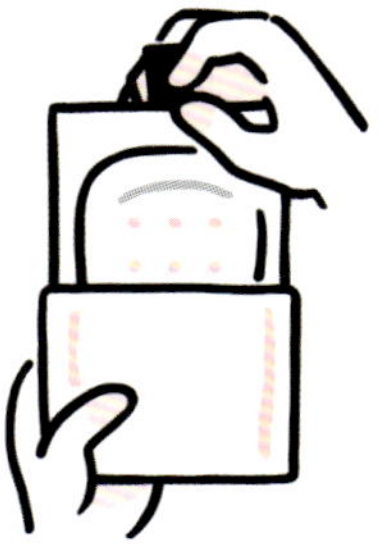

2 サニタリーボックスの使《つか》い方《かた》

使《つか》い終《お》わったナプキンは、トイレの個室《こしつ》に置《お》いてあるサニタリーボックス（生理用品《せいりようひん》を捨《す》てるゴミ箱《ばこ》）に捨《す》てます。トイレに流《なが》してはいけません。

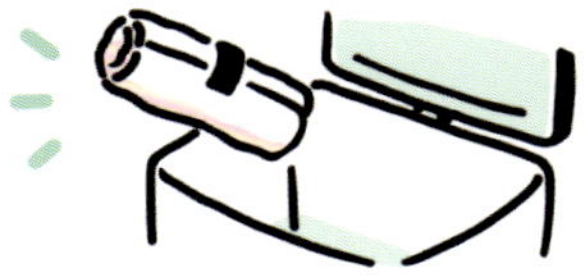

3 学校《がっこう》で困《こま》ったことがあったら保健室《ほけんしつ》に行《い》く

保健室《ほけんしつ》にはナプキンがあります。突然生理《とつぜんせいり》がきたり、生理痛《せいりつう》がひどくなったりしたら、保《ほ》健室《けんしつ》に行《い》くように教《おし》えます。

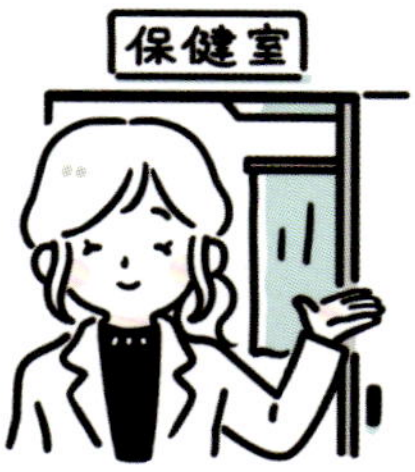

4 つらいときはがまんしない

生理痛《せいりつう》がつらいときは、がまんせずに薬《くすり》を飲《の》みましょう。PMS《ピーエムエス》でつらいときも、言《い》いやすい大人《おとな》に相《そう》談《だん》するように教《おし》えます。痛《いた》み止《ど》めは持《も》ち歩《ある》いておくとよいでしょう。

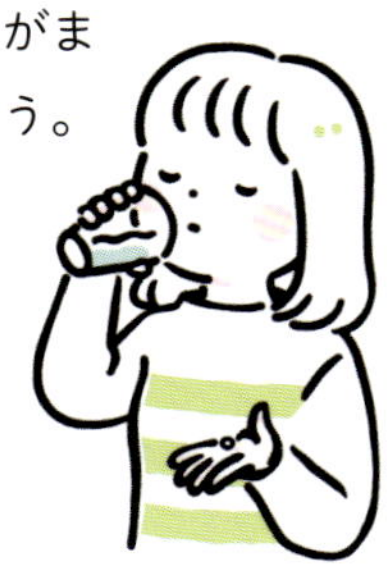

5 ナプキンは常《つね》に持《も》ち歩《ある》いておく

初経《しょけい》を迎《むか》えてすぐの頃《ころ》は、生理《せいり》の周期《しゅうき》が不《ふ》安定《あんてい》です。いつ生理《せいり》がきても大丈夫《だいじょうぶ》なように、ナプキンは常《つね》に持《も》ち歩《ある》くことをおすすめします。

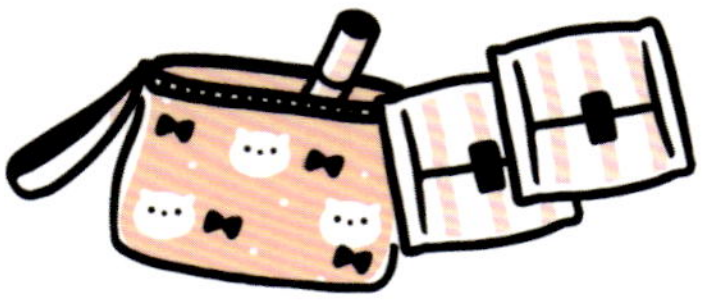

6 生理用品《せいりようひん》の種類《しゅるい》

ナプキン以外《いがい》にも生理用品《せいりようひん》はいくつもあることを教《おし》えます。特《とく》にタンポンは、温《おん》泉《せん》やプールに行《い》くときに便利《べんり》です。

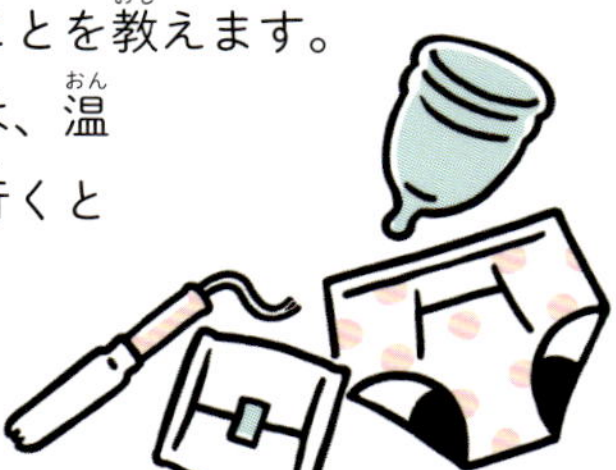

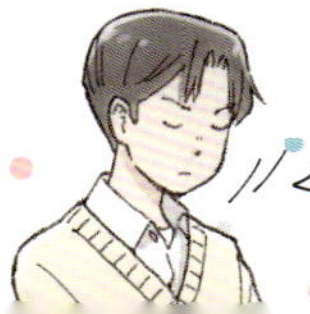

うちではナプキンが置《お》いてある場所《ばしょ》を、家族《かぞく》みんなが知《し》っているよ

家《いえ》でひとりのときや、パパとふたりのときに初経《しょけい》がくることもあり得《う》るから、大切《たいせつ》なことだね

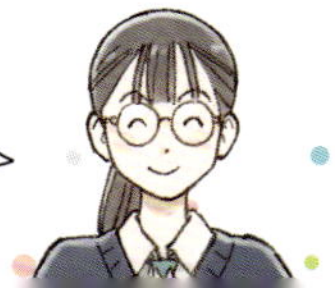

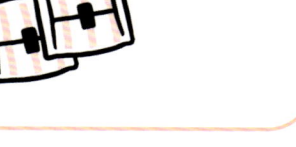

災害時《さいがいじ》に生理《せいり》になったらどうすればいい？

災害時《さいがいじ》に、ストレスやショックで周期《しゅうき》が乱《みだ》れ、急《きゅう》に生理《せいり》になることもあります。いざというときのために、普段《ふだん》から準備《じゅんび》しておきましょう。

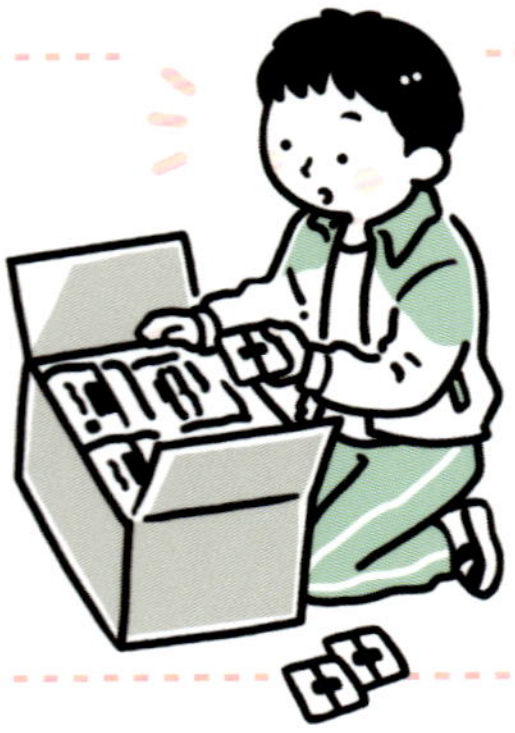

非常時《ひじょうじ》こそ理解《りかい》が必要《ひつよう》

男性《だんせい》が生理《せいり》について理解《りかい》していることは、災害時《さいがいじ》にも役立《やくだ》ちます。2024年《ねん》に起《お》きた能登半島地震《のとはんとうじしん》の際《さい》には、男性《だんせい》の生理《せいり》への理解不足《りかいぶそく》の課題《かだい》が浮《う》きぼりになりました。例《たと》えば、１回《かい》の生理《せいり》で必要《ひつよう》なナプキンの数《かず》を知《し》らなくて「ひとり２個《こ》ずつ」と決《き》めて配《くば》ったり、昼用《ひるよう》と夜用《よるよう》のナプキンがあったのに、同《おな》じ種類《しゅるい》だけが配《くば》られたりということが起《お》こりました。

災害時《さいがいじ》の生理《せいり》は女性《じょせい》だけの問題《もんだい》ではなく、みんなの協力《きょうりょく》が必要《ひつよう》になります。

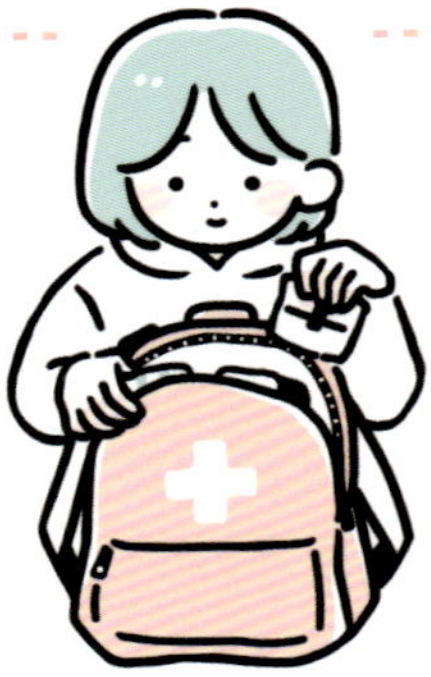

生理中《せいりちゅう》の避難所生活《ひなんじょせいかつ》に備《そな》える

災害時《さいがいじ》、すべての避難所《ひなんじょ》にナプキンがあるとは限《かぎ》りません。そして、災害《さいがい》が起《お》こってすぐに支援物資《しえんぶっし》が届《とど》くわけではありません。避難所《ひなんじょ》で生理《せいり》になることを想定《そうてい》して、防災《ぼうさい》リュックに生理用品《せいりようひん》を入《い》れておきましょう。

また、災害時《さいがいじ》はストレスで生理不順《せいりふじゅん》になることがあります。もしものときのために、家《いえ》にはいつも２回分以上《かいぶんいじょう》の生理用品《せいりようひん》を置《お》いておくのがおすすめです。

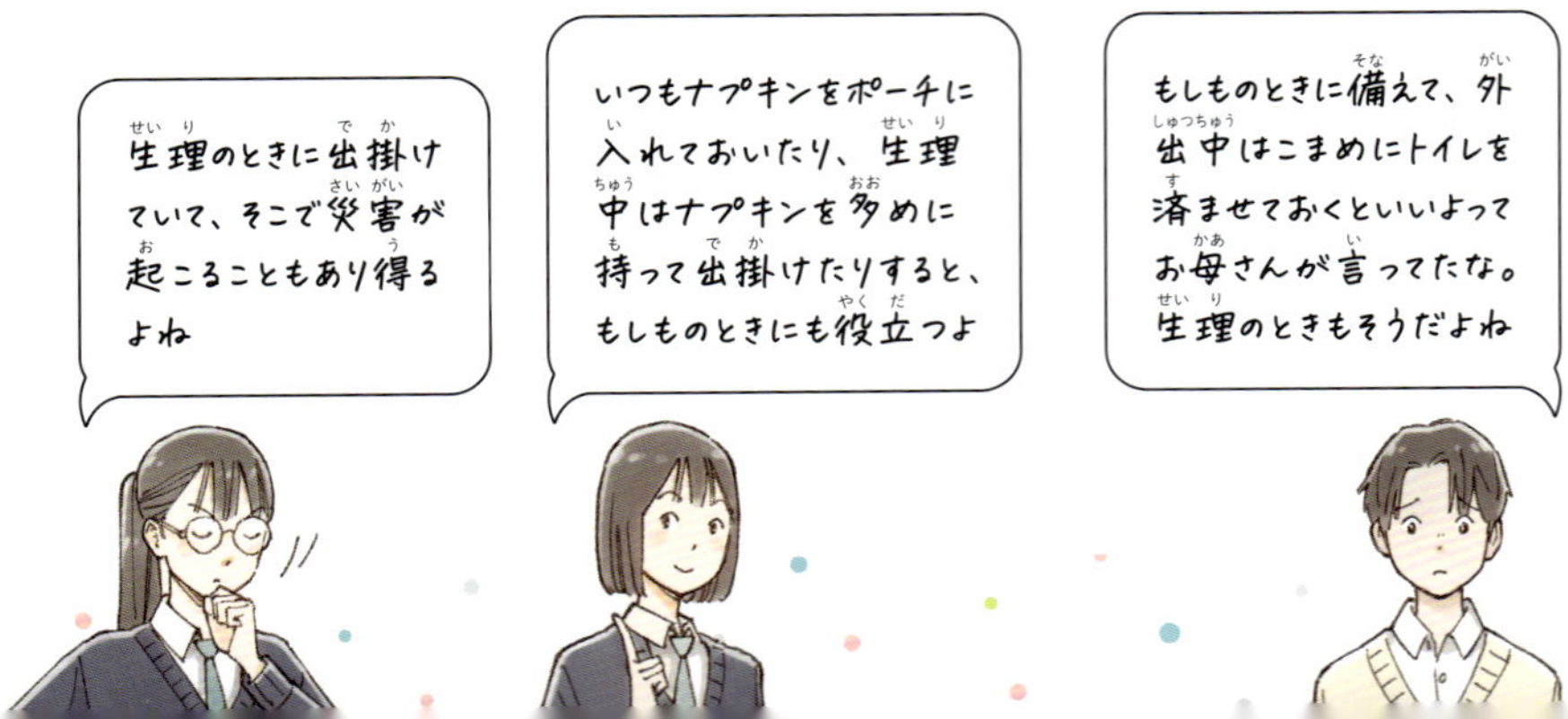
生理《せいり》のときに出掛《でか》けていて、そこで災害《さいがい》が起《お》こることもあり得《う》るよね
いつもナプキンをポーチに入《い》れておいたり、生理中《せいりちゅう》はナプキンを多《おお》めに持《も》って出掛《でか》けたりすると、もしものときにも役立《やくだ》つよ
もしものときに備《そな》えて、外出中《がいしゅつちゅう》はこまめにトイレを済《す》ませておくといいよってお母《かあ》さんが言《い》ってたな。生理《せいり》のときもそうだよね

防災《ぼうさい》リュックに入《い》れておきたいアイテム

□ ナプキン

災害時《さいがいじ》はナプキンがおすすめ。しっかり手《て》を洗《あら》って使《つか》いたいタンポンや月経《げっけい》カップ、洗濯《せんたく》が必要《ひつよう》な吸水《きゅうすい》ショーツや布《ぬの》ナプキンは避《さ》けましょう。

□ 使《つか》い終《お》わったナプキンを入《い》れる袋《ふくろ》

中身《なかみ》の見《み》えない黒《くろ》いゴミ袋《ぶくろ》や、ペット用《よう》やおむつ用《よう》などの匂《にお》いが漏《も》れない袋《ふくろ》がおすすめです。

□ 痛《いた》み止《ど》めの薬《くすり》

いつも飲《の》んでいる薬《くすり》があれば入《い》れておきましょう。

□ デリケートゾーン用《よう》拭《ふ》き取《と》りシート

何日《なんにち》もお風呂《ふろ》に入《い》れないときに、役立《やくだ》ちます。

□ おりものシート

洗濯《せんたく》ができなくてもおりものシートを取《と》り替《か》えておけば、ショーツをある程度《ていど》は清潔《せいけつ》に保《たも》てます。

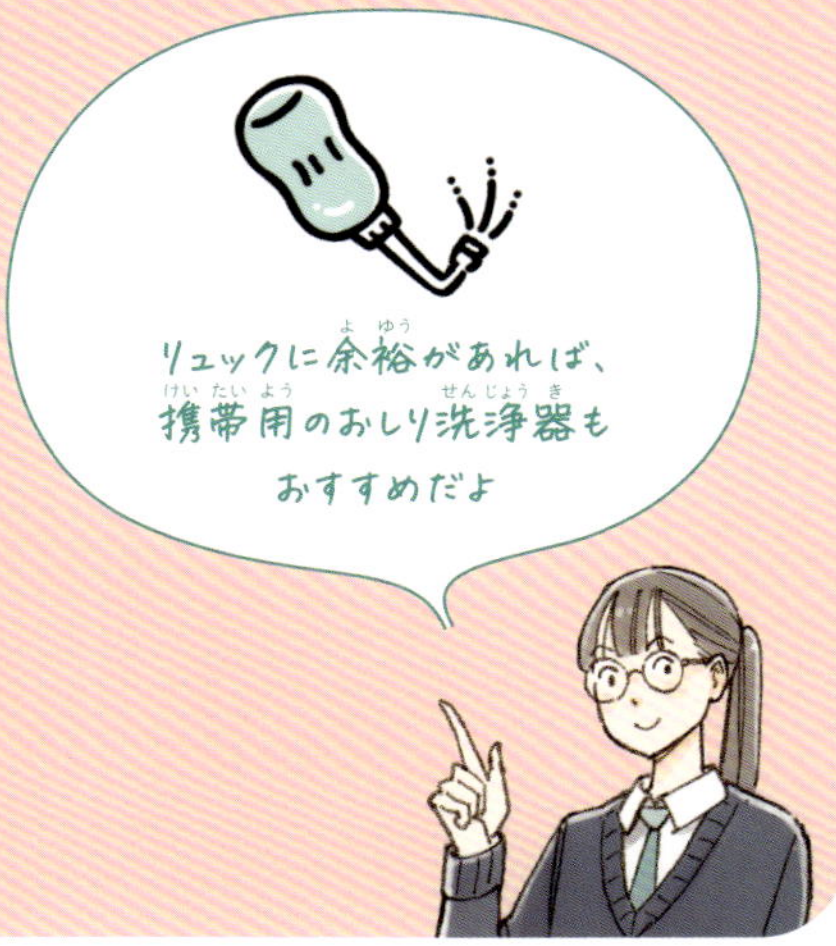
リュックに余裕《よゆう》があれば、携帯用《けいたいよう》のおしり洗浄器《せんじょうき》もおすすめだよ

避難所《ひなんじょ》で使《つか》えるナプキンのディスペンサー

大阪大学《おおさかだいがく》では、厚紙《あつがみ》を組《く》み立《た》てて、トイレの個室《こしつ》に設置《せっち》できるような装置《そうち》が開発《かいはつ》されています。

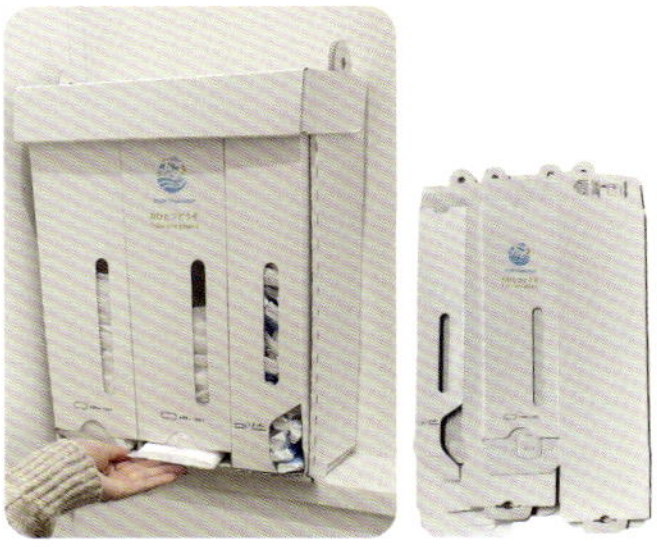

右《みぎ》：組《く》み立《た》てる前《まえ》は平《たい》らなので、備蓄《びちく》しておきやすい　左《ひだり》：1個《こ》ずつ取《と》り出《だ》せるので衛生的《えいせいてき》

これが避難所《ひなんじょ》で活用《かつよう》されれば、支援物《しえんぶっ》資《し》のナプキンをもらいに行《い》く恥《は》ずかしさが解決《かいけつ》されます。2024年《ねん》の能登半島地震《のとはんとうじしん》のときには、ネット上《じょう》の「ナプキンより水《みず》と食料《しょくりょう》が優先《ゆうせん》」といった声《こえ》に反論《はんろん》が上《あ》がり、避《ひ》難生活中《なんせいかつちゅう》の生理《せいり》のケアに関心《かんしん》が集《あつ》まりました。男女《だんじょ》ともに生理《せいり》について正《ただ》しく理解《りかい》し、声《こえ》を上《あ》げていくことで、安《あん》心《しん》できる社会《しゃかい》につながっていきます。

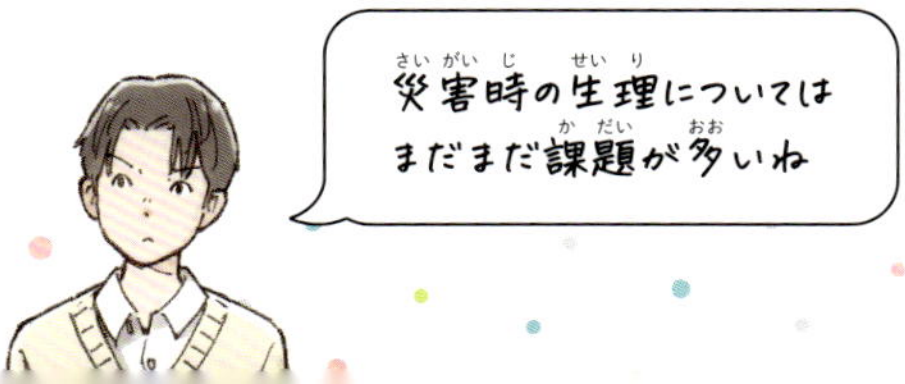
災害時《さいがいじ》の生理《せいり》についてはまだまだ課題《かだい》が多《おお》いね

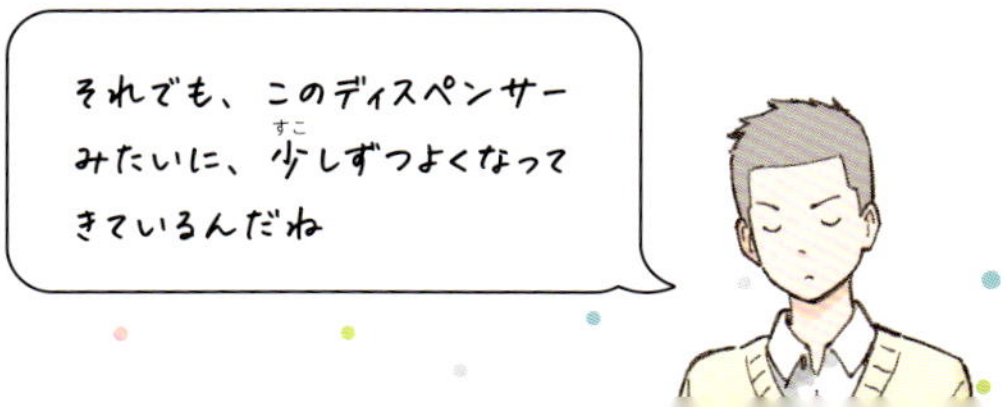
それでも、このディスペンサーみたいに、少《すこ》しずつよくなってきているんだね

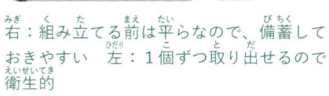

男性《だんせい》が生理《せいり》を理解《りかい》するための取《と》り組《く》み

男性《だんせい》が生理《せいり》を理解《りかい》するための興味深《きょうみぶか》い取《と》り組《く》みがあります。生理痛《せいりつう》の痛《いた》みを体験《たいけん》できる機械《きかい》を発明《はつめい》し、生理《せいり》についての研修《けんしゅう》を行《おこな》っている伊庭野健造《いばのけんぞう》さんにお話《はなし》をうかがいました。

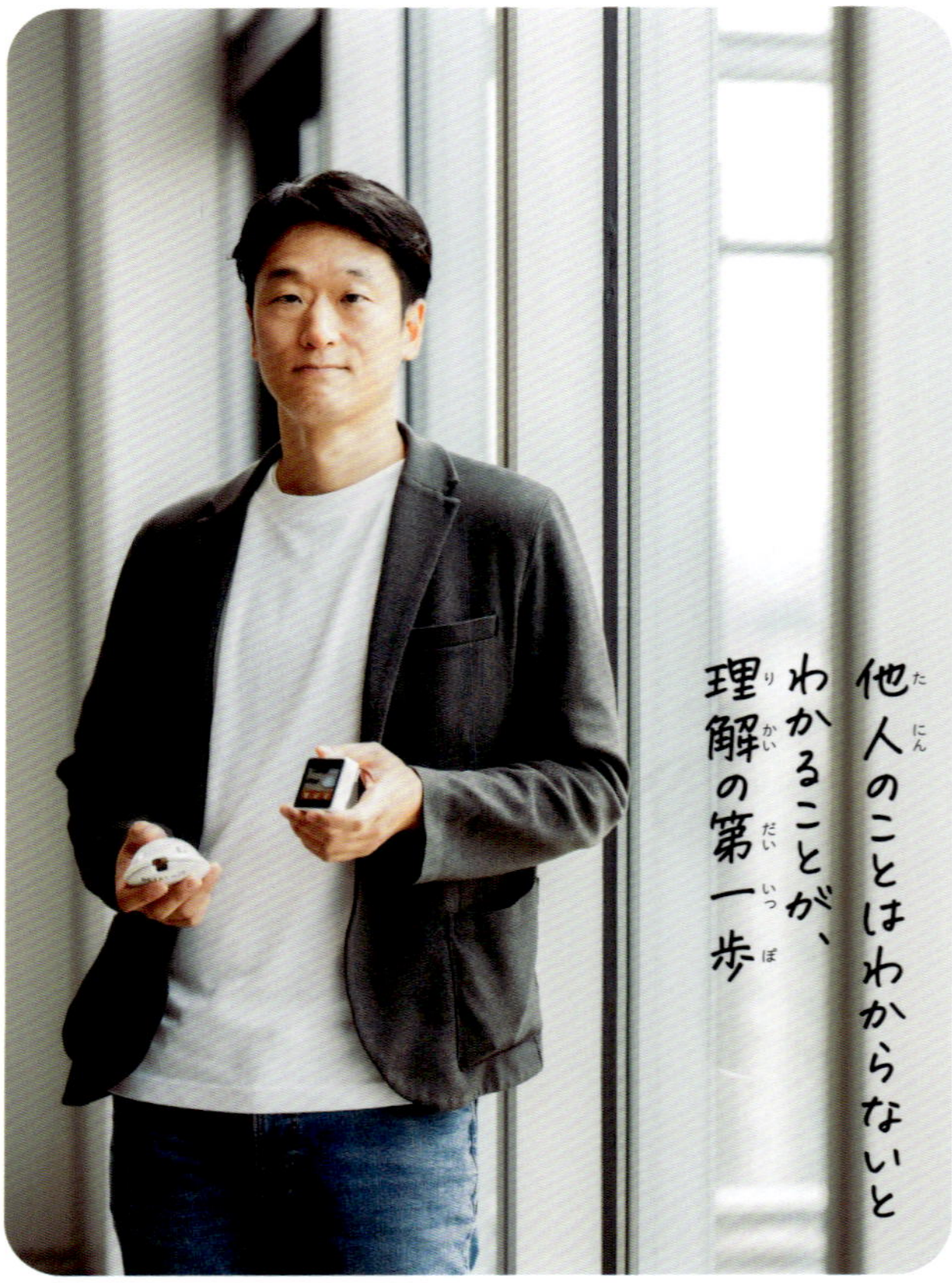

伊庭野健造《いばのけんぞう》さん

大学《だいがく》の先生《せんせい》が集《あつ》まってつくった会社《かいしゃ》・大阪《おおさか》ヒートクールの代表《だいひょう》。生理《せいり》に限《かぎ》らず、人《ひと》の悩《なや》みやつらさを解決《かいけつ》するための研究《けんきゅう》をしている。

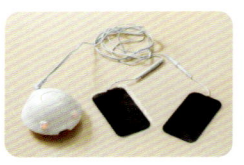

生理痛《せいりつう》を体験《たいけん》できる「ピリオノイド」

おなかにパットをはって電気《でんき》を流《なが》すと、生理痛《せいりつう》に似《に》た痛《いた》みが体験《たいけん》できる。

人《ひと》の痛《いた》みは「大《たい》したことない」と思《おも》いがち

ピリオノイドの開発《かいはつ》は、女子大《じょしだい》学生《がくせい》の悩《なや》みから始《はじ》まりました。彼女《かのじょ》は「女性同士《じょせいどうし》なのに、生理痛《せいりつう》のつらさを友達《ともだち》とわかり合《あ》えない」と言《い》っていたんです。

人《ひと》の痛《いた》みを「大《たい》したことない」と思《おも》ってしまうことはよくあります。例《たと》えば、もし親《おや》が「肩《かた》こりがひどい」と言《い》っていても「よくあること」としか思《おも》わないかもしれません。でも、本人《ほんにん》にとってはとてもつらいかもしれない。生理痛《せいりつう》もそれと似《に》ているように思《おも》います。

開発《かいはつ》の途中《とちゅう》で、僕《ぼく》も機械《きかい》を使《つか》ってみました。「生理痛《せいりつう》ってこんなに痛《いた》いの……!?」とショックを受《う》けましたね。自分《じぶん》が想像《そうぞう》していた痛《いた》みと全《まった》く違《ちが》ったんです。「これはみんな理解《りかい》したほうがいい」と思《おも》いましたし、痛《いた》みをきっかけに生理《せいり》にも興味《きょうみ》がわきました。

想像《そうぞう》を超《こ》える痛《いた》みにビックリ

ピリオノイドが完成《かんせい》してからは、大人向《おとなむ》けに生理痛《せいりつう》を体験《たいけん》する研修《けんしゅう》を開《ひら》いています。「生理《せいり》について理解《りかい》したい」という会社《かいしゃ》から、研修《けんしゅう》を開《ひら》いてほしいと言《い》われるんです。

男性《だんせい》が多《おお》い会社《かいしゃ》からの依頼《いらい》も多《おお》いですよ。例《たと》えば、店長《てんちょう》が男性《だんせい》のパチンコ屋《や》さんや、これから女性《じょせい》もたくさん働《はたら》いてほしいと思《おも》っている建設会社《けんせつがいしゃ》さんなどです。

研修《けんしゅう》は、男女《だんじょ》が混《ま》ざったグループをつくって行《おこな》います。生理痛《せいりつう》を体験《たいけん》した男性《だんせい》のほとんどが驚《おどろ》いて

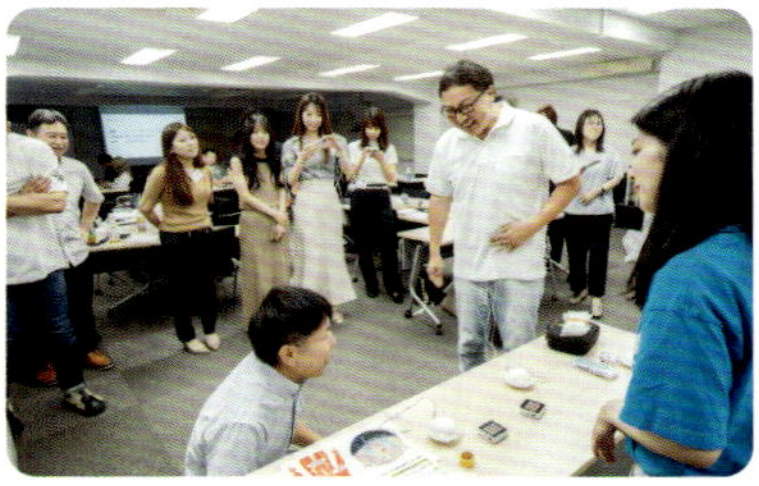

痛《いた》みは弱《じゃく》・中《ちゅう》・強《きょう》の３段階《だんかい》。「弱《じゃく》でもたえられないぐらい痛《いた》い」と驚《おどろ》いてしゃがみ込《こ》む人《ひと》や、「生理痛《せいりつう》のときに会議《かいぎ》があったら大変《たいへん》だね」とつらさを想像《そうぞう》する人《ひと》など、さまざまな反応《はんのう》があります。

研修《けんしゅう》の流《なが》れ

① 生理《せいり》について学《まな》ぶ。

② ピリオノイドを使《つか》って生理痛《せいりつう》を体験《たいけん》する。

③ 生理痛《せいりつう》を体験《たいけん》して感《かん》じたことや、これからどんな行動《こうどう》をしていきたいか、グループで話《はな》し合《あ》う。

痛《いた》みの体験《たいけん》は、やりたくない人《ひと》はやらなくてOK《オーケー》です。無理強《むりじ》いはしません

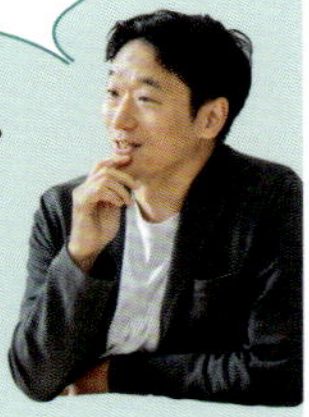

「本当《ほんとう》にこんなに痛《いた》いの？」「この痛《いた》みがどのぐらい続《つづ》くの？」など、普段《ふだん》なら聞《き》かないような質問《しつもん》が飛《と》び出《だ》します。この研修《けんしゅう》が生理《せいり》の話《はなし》をするきっかけになるんです。

わかり合《あ》いたいから、痛《いた》みも体験《たいけん》してみたい

痛《いた》いのってイヤなことですよね。なのに、研修《けんしゅう》に参加《さんか》した人《ひと》はみんな、生理痛《せいりつう》の体験《たいけん》をやってみたいと思《おも》ってくれるんです。生理痛《せいりつう》が軽《かる》い女性《じょせい》も、積極的《せっきょくてき》に痛《いた》みを体験《たいけん》しようとします。研修《けんしゅう》の最初《さいしょ》に「わかり合《あ》おうという気持《きも》ちが一番《いちばん》大事《だいじ》です」と伝《つた》えているので、相《あい》手《て》を理解《りかい》したい気持《きも》ちが強《つよ》くなるのかもしれません。

研修《けんしゅう》の後《あと》に「生理休暇《せいりきゅうか》を増《ふ》やした」「トイレにナプキンを置《お》いた」という会社《かいしゃ》もあります。生理《せいり》について理解《りかい》したことで、女性《じょせい》が過《す》ごしやすい環境《かんきょう》づくりが進《すす》められたようです。

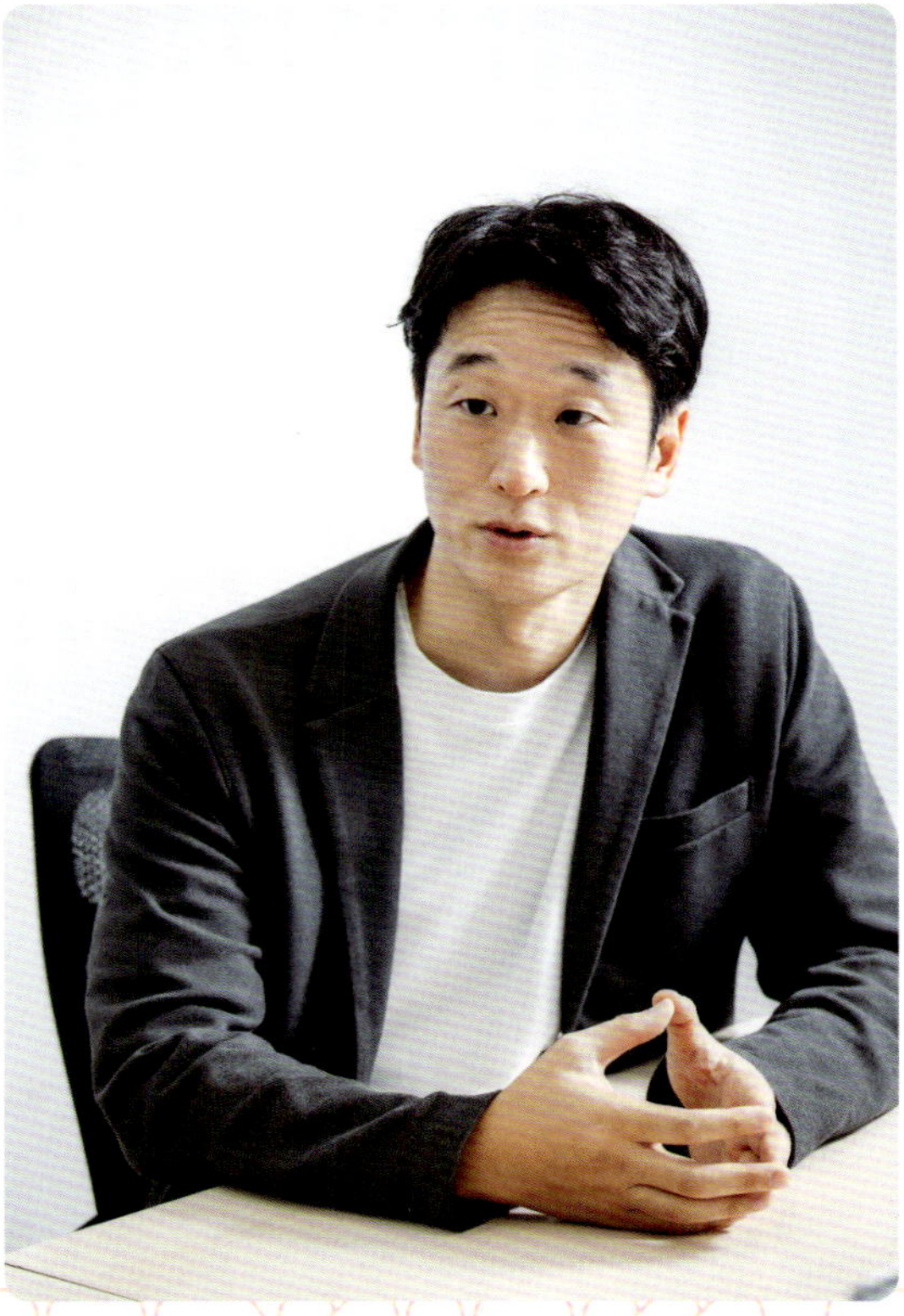

「人《ひと》はみんな違《ちが》う」ということを知《し》ろう

僕《ぼく》たちが本当《ほんとう》に伝《つた》えたいことは、生理《せいり》のつらさだけではありません。生理《せいり》をきっかけに「他人《たにん》の痛《いた》みを100％理解《りかい》することはできない。だからこそ、頑張《がんば》って想像《そうぞう》しないといけない」ということを伝《つた》えたくて研修《けんしゅう》を開《ひら》いています。

僕《ぼく》は、お互《たが》いを理解《りかい》するための第一歩《だいいっぽ》は、他人《たにん》のことはわからないと知《し》ることだと思《おも》っています。「自分《じぶん》の物差《ものさ》しはこんなに役《やく》に立《た》たないんだ……」と気《き》づいてショックを受《う》けたところから、相手《あいて》を正《ただ》しく理解《りかい》することが始《はじ》まります。

人《ひと》はみんな違《ちが》います。それをわかった上《うえ》で、みんなが生《い》きやすい社会《しゃかい》にするにはどうしたらいいか考《かんが》えることが一番大切《いちばんたいせつ》だと思《おも》っています。

生理《せいり》の期間《きかん》を過《す》ごしやすくする取《と》り組《く》み

月経《げっけい》ディスクという、膣《ちつ》のおくに入《い》れて使《つか》う生理用品《せいりようひん》があります。それを日本で初《はじ》めて製造《せいぞう》し、販売《はんばい》している向《むか》井《い》桃子《ももこ》さんにお話《はなし》をうかがいました。

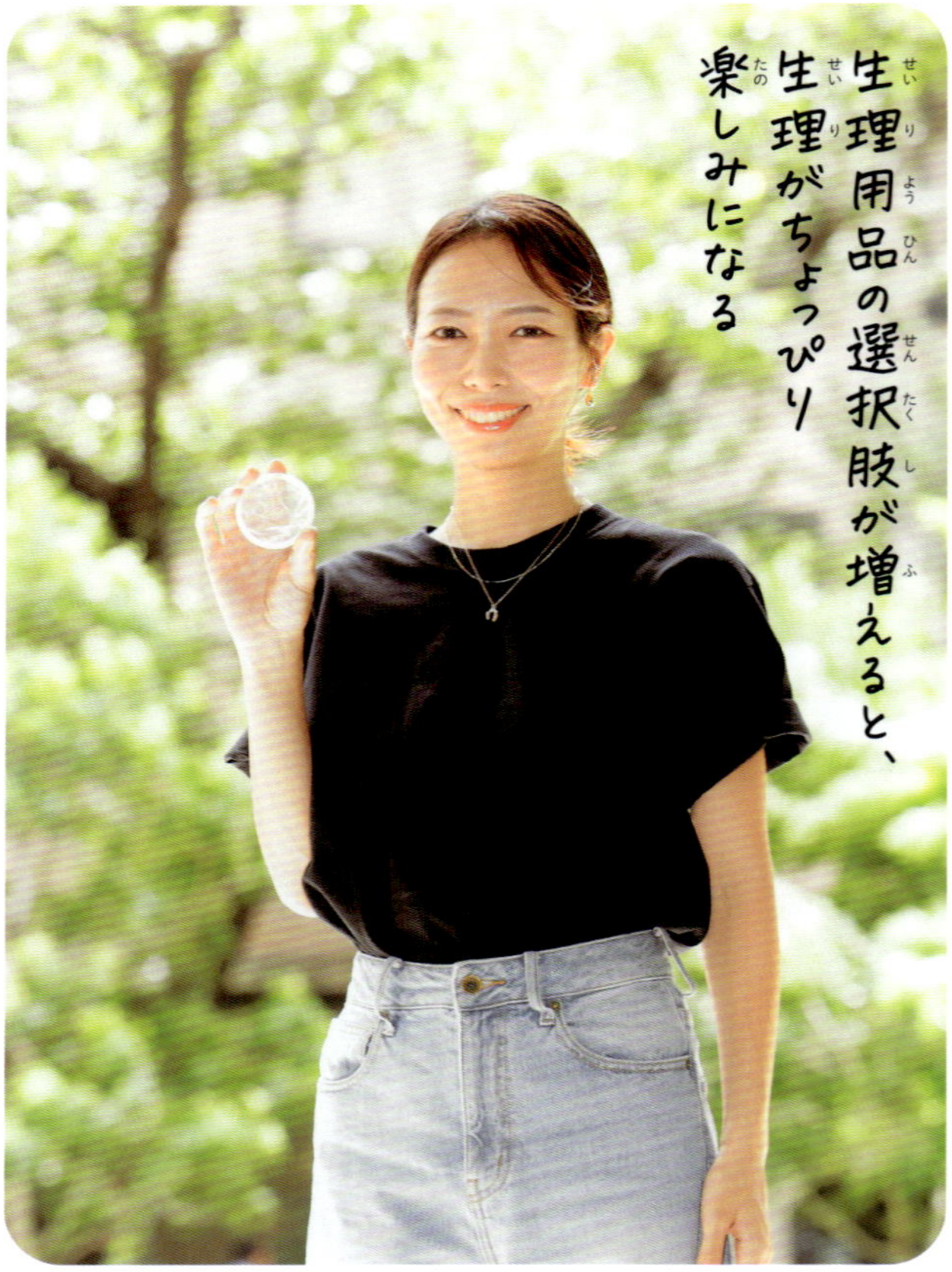
生理用品《せいりようひん》の選択肢《せんたくし》が増《ふ》えると、
生理《せいり》がちょっぴり
楽《たの》しみになる

向井桃子《むかいももこ》さん

日本で初《はじ》めて月経《げっけい》ディスクを作《つく》り、販売《はんばい》している。３人《にん》の子《こ》どものお母《かあ》さんでもある。

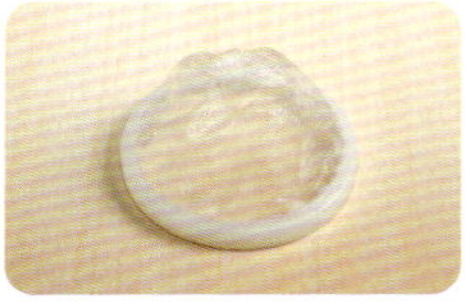

月経《げっけい》ディスク

膣《ちつ》のおくに入《い》れて使《つか》う。真《ま》ん中《なか》のフィルムで経血《けいけつ》をキャッチする。

生理用品《せいりようひん》を変《か》えてみたら生理《せいり》の期間《きかん》が楽《らく》になった

私《わたし》はふつうのナプキンが合《あ》わなくてずっと悩《なや》んでいました。ある日《ひ》、ナプキンを当《あ》てている部分《ぶぶん》が肌荒《はだあ》れして、かゆくて眠《ねむ》れなくなってしまい、オーガニックコットンのナプキンを使《つか》い始《はじ》めました。すると、いつも気《き》になっていたイヤな匂《にお》いがしなかったのです。

それ以来《いらい》、生理《せいり》に興味《きょうみ》を持《も》ち、いろいろな生理用品《せいりようひん》を試《ため》すなかで月経《げっけい》ディスクにたどり着《つ》きました。私《わたし》には合《あ》っていて、ものすごく快《かい》適《てき》だったんです。子《こ》どもとお風呂《ふろ》に入《はい》った後《あと》に急《いそ》いでナプキンをつけなくていいとか、友達《ともだち》の家《いえ》でナプキンを捨《す》てていいか迷《まよ》わなくていいとか、日常《にちじょう》のささいな場面《ばめん》で便利《べんり》さを感《かん》じました。

当時《とうじ》は海外《かいがい》でしか売《う》られていなくて、日本で販売《はんばい》したいと思《おも》うようになりました。

「ナプキンでいいじゃん」の壁《かべ》

はじめは、月経《げっけい》ディスクを作《つく》ってくれる会社《かいしゃ》を探《さが》しました。「月経《げっけい》ディスクはこんなにいいものですよ、一緒《いっしょ》に作《つく》りましょう」と100社《しゃ》以上《いじょう》に説明《せつめい》しに行《い》ったんです。

決《き》める権利《けんり》を持《も》っている会社《かいしゃ》のえらい人《ひと》は、ほとんどが男性《だんせい》でした。「女性《じょせい》はみんなナプキンを使《つか》っているじゃない」「生理用品《せいりようひん》で困《こま》っている人《ひと》はいないでしょう」と言《い》われ続《つづ》けました。そして、すべての会社《かいしゃ》から断《ことわ》られてしまったんです。

月経《げっけい》ディスクのいいところ

※この月経《げっけい》ディスクは使《つか》い捨《す》てですが、洗《あら》って何度《なんど》も使《つか》えるものもあります。

① 最大《さいだい》で12時間《じかん》使《つか》える。

交換頻度《こうかんひんど》　※交換時間《こうかんじかん》は目安《めやす》です

- ナプキン…2～3 時間《じかん》ごとに交換《こうかん》
- タンポン…4～8 時間《じかん》ごとに交換《こうかん》
- 月経《げっけい》ディスク…12 時間《じかん》ごとに交換《こうかん》

② 漏《も》れの心配《しんぱい》がない。

③ プールやお風呂《ふろ》に入《はい》れる。

容量《ようりょう》

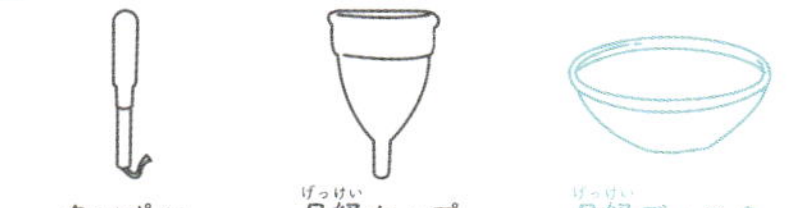
タンポン
5mL～9mL
月経《げっけい》カップ
15mL～30mL
月経《げっけい》ディスク
59mL

装着位置《そうちゃくいち》

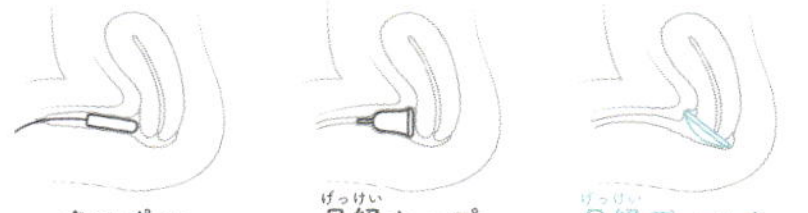
タンポン
月経《げっけい》カップ
月経《げっけい》ディスク

長時間自由《ちょうじかんじゆう》にトイレに行《い》けない人《ひと》に便利《べんり》です。忙《いそが》しい日《ひ》だけ、多《おお》い日《ひ》だけなど、予定《よてい》に合《あ》わせて使《つか》い分《わ》けている人《ひと》もいますね

こんな人《ひと》が使《つか》ってます

- 看護師《かんごし》
- キャビンアテンダント
- 美容師《びようし》
- アスリート

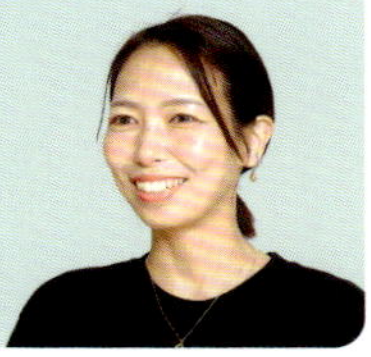

月経《げっけい》ディスクの使《つか》い方《かた》

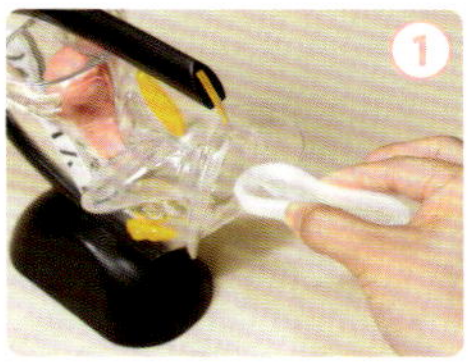

① 月経《げっけい》ディスクを縦《たて》につぶして、膣《ちつ》に入《い》れる。

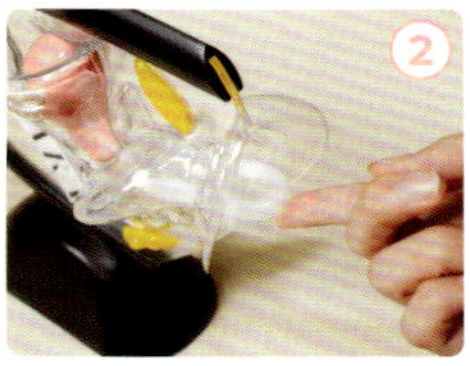

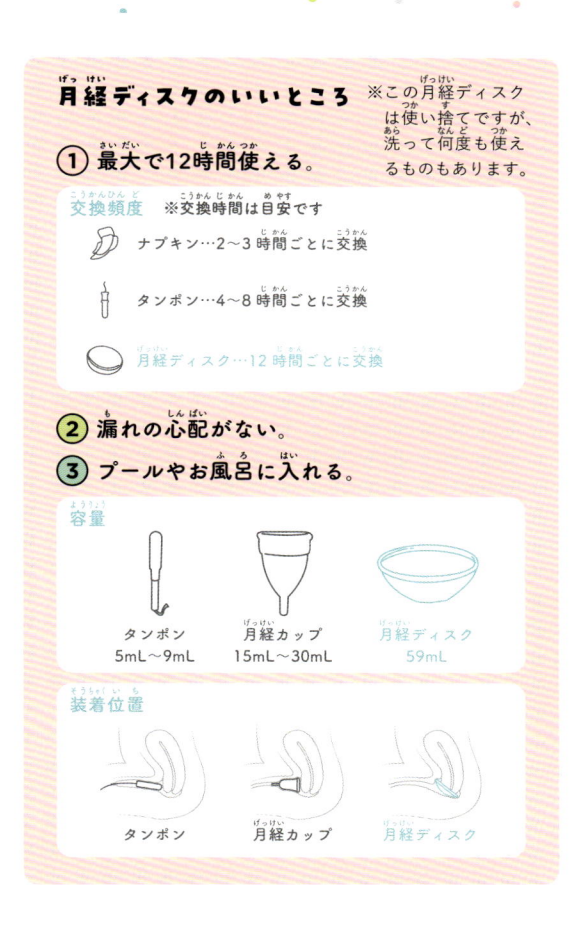

② 指《ゆび》を1本《ぽん》にして奥《おく》まで入《い》れたら、リングを恥骨《ちこつ》に引《ひ》っ掛《か》ける。

このとき、生理《せいり》に対《たい》する男性《だんせい》の理解《りかい》が足《た》りないと感《かん》じました。同《どう》時《じ》に、男性《だんせい》がトップにいる会社《かいしゃ》がいかに多《おお》いか痛感《つうかん》しました。

「だったら私《わたし》が作《つく》っちゃおう！」と思《おも》い、自分《じぶん》で月経《げっけい》ディスクを作《つく》るための設備《せつび》と材料《ざいりょう》を購入《こうにゅう》して、工場《こうじょう》と契約《けいやく》し、製造《せいぞう》と販売《はんばい》を始《はじ》めました。

選択肢《せんたくし》が多《おお》いことが大切《たいせつ》

私《わたし》は、月経《げっけい》ディスクだけでなく、生理用品《せいりようひん》の選択肢《せんたくし》が増《ふ》えることが大切《たいせつ》だと思《おも》っています。ずっと同《おな》じ種類《しゅるい》のナプキンを使《つか》わなければいけないなんて、誰《だれ》も決《き》めていないですよね。吸水《きゅうすい》ショーツやタンポンなどもあるし、ナプキンだけを見《み》ても種類《しゅるい》が豊富《ほうふ》です。

服《ふく》を選《えら》ぶみたいに生理用品《せいりようひん》を選《えら》べたら「次《つぎ》に生理《せいり》がきたらこれを使《つか》ってみよう！」と思《おも》えて、**ポジティブな気持《きも》ちになりますよ**。

とにかくなんでも試《ため》してみてほしいです。最初《さいしょ》はうまく使《つか》いこなせなくて当《あ》たり前《まえ》。それでも、早《はや》いうちから自分《じぶん》に合《あ》った生理用品《せいりようひん》を見《み》つけられたら、生活《せいかつ》がガラッと変《か》わるはずです。

お互《たが》いを理解《りかい》して声《こえ》を上《あ》げよう

女性《じょせい》は自分《じぶん》の体《からだ》のことをよく理《り》解《かい》するといいと思《おも》います。何《なに》がストレスで、どうすれば解消《かいしょう》されるのか、自分《じぶん》でわかっておく。それができていると、周《まわ》りの人《ひと》も助《たす》けやすくなります。

同時《どうじ》に、生理《せいり》に対《たい》する男性《だんせい》の理《り》解《かい》も必要《ひつよう》だと思《おも》います。

今《いま》はまだ生理《せいり》に対《たい》する理解《りかい》が進《すす》んでいない世《よ》の中《なか》かもしれません。だからこそ、誰《だれ》かが声《こえ》を上《あ》げなければいけないとも思《おも》います。私《わたし》のように声《こえ》を上《あ》げてくれる人《ひと》が現《あらわ》れてくれたらうれしいです。

COLUMN

「生理《せいり》の貧困《ひんこん》」って何《なに》？

生理《せいり》の貧困《ひんこん》とは、お金《かね》がないなどの経済的《けいざいてき》な理由《りゆう》で生理用品《せいりようひん》が買《か》えないことです。
生理用品《せいりようひん》が買《か》えないとどうなってしまうのか、一緒《いっしょ》に考《かんが》えてみましょう。

ナプキンが買《か》えないとどうなる？

高校生《こうこうせい》以上《いじょう》の学生《がくせい》では、５人《にん》にひとりが経済的《けいざいてき》な理由《りゆう》で生理用品《せいりようひん》を買《か》うのに苦労《くろう》しているという報告《ほうこく》があります。生理用品《せいりようひん》が買《か》えないと、例《たと》えばこういったことが起《お》こります。

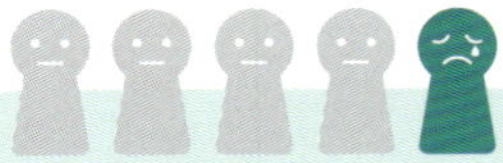

5人《にん》にひとりが…

生理用品《せいりようひん》がないので外《そと》に出《で》られない

⇨欠席《けっせき》、遅刻《ちこく》、受験《じゅけん》や面接《めんせつ》に行《い》けない

⇨アルバイトに行《い》けなくてますますお金《かね》がなくなる

ナプキンを交換《こうかん》する回数《かいすう》を減《へ》らす、
トイレットペーパーを代《か》わりに使《つか》う

⇨清潔《せいけつ》に保《たも》つことができなくなる

⇨かぶれやかゆみの原因《げんいん》になる

「生理《せいり》は隠《かく》すべきこと」という風潮《ふうちょう》も原因《げんいん》

「生理《せいり》は隠《かく》すべきこと」という風潮《ふうちょう》があるせいで、周《まわ》りに相談《そうだん》できなかったり、困《こま》っていてもがまんしたりする人《ひと》もいます。生理用品《せいりようひん》の無料配布《むりょうはいふ》があっても「恥《は》ずかしい」という理由《りゆう》で利用《りよう》できない人《ひと》もいます。

また、大人《おとな》から正《ただ》しい知識《ちしき》を学《まな》んでいないことや、生理《せいり》について理解《りかい》してサポートしてくれる身近《みぢか》な大人《おとな》がいないことなども原因《げんいん》のひとつです。

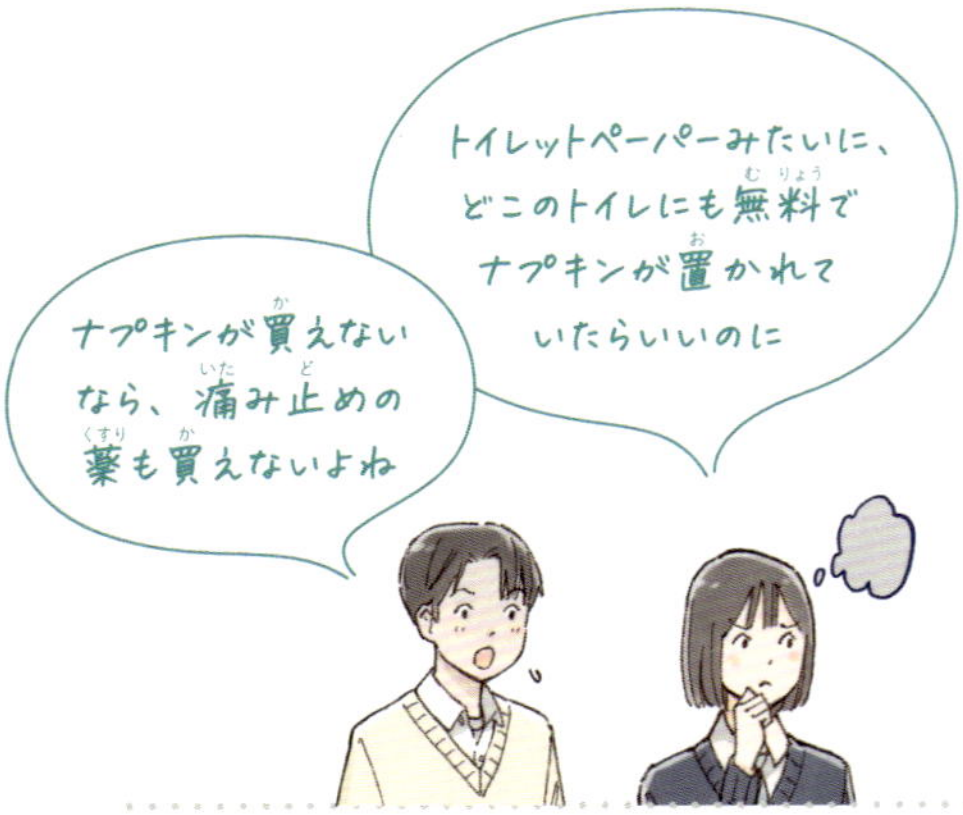
トイレットペーパーみたいに、どこのトイレにも無料《むりょう》でナプキンが置《お》かれていたらいいのに
ナプキンが買《か》えないなら、痛《いた》み止《ど》めの薬《くすり》も買《か》えないよね

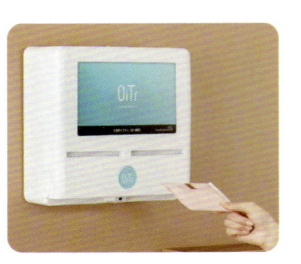

生理《せいり》の貧困《ひんこん》に対《たい》する取《と》り組《く》み

自治体《じちたい》の施設《しせつ》や学校《がっこう》などで、生理用品《せいりようひん》を無料《むりょう》で配《くば》る取《と》り組《く》みが行《おこな》われています。また、ナプキンが入《はい》った広告付《こうこくつ》きのディスペンサーがトイレに設置《せっち》されていて、アプリと連携《れんけい》させると無料《むりょう》でナプキンが出《で》てくるというサービスもあります。

OiTr

ナプキンを無料《むりょう》で提供《ていきょう》するディスペンサーの「OiTr《オイテル》」。全国《ぜんこく》264か所《しょ》に3147台《だい》が設置《せっち》されている（2024年《ねん》10月時点《がつじてん》）　写真提供《しゃしんていきょう》：オイテル

生理《せいり》の貧困《ひんこん》をなくすために私《わたし》たちにできることは、男女《だんじょ》ともに生理《せいり》について正《ただ》しい知識《ちしき》を持《も》つことです。そうすることで、生理《せいり》について話《はな》しやすい空気《くうき》がつくられていきます。

EPILOGUE

エピローグ

これからについて

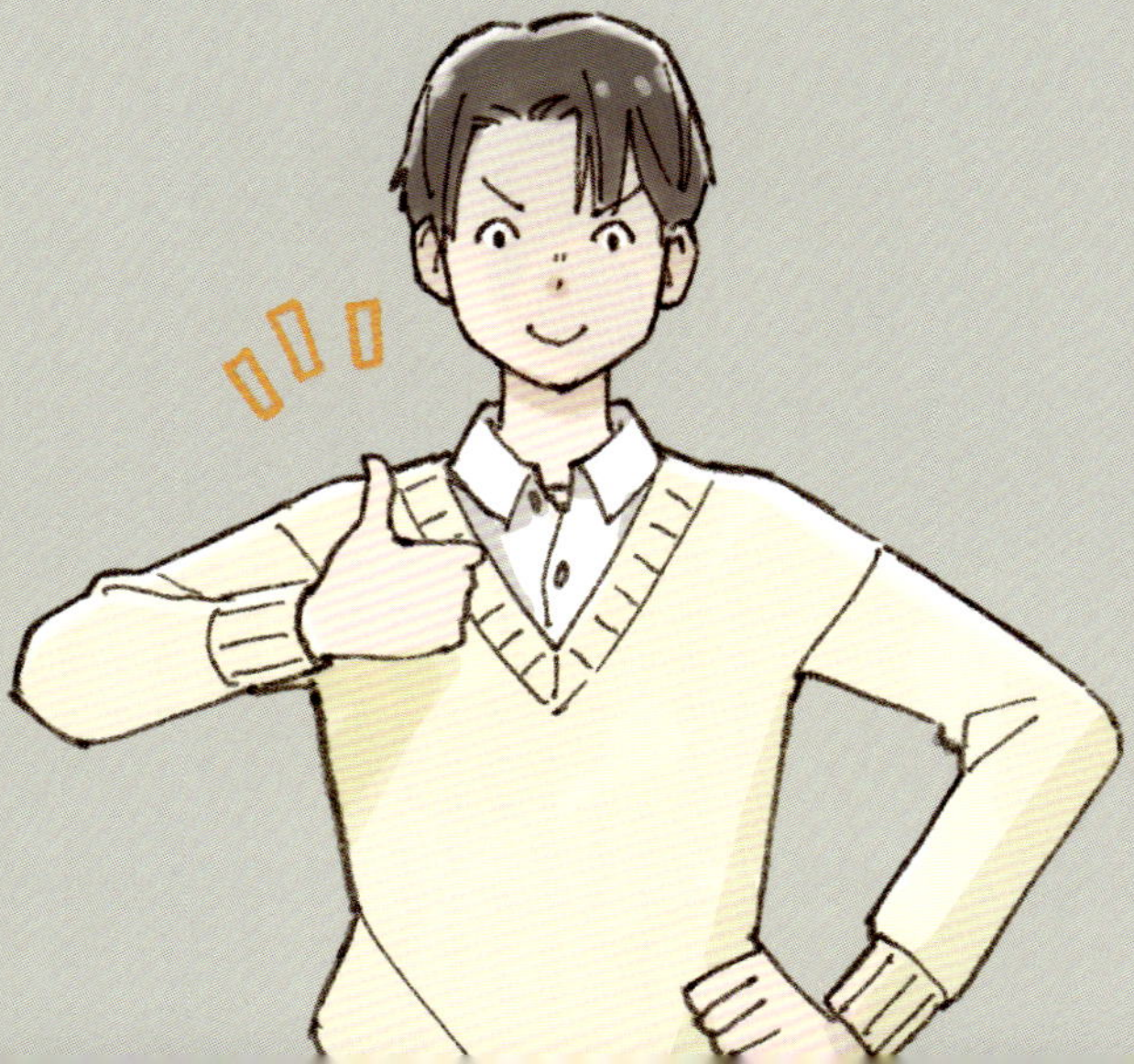

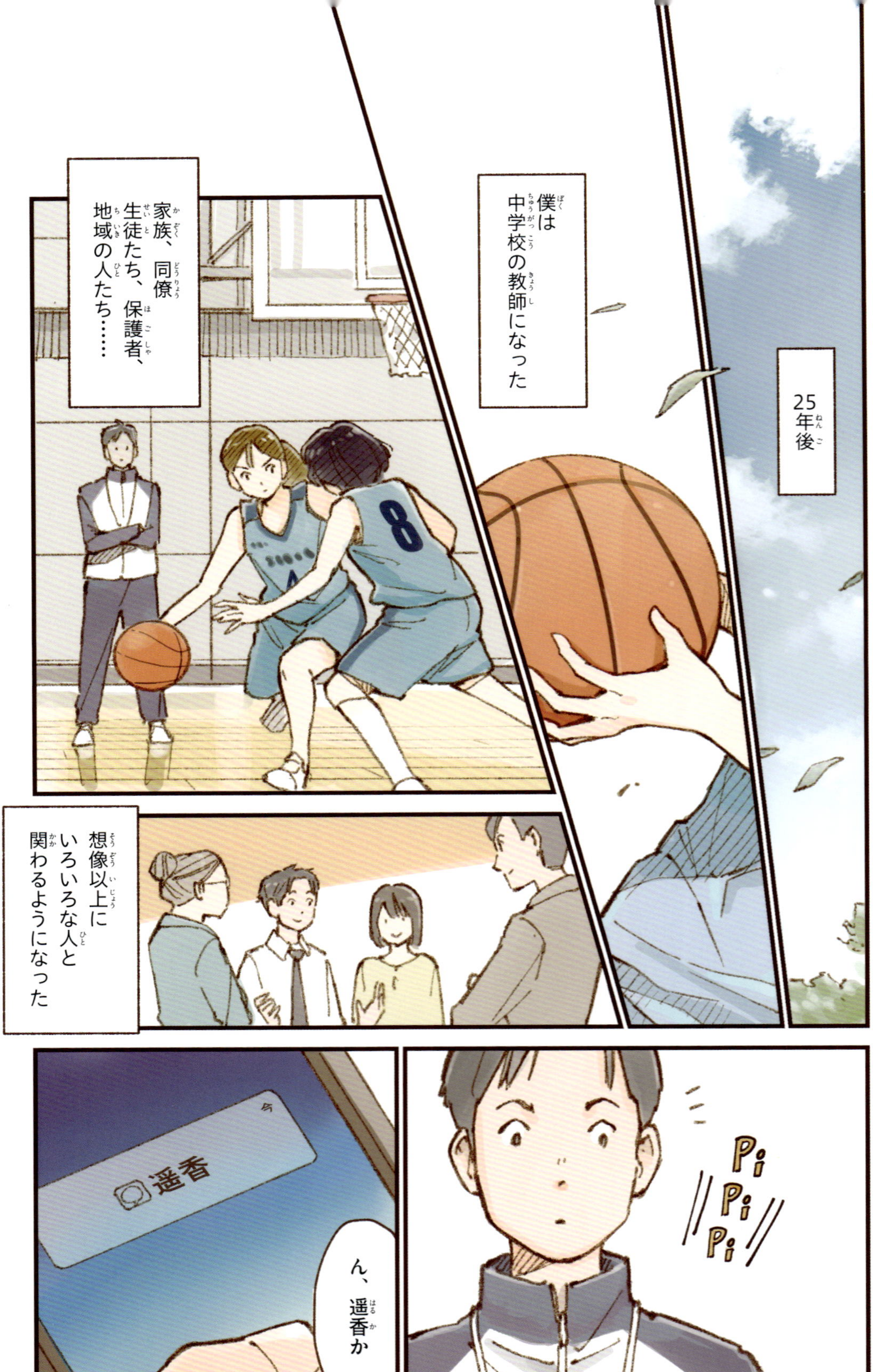

25年後《ねんご》
僕《ぼく》は
中学校《ちゅうがっこう》の教師《きょうし》になった
家族《かぞく》、同僚《どうりょう》
生徒《せいと》たち、保護者《ほごしゃ》、
地域《ちいき》の人《ひと》たち……
想像以上《そうぞういじょう》に
いろいろな人《ひと》と
関《かか》わるようになった
Pi
Pi
Pi
今
遥香
ん、遥香《はるか》か

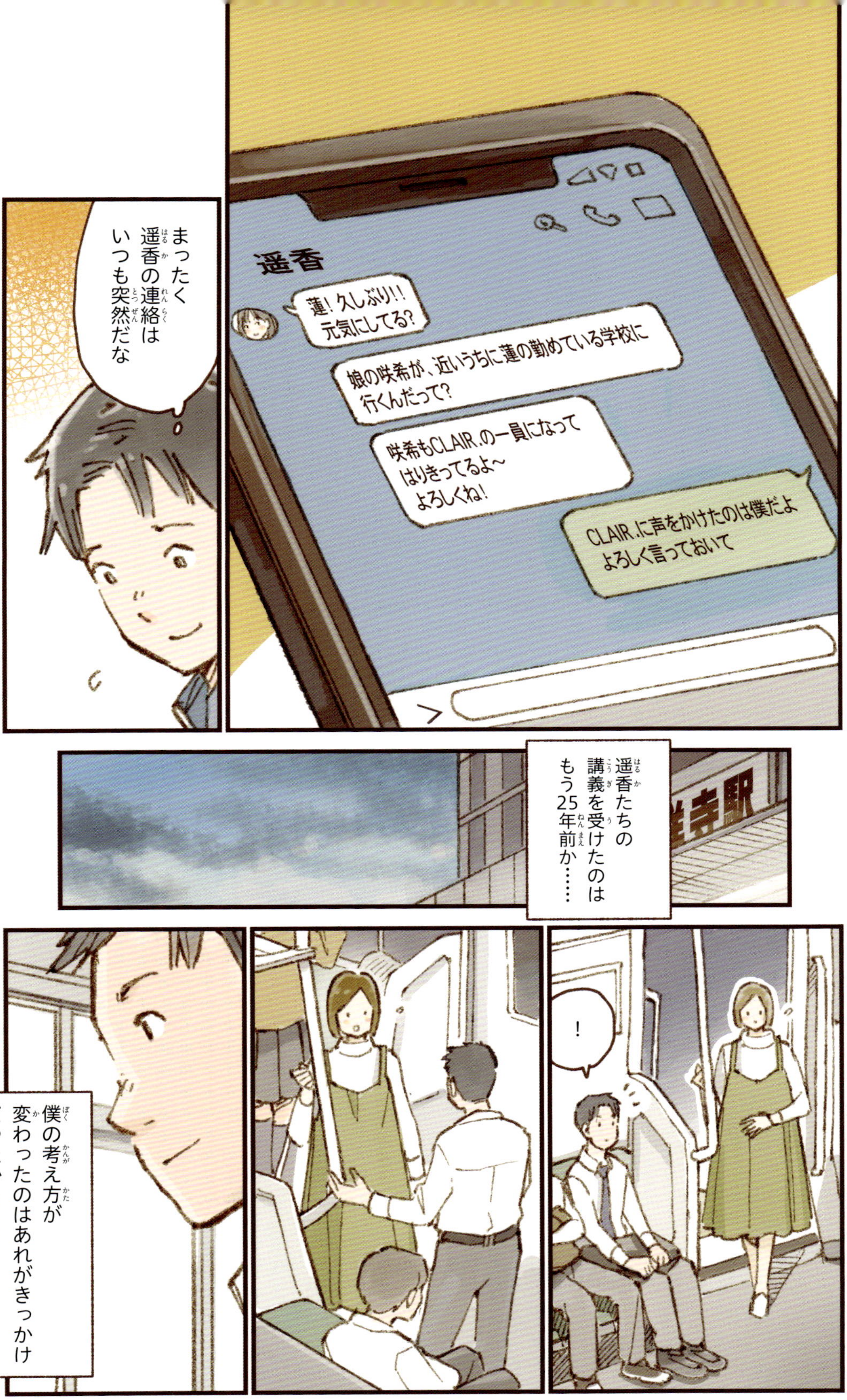
遥香
蓮! 久しぶり!! 元気にしてる?
娘の咲希が、近いうちに蓮の勤めている学校に行くんだって?
咲希もCLAIR.の一員になってはりきってるよ～ よろしくね!
CLAIR.に声をかけたのは僕だよ よろしく言っておいて
まったく遥香《はるか》の連絡《れんらく》はいつも突然《とつぜん》だな
遥香《はるか》たちの講義《こうぎ》を受《う》けたのはもう25年前《ねんまえ》か……
!
僕《ぼく》の考《かん》え方《かた》が変《か》わったのはあれがきっかけだったかも……

5、6時間目
CLAIR.による
生理の授業
ザワ
ザ
グループワークとかするらしいよ
ヒソ
ヒソ
え⁉ 話《はなし》聞《き》いているだけじゃないの?
生《い》きていると男女関係《だんじょかんけい》なく大変《たいへん》なことがある
こんにちは! CLAIR《クレア》.です!
本日《ほんじつ》はお招《まね》きいただきありがとうございます!
お互《たが》いのことを完全《かんぜん》に理解《りかい》することなんてできないけど……
ニコ
遥香《はるか》に似《に》てきたな

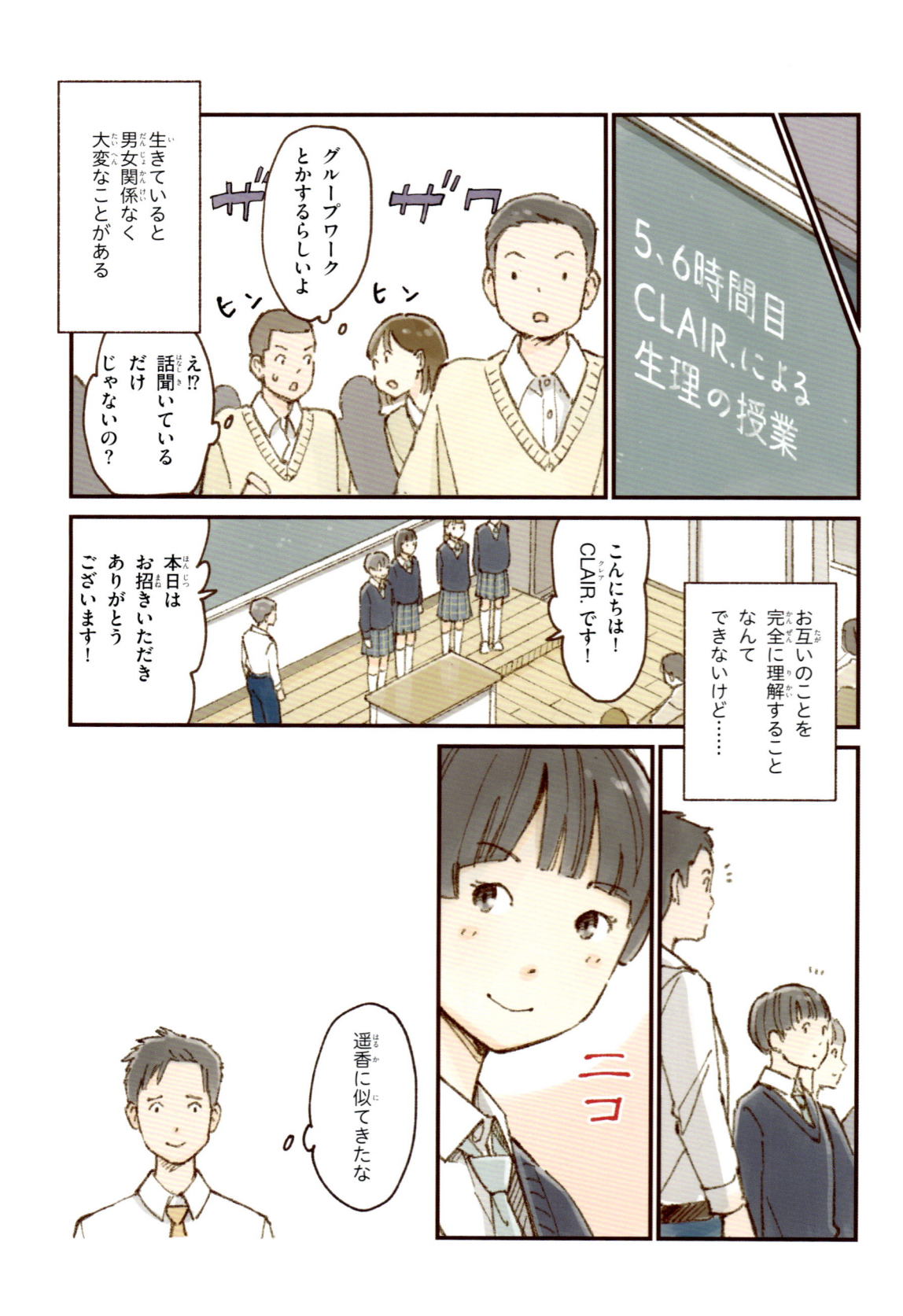

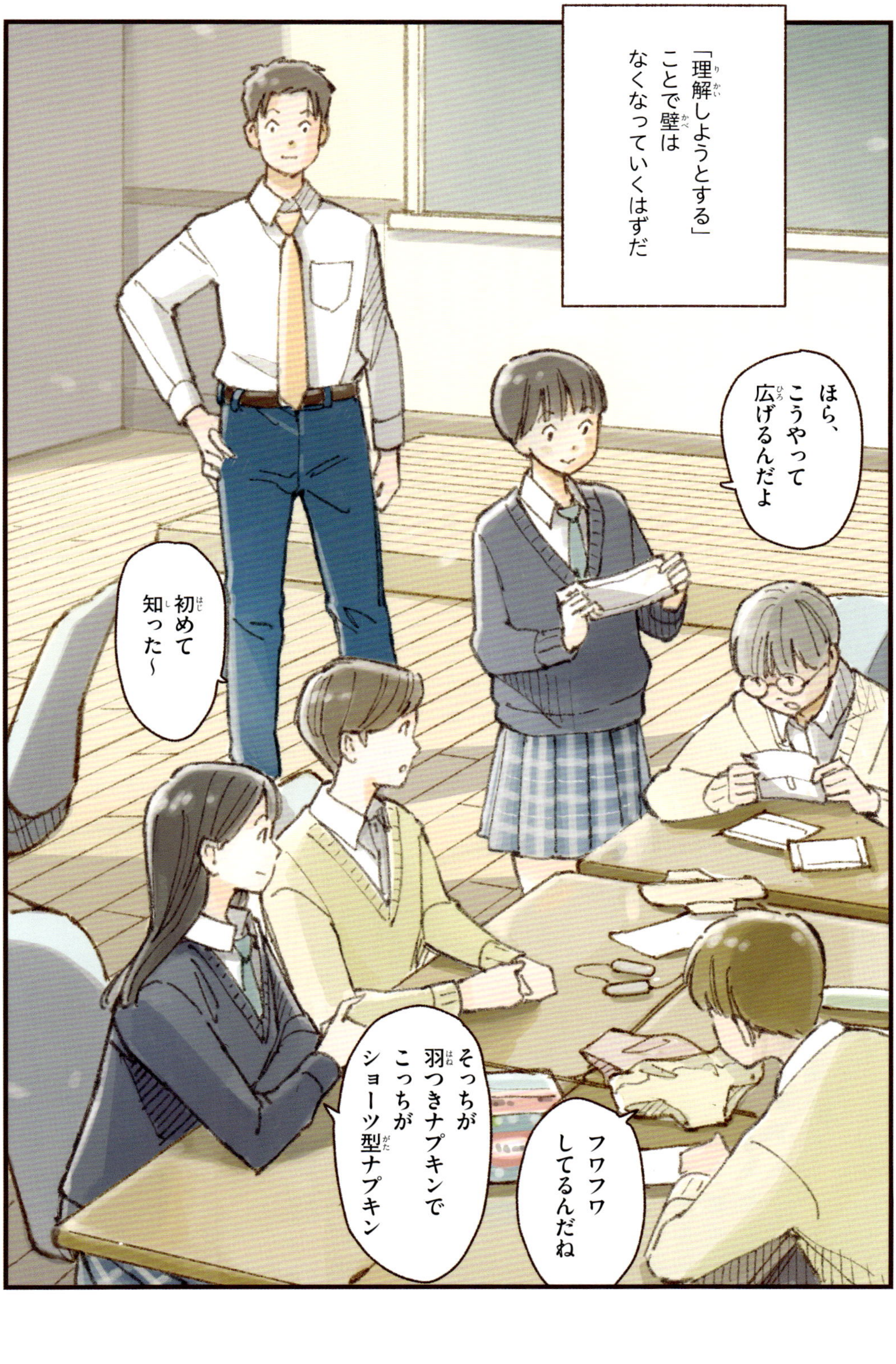
「理解《りかい》しようとする」ことで壁《かべ》はなくなっていくはずだ
ほら、こうやって広《ひろ》げるんだよ
初《はじ》めて知《し》った〜
フワフワしてるんだね
そっちが羽《はね》つきナプキンでこっちがショーツ型《がた》ナプキン

場《ば》面《めん》別《べつ》索《さく》引《いん》

悩《なや》み

「男性《だんせい》も生理《せいり》について知《し》らなきゃダメ？　みんなは生理《せいり》についてどう考《かんが》えているんだろう」

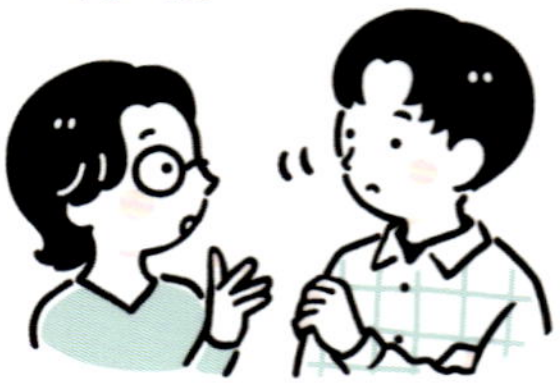

解《かい》決《けっ》策《さく》

男性《だんせい》は、生理《せいり》の知識《ちしき》に自信《じしん》がない人《ひと》が多《おお》いようです。↓14ページ

女性《じょせい》は、生理《せいり》について男性《だんせい》にも知《し》ってほしいと思《おも》っている人《ひと》が多《おお》いです。↓17ページ

CLAIR《クレア》.の講義《こうぎ》を受《う》けて、意識《いしき》が変《か》わった人《ひと》が多《おお》いようです。↓90ページ

悩《なや》み

「生理痛《せいりつう》ってどんなしんどさなの？　正直《しょうじき》ピンとこない」

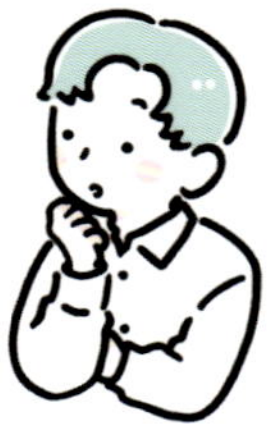

解《かい》決《けっ》策《さく》

みんなに生理痛《せいりつう》の痛《いた》みについて聞《き》いてみました。↓51ページ

生理痛《せいりつう》が起《お》こる原因《げんいん》は4つあります。↓50ページ

悩《なや》み

「生理《せいり》がくるたびに、生理痛《せいりつう》に悩《なや》まされます。生理痛《せいりつう》を和《やわ》らげる方法《ほうほう》を知《し》りたい」

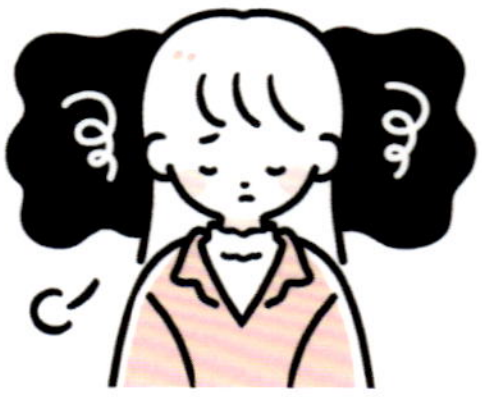

解《かい》決《けっ》策《さく》

生理痛《せいりつう》は薬《くすり》を飲《の》むと和《やわ》らぐことがあります。↓52ページ

生理痛《せいりつう》がつらいときは病院《びょういん》に行《い》きましょう。↓56、58ページ

みんなは生理《せいり》のとき、こう過《す》ごしています。↓69ページ

【索《さく》引《いん》】

- 痛《いた》み止《ど》め↓52ページ
- 月経困難症《げっけいこんなんしょう》↓44ページ
- 生理痛《せいりつう》↓50ページ
- 子宮内膜症《しきゅうないまくしょう》／卵巣《らんそう》のう腫《しゅ》↓59ページ

悩《なや》み

「生理《せいり》の前《まえ》はいつも眠《ねむ》くなっちゃう。これって生理《せいり》と関係《かんけい》ある？」

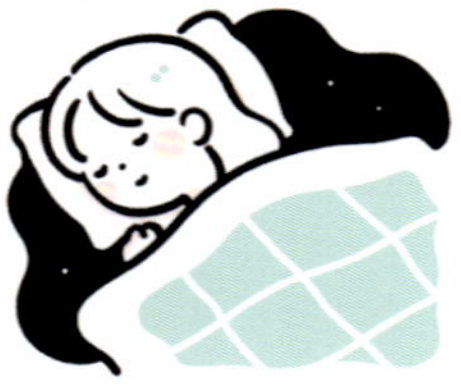

解《かい》決《けっ》策《さく》

PMS《ピーエムエス》の症状《しょうじょう》かもしれません。↓45、48ページ

生理《せいり》やPMS《ピーエムエス》のタイミングを予測《よそく》する方法《ほうほう》があります。↓47ページ

PMS《ピーエムエス》の症状《しょうじょう》をなくしたいと思《おも》ったら、病院《びょういん》に行《い》きましょう。↓58ページ

【索《さく》引《いん》】

- 基礎体温《きそたいおん》↓47ページ
- 女性《じょせい》ホルモン↓36、46ページ
- PMS《ピーエムエス》(月経前症候群《げっけいぜんしょうこうぐん》)／PMDD《ピーエムディーディー》(月経前不快気分障害《げっけいぜんふかいきぶんしょうがい》)↓48ページ

悩《なや》み

「生理《せいり》になった妹《いもうと》に生理用品《せいりようひん》と薬《くすり》を買《か》いに行《い》くことになったけど、どれを選《えら》べばいいんだろう？」

解《かい》決《けっ》策《さく》

まずはナプキンはどれなのか知《し》りましょう。↓24ページ

ナプキンにも種類《しゅるい》がたくさんあります。↓33ページ

どの生理用品《せいりようひん》がほしいのか、確認《かくにん》してみてください。↓30、31ページ

薬《くすり》は子《こ》どもも飲《の》めるものを選《えら》びましょう。↓52ページ

【索《さく》引《いん》】

- タンポン↓30ページ
- 紙《かみ》ナプキン↓30、32ページ
- ショーツ型《がた》ナプキン／吸水《きゅうすい》ショーツ／布《ぬの》ナプキン／月経《げっけい》カップ↓31ページ
- 月経《げっけい》ディスク↓78ページ

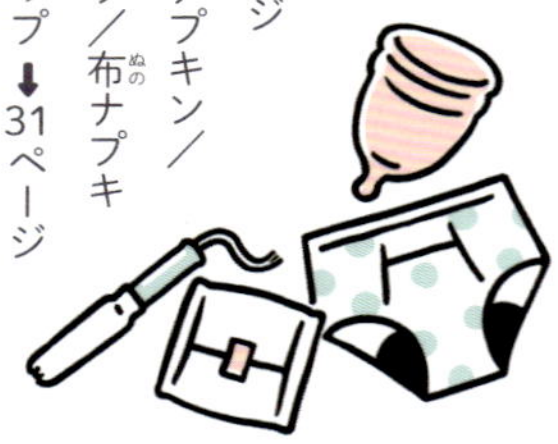

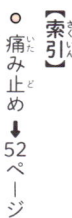

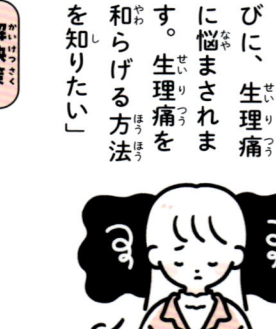

悩《なや》み

「生理痛《せいりつう》でつらくなる時期《じき》は予測《よそく》できる？　僕《ぼく》なりに準備《じゅんび》できることがあるんじゃないかな？」

解決策《かいけつさく》

正常《せいじょう》な生理《せいり》は、周期《しゅうき》がだいたい決《き》まっています。↓27ページ
生理《せいり》の前《まえ》も、体《からだ》や心《こころ》に不調《ふちょう》が出《で》る人《ひと》がいます。↓44、46ページ
生理痛《せいりつう》が和《やわ》らぐ飲《の》み物《もの》などがあります。↓66ページ

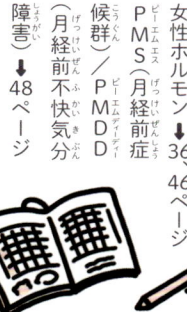

【索引《さくいん》】
○女性《じょせい》ホルモン↓36、46ページ
○PMS《ピーエムエス》(月経前症《げっけいぜんしょう》候群《こうぐん》)／PMDD《ピーエムディーディー》(月経前不快気分《げっけいぜんふかいきぶん》障害《しょうがい》)↓48ページ

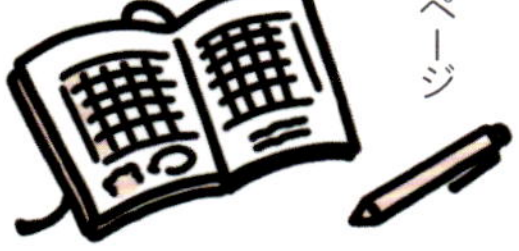

悩《なや》み

「ピルって最近《さいきん》よく聞《き》くけど、中学《ちゅうがく》生《せい》が飲《の》んでも大丈夫《だいじょうぶ》？」

解決策《かいけつさく》

ピルはホルモンの薬《くすり》で、初経《しょけい》がきていれば飲《の》めます。↓53ページ

【索引《さくいん》】
○アフターピル(緊《きん》急避妊《きゅうひにん》ピル)↓53ページ
○月経移動《げっけいいどう》↓55ページ
○産婦人科《さんふじんか》↓57ページ
○排卵《はいらん》↓26、34ページ

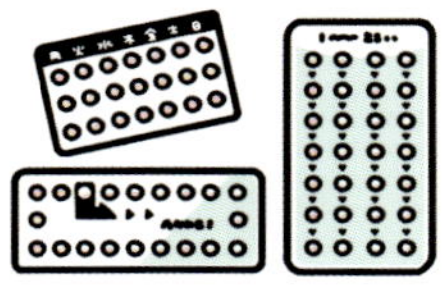

悩《なや》み

「生理《せいり》って妊娠《にんしん》と関係《かんけい》あるんだよね？　自分《じぶん》の体《からだ》の仕組《しく》みを知《し》っておきたい」

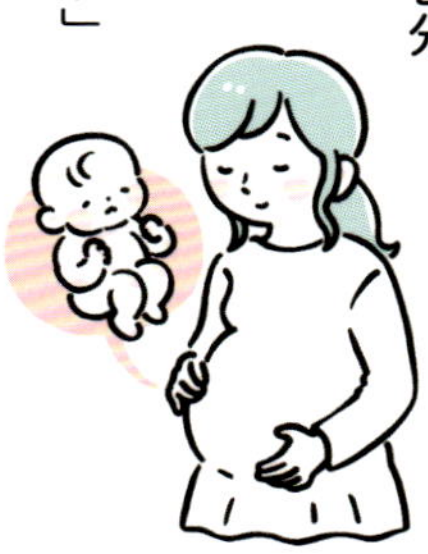

解決策《かいけつさく》

生理《せいり》のときには、体《からだ》に変化《へんか》が起《お》こっています。↓26ページ
妊娠《にんしん》するときには、生理《せいり》のときとは違《ちが》う体《からだ》の変化《へんか》が起《お》こっています。↓34ページ

【索引《さくいん》】
○受精卵《じゅせいらん》↓34ページ
○無月経《むげっけい》↓59ページ

悩《なや》み

「将来《しょうらい》、親《おや》になって娘《むすめ》ができたら僕《ぼく》はどうふるまえばいいのかな？」

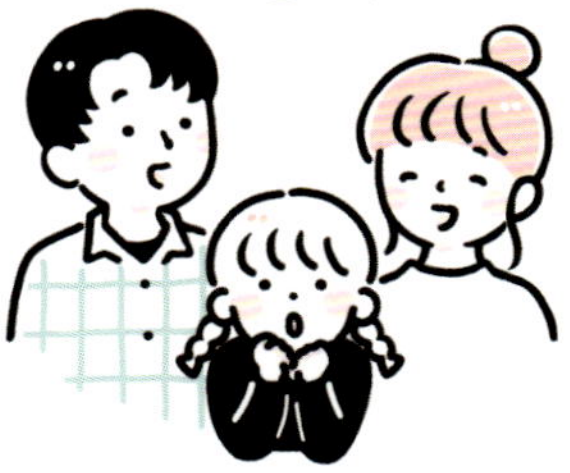

解決策《かいけつさく》

生理《せいり》について、娘《むすめ》にどう話《はな》したらいいか教《おし》えます。↓72ページ
家族《かぞく》やパートナーとの、コミュニケーションのアドバイスがあります。↓71ページ

悩《なや》み

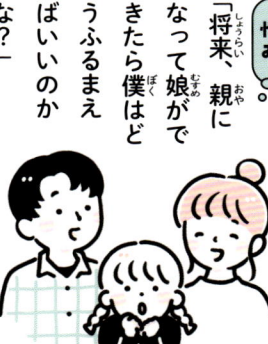

「最近《さいきん》ずっとお母《かあ》さんの体調《たいちょう》が悪《わる》そう。これって生理《せいり》と関係《かんけい》あるの？」

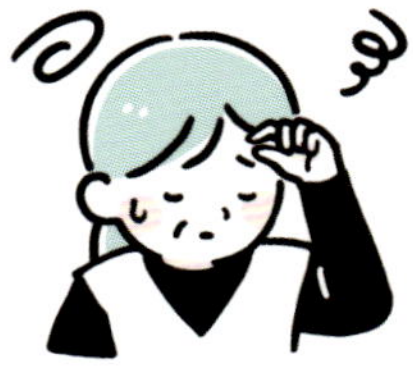

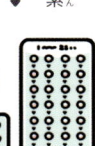

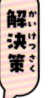

解決策《かいけつさく》

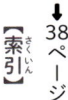

もしかしたら、更年期障害《こうねんきしょうがい》かもしれません。↓37ページ
男性《だんせい》にも更年期障害《こうねんきしょうがい》はあります。↓38ページ

【索引《さくいん》】
○更年期《こうねんき》↓36ページ
○女性《じょせい》ホルモン↓36ページ
○閉経《へいけい》↓36ページ
○総合診療内科《そうごうしんりょうないか》↓38ページ

CLAIR.《クレア》の活動《かつどう》の様《よう》子《す》

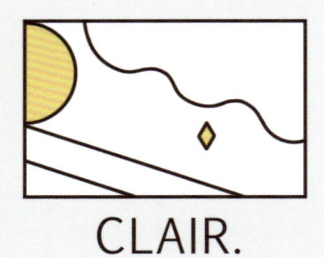

CLAIR.

品川女子学院《しながわじょしがくいん》の中高生《ちゅうこうせい》による団体《だんたい》。
生理《せいり》の知識《ちしき》を広《ひろ》めながら、年齢《ねんれい》も性別《せいべつ》も関係《かんけい》なく
相手《あいて》を思《おも》いやる気持《きも》ちを伝《つた》えている。
メンバーは中学《ちゅうがく》1年生《ねんせい》から高校《こうこう》2年生《ねんせい》まで。
2021年《ねん》の文化祭《ぶんかさい》の起業体験《きぎょうたいけん》プログラムがきっかけで
生《う》まれ、活動《かつどう》をスタートした。

活動理念《かつどうりねん》

生理期間《せいりきかん》を生《い》きやすく

活動内容《かつどうないよう》

- 週《しゅう》に1回《かい》の勉強会《べんきょうかい》
- 男子校《だんしこう》、女子校《じょしこう》、共学校《きょうがっこう》など、他校《たこう》での講座《こうざ》
- 会社《かいしゃ》の勉強会《べんきょうかい》に生理《せいり》の先生《せんせい》として呼《よ》ばれて、大人《おとな》に向《む》けた講座《こうざ》
- 品川女子学院《しながわじょしがくいん》のオープンキャンパスに来《き》た小学生《しょうがくせい》に向《む》けた講座《こうざ》
- CLAIR.《クレア》公式《こうしき》インスタグラムで、生理《せいり》の情報《じょうほう》を発信《はっしん》
- 新聞《しんぶん》、テレビ、ネットニュースなどの取材《しゅざい》の対応《たいおう》

講座《こうざ》は、性別《せいべつ》や
年齢《ねんれい》に合《あ》わせて
内容《ないよう》を変《か》えているよ

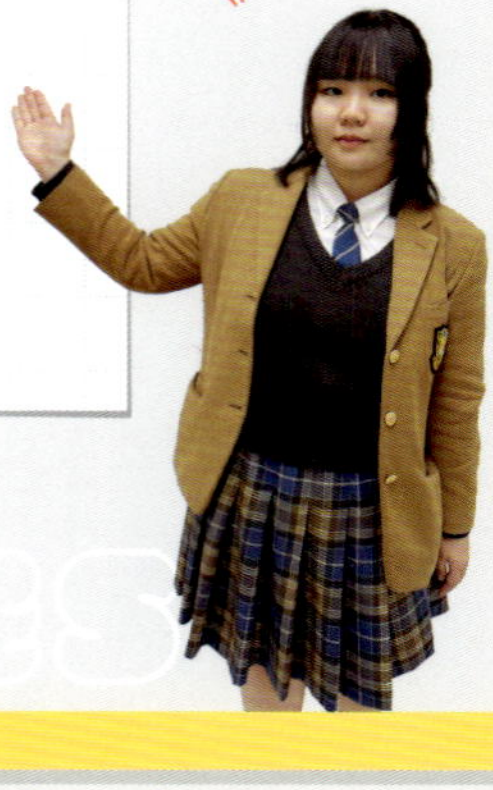

他校《たこう》での講座《こうざ》に密着《みっちゃく》

この日《ひ》は「男子生徒《だんしせいと》に向《む》けて講義《こうぎ》をしてほしい」という依頼《いらい》があり、
東京都内《とうきょうとない》の高校《こうこう》で講義《こうぎ》を行《おこな》いました。

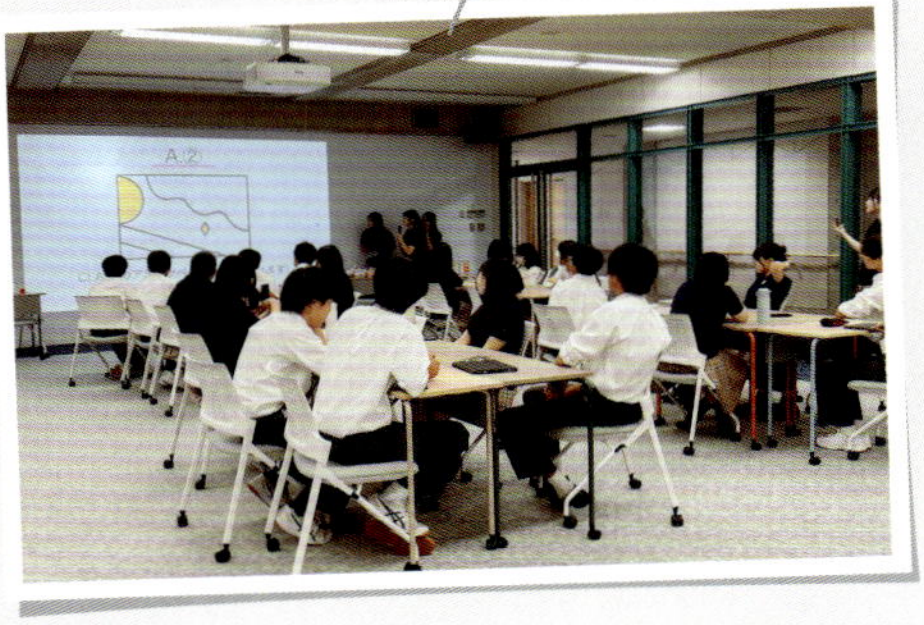

自己紹介《じこしょうかい》&クイズ形式《けいしき》で授業《じゅぎょう》

最初《さいしょ》に明《あか》るく自己紹介《じこしょうかい》をして、みんなの緊張《きんちょう》を解《と》きます。その後《あと》、生理《せいり》についてのクイズを解《と》きながら楽《たの》しく学《まな》んでいきます。

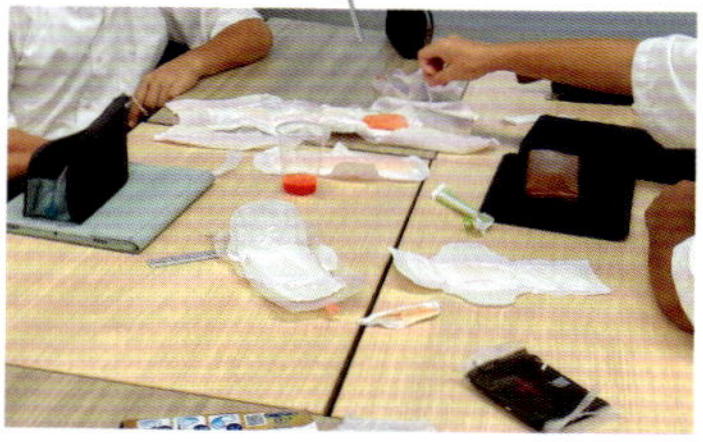

生理用品《せいりようひん》に触《ふ》れる

ナプキンやタンポンなどの生理用品《せいりようひん》がどうなっているのか、実際《じっさい》に触《さわ》ってもらいます。「初《はじ》めて見《み》た！」「こうなってるんだ！」と驚《おどろ》く人《ひと》が多《おお》いです。

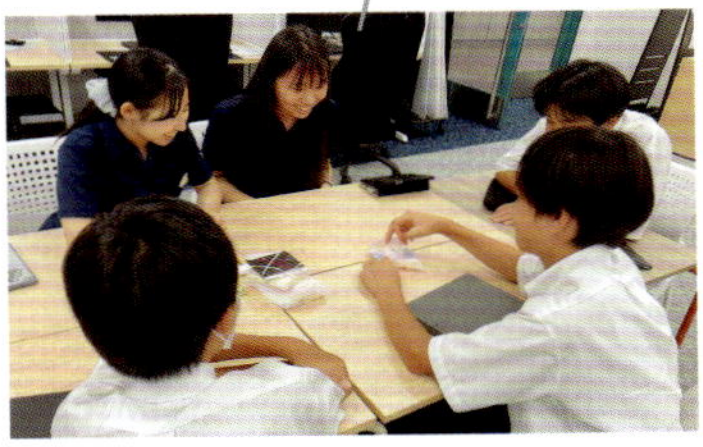

経血《けいけつ》に似《に》せた赤《あか》い液体《えきたい》をナプキンに流《なが》したり、夜用《よるよう》ナプキンやスポーツ用《よう》ナプキンなどを比《くら》べてみたりします。

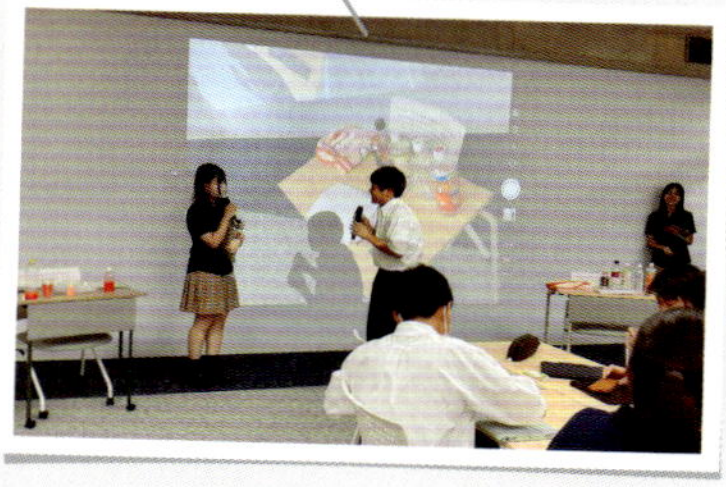

ロールプレイ

この日《ひ》は「友達《ともだち》が生理中《せいりちゅう》でおなかが痛《いた》そう。何《なに》をあげたらいい？」という場面設定《ばめんせってい》で役割《やくわり》を演《えん》じてもらいました。子《こ》どもも飲《の》める痛《いた》み止《ど》めやブランケット、ココアをあげると喜《よろこ》ばれました。

最初《さいしょ》はシーンとしていたのに、だんだん発言《はつげん》が活発《かっぱつ》になっていくよ

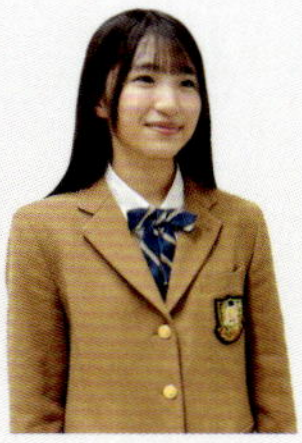

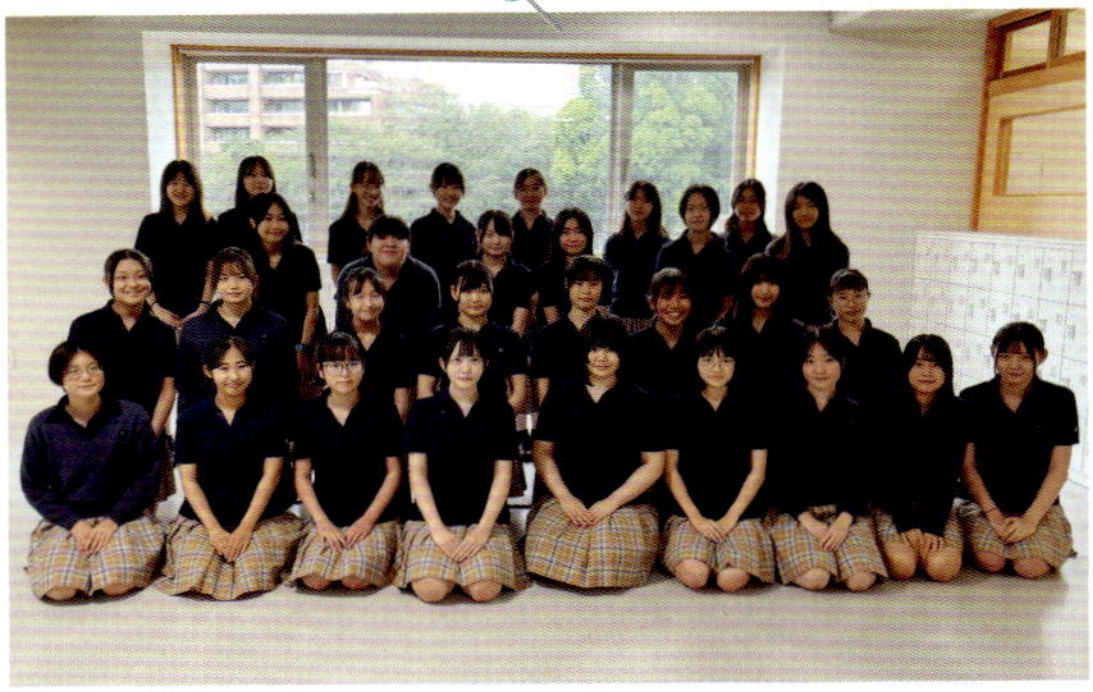

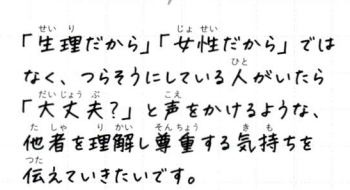

「生理《せいり》だから」「女性《じょせい》だから」ではなく、つらそうにしている人《ひと》がいたら「大丈夫《だいじょうぶ》？」と声《こえ》をかけるような、他者《たしゃ》を理解《りかい》し尊重《そんちょう》する気持《きも》ちを伝《つた》えていきたいです。

生《せい》理《り》について知《し》ってよかったこと

CLAIR.《クレア》の講義《こうぎ》を受《う》けたみんなは、どんな心《こころ》の変化《へんか》が起《お》こったのでしょうか。講義《こうぎ》を受《う》ける前《まえ》と受《う》けた後《あと》に、中学生《ちゅうがくせい》・高校生《こうこうせい》のみんなにアンケートを取《と》りました。

Q 生理《せいり》について話《はな》すとき、恥《は》ずかしい気持《きも》ちは何《なん》%ぐらいありますか？

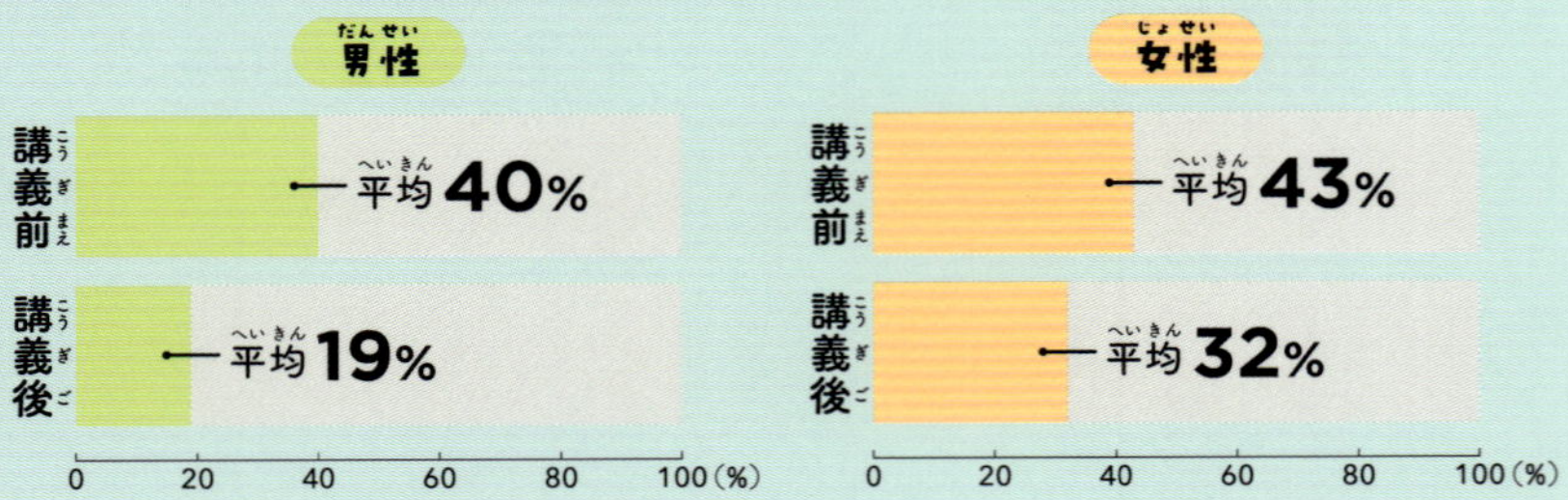
男性《だんせい》
講《こう》義《ぎ》前《まえ》 平均《へいきん》40%
講《こう》義《ぎ》後《ご》 平均《へいきん》19%
女性《じょせい》
講《こう》義《ぎ》前《まえ》 平均《へいきん》43%
講《こう》義《ぎ》後《ご》 平均《へいきん》32%
0 20 40 60 80 100(%)
0 20 40 60 80 100(%)

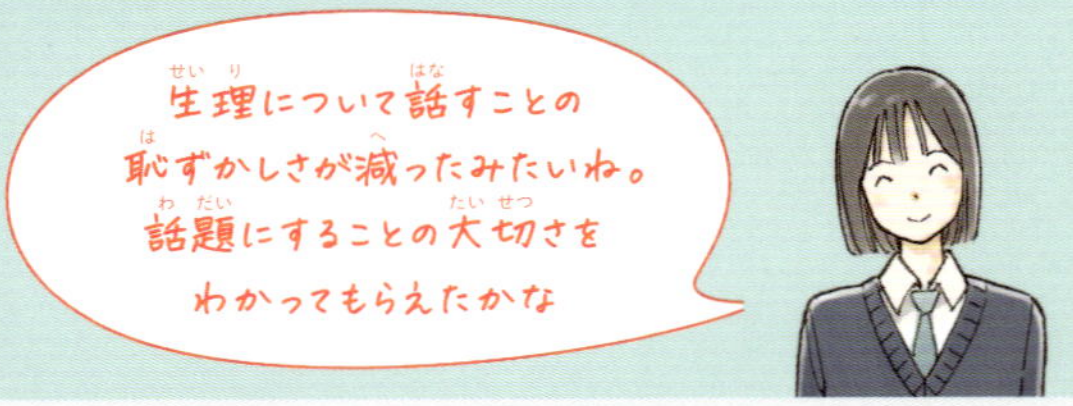
生理《せいり》について話《はな》すことの
恥《は》ずかしさが減《へ》ったみたいね。
話題《わだい》にすることの大切《たいせつ》さを
わかってもらえたかな

Q 生理《せいり》について、もっと知《し》りたいと思《おも》いますか？

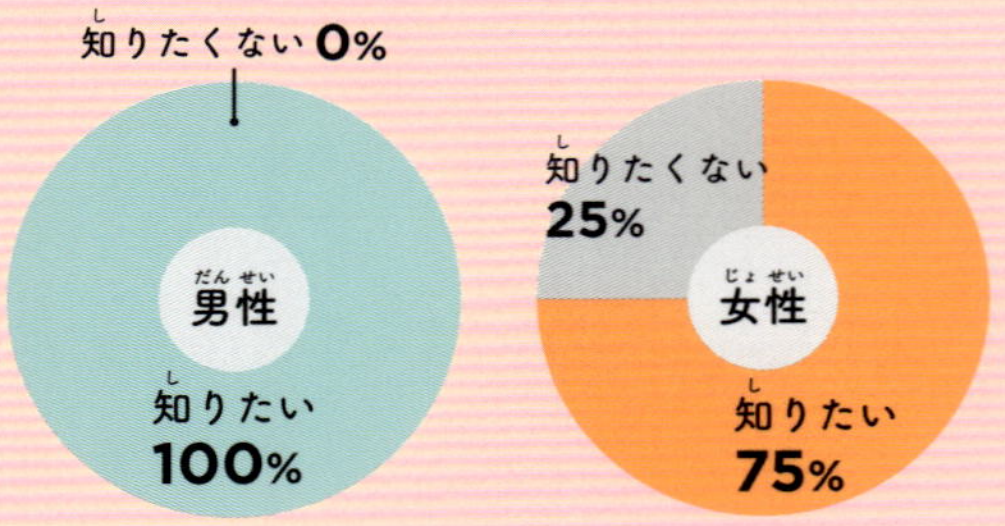
知《し》りたくない 0%
男性《だんせい》
知《し》りたい 100%
知《し》りたくない 25%
女性《じょせい》
知《し》りたい 75%

Q それはなぜですか？

知《し》りたい

- ピンチの人《ひと》がいたときに、何《なに》をすればいいかわかるようになるから。（男性《だんせい》）
- これからも女性《じょせい》と接《せっ》することは絶対《ぜったい》にあるので、知《し》っておくと役立《やくだ》つから。（男性《だんせい》）
- 生理《せいり》についてもっと知《し》って、買《か》い物《もの》を頼《たの》まれたときなどにきちんと対応《たいおう》したい。（男性《だんせい》）
- 少《すこ》しでも女子《じょし》に寄《よ》り添《そ》えるようになりたいから。（男性《だんせい》）
- 将来《しょうらい》、女性《じょせい》のパートナーができたときに対応《たいおう》できるようになりたいから。（男性《だんせい》）
- 生理《せいり》はこれからもずっと付《つ》き合《あ》っていくものだから。（女性《じょせい》）
- 友達《ともだち》や家族《かぞく》が困《こま》っているときに助《たす》けられるようにしたいから。（男性《だんせい》）
- まだ知《し》らないことが多《おお》いから。（女性《じょせい》）

知《し》りたくない

- 知《し》りすぎるのはイヤかも……。（女性《じょせい》）
- 知《し》らないほうがいいこともあると思《おも》う。（女性《じょせい》）

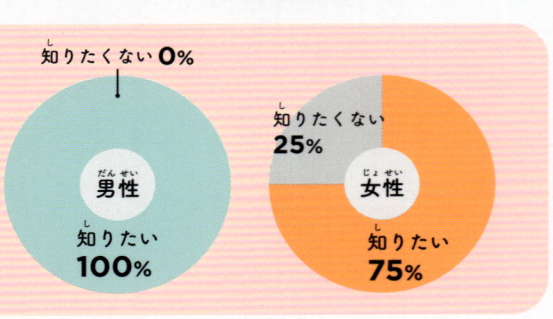

CLAIR.《クレア》の講義《こうぎ》を受《う》けた人《ひと》に聞《き》きました

Q 講義《こうぎ》で初《はじ》めて知《し》ったことはなんですか？

女《じょ》性《せい》

- ココアや小魚《こざかな》など、食《た》べるといいものがあることを知《し》りました。
- 生理中《せいりちゅう》、できるだけ快適《かいてき》に過《す》ごす方法《ほうほう》。
- ピルについて初《はじ》めて知《し》った。
- タンポンはナプキンよりも長《なが》い間《あいだ》つけられること。便利《べんり》さを知《し》りました。
- スポーツ用《よう》ナプキンなど、ナプキンだけでもいろんな種類《しゅるい》があること。

男《だん》性《せい》

- 生理《せいり》の日《ひ》が1か月《げつ》に5日間《かかん》ぐらい続《つづ》くことに驚《おどろ》きました。
- 生理《せいり》は人《ひと》によって違《ちが》うことを初《はじ》めて知《し》りました。
- 生理痛《せいりつう》が楽《らく》になる食《た》べ物《もの》やアイテムが、すべて身近《みぢか》なものだったのでびっくりしました。
- 生理用品《せいりようひん》には種類《しゅるい》があって、それぞれ特徴《とくちょう》や使《つか》い方《かた》が全然違《ぜんぜんちが》うこと。
- ナプキンの大《おお》きさと使《つか》い方《かた》を初《はじ》めて知《し》った。
- 50歳《さい》ぐらいになったら生理《せいり》が終《お》わること。

Q これからに生《い》かしたいことはなんですか？

女《じょ》性《せい》

- カフェインを取《と》りすぎないように気《き》をつけたい。おやつにはアーモンドを食《た》べます！
- ナプキン以外《いがい》の生理用品《せいりようひん》を試《ため》してみたい。ピルについて自分《じぶん》でも調《しら》べてみて、試《ため》してみたい。
- 生理中《せいりちゅう》に長《なが》い時間外出《じかんがいしゅつ》することがあったら、タンポンを使《つか》ってみようと思《おも》った。
- これまでお母《かあ》さんが買《か》ってきてくれたナプキンを使《つか》っていたけど、自分《じぶん》に合《あ》ったナプキンを選《えら》びたいです。

男《だん》性《せい》

- 生理《せいり》でつらい思《おも》いをしている人《ひと》がいたら、そっとしておくのではなく、必《かなら》ず助《たす》けたいと思《おも》いました。
- これまでも生理《せいり》はそんなに恥《は》ずかしいものだと思《おも》ってなかったけれど、今日《きょう》の講義《こうぎ》を聞《き》いて、できることがあれば何《なに》かしたいです。
- 生理痛《せいりつう》で困《こま》っている人《ひと》がいたら、体《からだ》を冷《ひ》やしてしまう飲《の》み物《もの》ではなく、温《あたた》められるものをあげる。
- ナプキンにサイズがあることを知《し》ったので、買《か》ってくるときに知識《ちしき》を生《い》かしたいです。

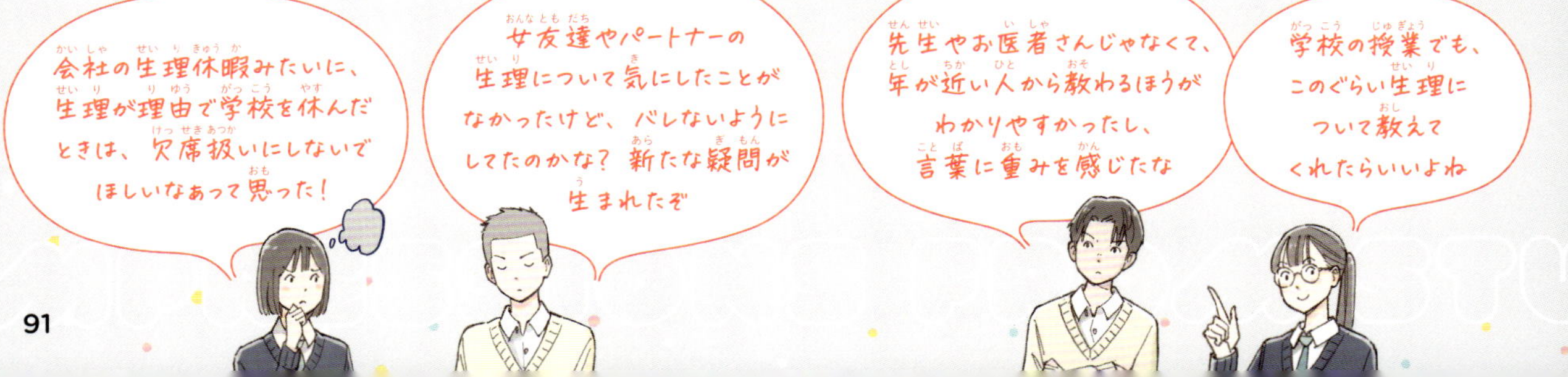

会社《かいしゃ》の生理休暇《せいりきゅうか》みたいに、生理《せいり》が理由《りゆう》で学校《がっこう》を休《やす》んだときは、欠席扱《けっせきあつか》いにしないでほしいなあって思《おも》った！
女友達《おんなともだち》やパートナーの生理《せいり》について気《き》にしたことがなかったけど、バレないようにしてたのかな？ 新《あら》たな疑問《ぎもん》が生《う》まれたぞ
先生《せんせい》やお医者《いしゃ》さんじゃなくて、年《とし》が近《ちか》い人《ひと》から教《おそ》わるほうがわかりやすかったし、言葉《ことば》に重《おも》みを感《かん》じたな
学校《がっこう》の授業《じゅぎょう》でも、このぐらい生理《せいり》について教《おし》えてくれたらいいよね

もっと知《し》りたい！　みんなに聞《き》いた生理《せいり》のホンネ

生理《せいり》についてどんなふうに考《かんが》えたり感《かん》じたりしているのか、みんなの本音《ほんね》を聞《き》いてみました。

大《おお》っぴらに「生理《せい》《り》はつらいものなんです！」って主張《しゅ》《ちょう》するのはイヤだけど、お互《たが》いに配慮《はいりょ》できるぐらいには、男性《だんせい》にも知《し》ってほしいな。（高《こう》3　女性《じょせい》）

生《い》きていく上《うえ》で女性《じょせい》と接《せっ》していくことはほぼ決《き》まっているので、知《し》っておいたほうがよいと思《おも》う。（中《ちゅう》2　男性《だんせい》）

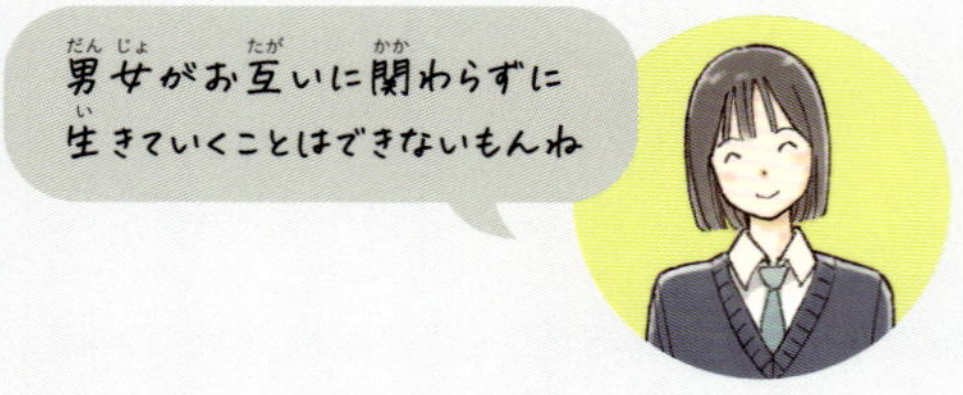
男女《だんじょ》がお互《たが》いに関《かか》わらずに
生《い》きていくことはできないもんね

「知《し》らない」「触《ふ》れない」を続《つづ》けてしまうと、タブーを生《う》むきっかけになると思《おも》う。生理《せいり》についてもっとオープンに、当《あ》たり前《まえ》に知《し》っていくこととして扱《あつか》えたら、理《り》解《かい》が進《すす》むと思《おも》う。（42歳《さい》　男性《だんせい》）

仕事中《しごとちゅう》に生理《せいり》になって貧血《ひんけつ》を起《お》こしてしまったとき、女性《じょせい》の上司《じょうし》が体《からだ》にいい飲《の》み物《もの》を急《いそ》いで買《か》ってきてくれて、うれしかったなぁ。（38歳《さい》　女性《じょせい》）

生理《せいり》について、軽《かる》い気《き》持《も》ちで考《かんが》えてほしくない。

（中《ちゅう》1　女性《じょせい》）

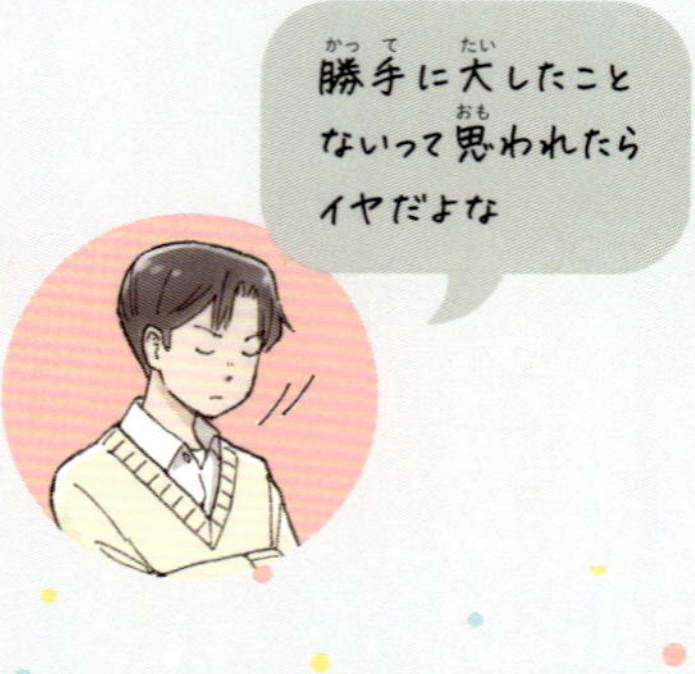
勝手《かって》に大《たい》したこと
ないって思《おも》われたら
イヤだよな

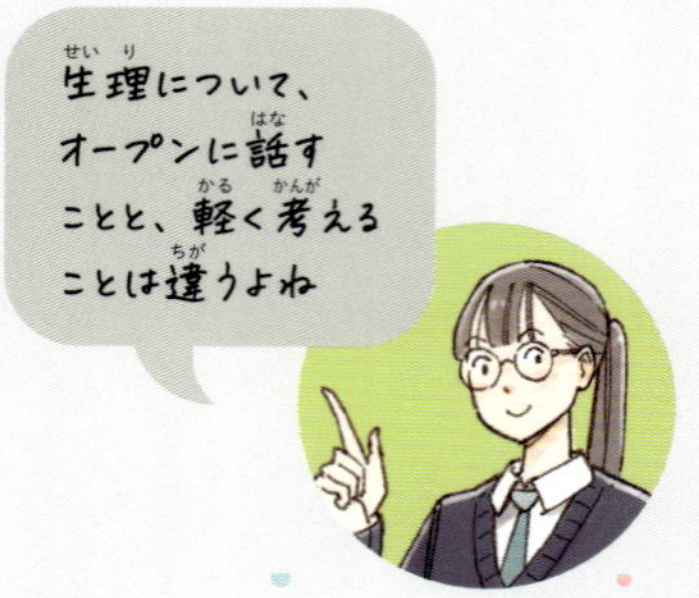
生理《せいり》について、
オープンに話《はな》す
ことと、軽《かる》く考《かんが》える
ことは違《ちが》うよね

男子《だんし》も女子《じょし》の気持《きも》ちを知《し》ろうとしたらいい関係《かんけい》になれると思《おも》う。（中《ちゅう》2　男性《だんせい》）

男子《だんし》が生理《せいり》について知《し》っているのは恥《は》ずかしいと思《おも》う人《ひと》もいるかもしれないけど、いざ話《はな》してみると、

自分《じぶん》のため

にもなる。（中《ちゅう》1　男性《だんせい》）

生理《せいり》について理解《りかい》できれば、女性特有《じょせいとくゆう》の不調《ふちょう》があるのと同《おな》じように、**男性特有《だんせいとくゆう》の不調《ふちょう》もあること****に気《き》づくきっかけ**になると思《おも》う。（51歳《さい》　女性《じょせい》）

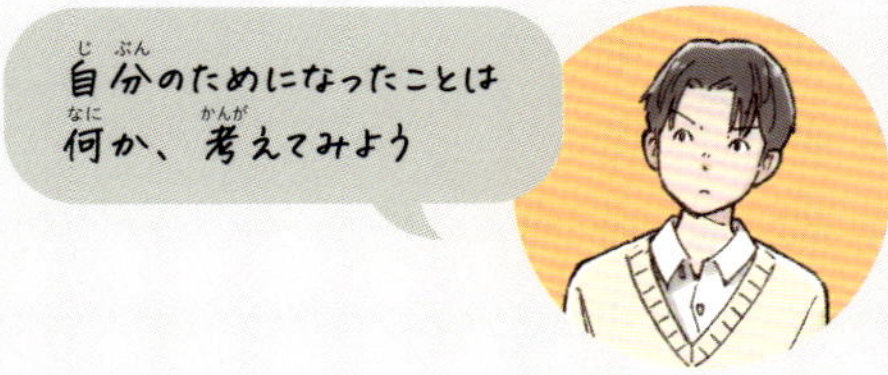
自分《じぶん》のためになったことは何《なに》か、考《かんが》えてみよう

生理《せいり》のときは、自分《じぶん》でも「イライラしてて周《まわ》りにあたっちゃってる」ってわかってるのに、**その気《き》持《も》ちをなかなかおさえられない。**（高《こう》3　女性《じょせい》）

生理《せいり》って、だるい、めんどくさい、匂《にお》いが気《き》になる。

なんで女《おんな》だけ

あるんやろ。（26歳《さい》　女性《じょせい》）

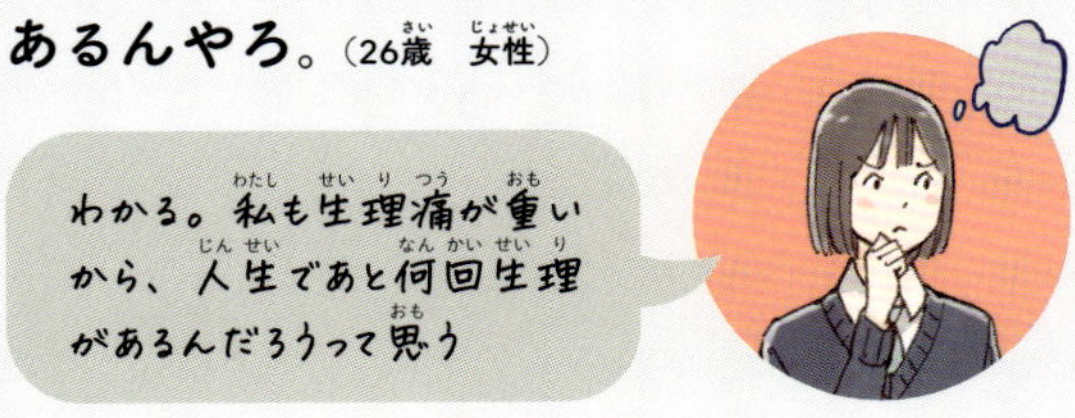
わかる。私《わたし》も生理痛《せいりつう》が重《おも》いから、人生《じんせい》であと何回生理《なんかいせいり》があるんだろうって思《おも》う

生理用品《せいりようひん》は高《たか》い

ので大事《だいじ》に使《つか》ってます。（高《こう》2　女性《じょせい》）

妻《つま》に聞《き》くまで、生理前《せいりまえ》に機嫌《きげん》が悪《わる》くなるなんて知《し》らなかった。**慣《な》れるまで数年《すうねん》かかりました。**しかも人《ひと》それぞれで、娘《むすめ》と妻《つま》は不調《ふちょう》の種類《しゅるい》が違《ちが》います。（41歳《さい》　男性《だんせい》）

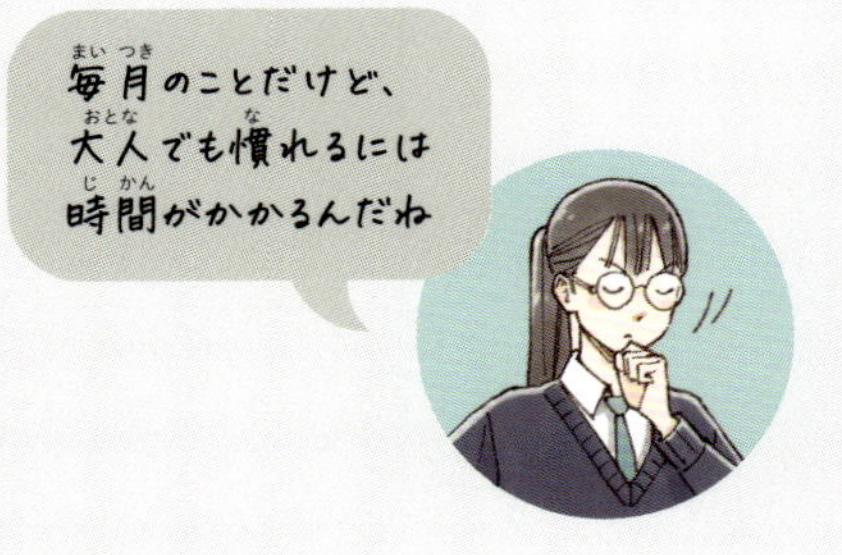
毎月《まいつき》のことだけど、大人《おとな》でも慣《な》れるには時間《じかん》がかかるんだね

おわりに

『女子中高生《じょしちゅうこうせい》が教《おし》える　男子《だんし》にも知《し》ってほしい生理《せいり》の話《はなし》』を読《よ》んでくださりありがとうございました。

生理《せいり》について知《し》ることができましたか？

この本《ほん》で知《し》った内容《ないよう》がいつか役《やく》に立《た》つ日《ひ》がきたらうれしいです。

私《わたし》たちCLAIR.《クレア》は、男性《だんせい》はもちろんのこと、女性《じょせい》も生理《せいり》についての理解《りかい》を深《ふか》め、生理《せいり》に対《たい》する捉《とら》え方《かた》を見直《みなお》す必要《ひつよう》があると考《かんが》えています。

その理由《りゆう》は、生理《せいり》で困《こま》ったことの多《おお》くは、理解《りかい》が深《ふか》まっていないことによって引《ひ》き起《お》こされているのにもかかわらず、生理《せいり》について同性同士《どうせいどうし》であっても話《はな》し合《あ》う機会《きかい》が少《すく》ないからです。

そのため、互《たが》いを理解《りかい》し合《あ》いたいと思《おも》っても、その機会《きかい》がなく難《むずか》しいのが現状《げんじょう》です。

私《わたし》たちは、「生理《せいり》は恥《は》ずかしいことであり、話《はな》してはいけないことだ」という風潮《ふうちょう》を変《か》えていきたいと思《おも》っています。

生理《せいり》は恥《は》ずかしいことでも、話《はな》してはいけないものでもありません。

つらいと思《おも》ったときは信頼《しんらい》できる人《ひと》に頼《たよ》ってみてください。

そして、もしも誰《だれ》かから相談《そうだん》されることがあれば、その人《ひと》にただそっと寄《よ》り添《そ》ってあげてください。

特別《とくべつ》なことをしようとしなくても大丈夫《だいじょうぶ》です。あなたの優《やさ》しさに、その人《ひと》は救《すく》われると思《おも》います。


読《よ》んでくれた人《ひと》の中《なか》には、「なんで女性《じょせい》を優遇《ゆうぐう》しなければならないの？　自分《じぶん》も大変《たいへん》な思《おも》いをしているのに」と、モヤモヤした方《かた》もいるかもしれません。

私《わたし》たちは、男性《だんせい》・女性《じょせい》互《たが》いに大変《たいへん》なことがあるからこそ、どちらが大変《たいへん》かで対立《たいりつ》するのではなく、完全《かんぜん》に理解《りかい》をすることができないながらも、お互《たが》いを理解《りかい》できるように心《こころ》がけ、思《おも》いやることが大切《たいせつ》であると思《おも》っています。


この本《ほん》を読《よ》んで「生理《せいり》だから」「女性《じょせい》だから」ではなく、体調《たいちょう》の悪《わる》い人《ひと》や、つらそうにしている人《ひと》がいたときに、「大丈夫《だいじょうぶ》ですか？」と声《こえ》をかける人《ひと》がたくさんいる、お互《たが》いに相手《あいて》を思《おも》いやることのできる社会《しゃかい》に近《ちか》づくことを願《ねが》っています。

この問題《もんだい》は、今《いま》すぐに解決《かいけつ》できる問題《もんだい》ではありませんが、一人《ひとり》ひとりが少《すこ》しずつ意《い》識《しき》を変《か》えることで解決《かいけつ》に向《む》かっていきます。

CLAIR.《クレア》は、男性《だんせい》・女性《じょせい》にかかわらず困《こま》っている人《ひと》がお互《たが》いに助《たす》け合《あ》える社会《しゃかい》を創《つく》るために、これからも活動《かつどう》していきます。

CLAIR.《クレア》

女子中高生が教える
男子にも知ってほしい
生理の話

特別堅牢製本図書　NDC 495
Gakken 2025 96P 26.3cm C8047
ISBN 978-4-05-501439-7

女子中高生が教える
男子にも知ってほしい生理の話

2025年2月11日　第１刷発行

監　修　高橋 幸子（産婦人科医）
協　力　CLAIR.（品川女子学院）
発行人　川畑 勝
編集人　芳賀靖彦
編集担当　宮﨑 純・矢野 江里子
発行所　株式会社Gakken
〒141-8416　東京都品川区西五反田 2-11-8
データ作成　株式会社四国写研
印刷所　TOPPANクロレ株式会社

この本に関する各種お問い合わせ先
本の内容については、下記サイトのお問い合わせフォームよりお願いします。
https://www.corp-gakken.co.jp/contact/
○在庫については
Tel 03-6431-1197（販売部）
○不良品（落丁、乱丁）については
Tel 0570-000577
学研業務センター　〒354-0045 埼玉県入間郡三芳町上富279-1
○上記以外のお問い合わせは
Tel 0570-056-710（学研グループ総合案内）

デザイン　APRON（植草可純、前田歩来）
装画／マンガ　くりたゆき
本文イラスト　フクイサチヨ
カメラマン　斉藤秀明、布川航太
執筆協力　梶塚美帆（ミアキス）
編集協力　遠藤理恵、秋下幸恵
企画編集　宮﨑 純、矢野江里子

協力
神奈川学園中学・高等学校／東京成徳大学中学校・高等学校／獨協中学・高等学校／アサヒビール株式会社／オイテル株式会社／大阪大学／大阪ヒートクール株式会社／株式会社SUBARU／株式会社MONA company／ユニ・チャーム株式会社／ライオン株式会社

CLAIR.の活動に関しての、取材、講演の依頼については、品川女子学院へお問い合わせください。